看病就医指南
Medical
Guidelines

主　编　严忠浩

编　者　（按姓氏笔画排序）

丁仁根　　王志龙　　刘舒菲　　严　峻

肖玉平　　何喜平　　沈三华　　沈前敏

张界红　　杨　巧　　徐爱华　　郭士远

黄红余　　黄群成

图书在版编目（ＣＩＰ）数据

看病就医指南 / 严忠浩主编. -- 长沙 ： 湖南科学技术出版社，2019.5
ISBN 978-7-5710-0083-7

Ⅰ．①看… Ⅱ．①严… Ⅲ．①疾病－诊疗－指南Ⅳ．①R4-62

中国版本图书馆 CIP 数据核字(2019)第 009189 号

KANBING JIUYI ZHINAN

看病就医指南

主　　编：严忠浩
责任编辑：李　忠　王　李
出版发行：湖南科学技术出版社
社　　址：长沙市湘雅路 276 号
网　　址：http://www.hnstp.com
湖南科学技术出版社天猫旗舰店网址：
　　　　　http://hnkjcbs.tmall.com
印　　刷：湖南凌宇纸品有限公司
　　　　　（印装质量问题请直接与本厂联系）
厂　　址：长沙市长沙县黄花镇黄花工业园
邮　　编：410137
版　　次：2019 年 5 月第 1 版
印　　张：2019 年 5 月第 1 次印刷
开　　本：710mm×1000mm　1/16
印　　张：17
字　　数：270000
书　　号：ISBN 978-7-5710-0083-7
定　　价：38.00 元

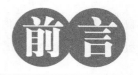

PREFACE

生病、看病是生活中的常事，但看病、治病也是老百姓的一件难事。

"看病难"的原因很复杂，不仅有社会、医院层面上的问题，也有相当一部分原因是出在医生与病人之间了解和沟通的不足，病人对看病就医缺乏基本了解，往往造成看病就医费心、费时、费力、费钱，甚至上当受骗，贻误病情，耽误治疗……这已成为目前医疗管理上的"软肋"。

调查数据显示，在三级医院的门诊中，医生分摊给每位病人的时间平均只有382秒，医生与病人之间缺少足够的时间进行有效的交流。在医疗工作实践中，作为临床医生的我深深体会到，病人若能掌握一些看病就医的常识是十分有必要的。这样能便于病人与医生之间良好的沟通；能让医生做出准确的诊断；能使检查、药物和治疗发挥更好的作用；能使病人早日康复。

《看病就医指南》编写的目的，就是为了给病人及家属提供一些值得信赖的看病就医的各种实用医学知识，介绍一些现代的急症、门诊、健康体检、化验、检查、服药、治疗、手术、护理、住院、病人权益、医疗保险、医疗纠纷等方方面面的知识，力争做到全面、简明、通俗、易查、易懂，并体现现代医学和诊疗技术的发展。

虽然病人的层次不同，需求不同，但是作为病人这个"角色"是相同的，了解这些看病就医基本知识的愿望是相同的、必需的。

但愿此书能成为病人看病就医的良师益友。

需要说明的是，医学科学还在不断发展，医疗保险制度还在不断完善，看病的内容也将不断更新。限于编者水平，书中不当之处，敬请读者指正。

严忠浩

于上海

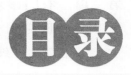

目 录

CONTENTS

第七篇　常见手术须知

第一篇

看急诊须知

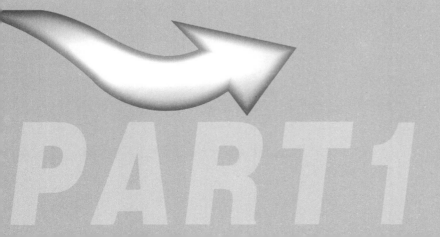

PART1

急诊是指紧急救治和抢救。急诊的存在保证了我们在突发疾病、受意外伤时，能在最短时间内得到专业、科学的救治。

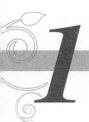

看急诊

什么情况要看急诊

急诊有一定范围，不然的话，急需抢救的、急症的、不急的病人都去挂急诊，那么就会引起急诊科内的工作混乱，影响对真正急症病人的抢救和诊治。一般来说，当发生下列突然病变或紧急情况时，应该到就近医院去看急诊：

（1）病人发热体温在38.5 ℃以上，尤其是幼儿和老人，应尽快就诊。

（2）凡病人有意识不清、昏厥、昏迷、抽搐或梅尼埃病（内耳眩晕症）发作。急性肢体瘫痪，血压高达180/110毫米汞柱（24.0/14.7千帕）以上者。

（3）病人有急性心力衰竭（如静息时感到气急、心悸、左胸痛等）或者心律失常（如有明显心悸、频率过快、过慢或有严重节律紊乱，不规则等）。

（4）心前区突然疼痛、胸闷憋气、大汗淋漓、疼痛反复发作，并涉及肩部。

（5）病人有严重哮喘、呼吸困难、窒息、颜面青紫，及咽喉部、食管、气管或支气管有异物者。

（6）急性食物中毒，严重的呕吐、腹泻者。

（7）各种急性中毒者（包括服药、服毒自杀）。

（8）急性腹痛、腹肌紧张、腹痛拒按等。

（9）急性尿闭、尿潴留等。

（10）严重尿路感染（如有尿痛、尿急、尿频，伴发热等）。

（11）大出血：包括呕血、咯血、便血、尿血、外伤、自伤自杀、阴道流血、五官出血和腹腔内出血等。

（12）急性损伤、交通事故以及各种创伤导致急性软组织损伤、骨折脱臼及外伤（24 小时内未作处理的病人）、冻伤、灼伤或毒蛇咬伤、犬咬伤等。

（13）意外伤害，如电击、触电、坠落伤、溺水、烧伤、塌方挤压伤、工业外伤等。

（14）各种急性炎症及急性感染，如痈、丹毒、乳腺炎、中耳炎等，伴发热。

（15）急性青光眼、急性视力障碍、电光性眼炎、眼部异物等。

（16）突然出现皮疹，皮肤瘙痒伴胸闷气急、腹痛、腹泻者。

（17）急产、难产、流产、子痫等。

（18）各种慢性病急性发作或病情突然恶化者。

（19）经医生认为需按急症处理的病人。

急诊病人病情分级

近年来，国内大型医院的急诊科将急诊病人的病情分为"四级"，按急诊病人病情的严重程度决定病人就诊及处置的优先次序。急症病人病情分级不仅仅是给病人排序，且应分流病人，使病人都在最适合时间去适合区域，及时得到最恰当的诊疗，从而提高了急诊病人分诊准确率，保障急诊病人及时抢救和医疗安全。

病人病情由急诊科接诊医务人员评估，分为四级：一级是濒危病人；二级是危重病人；三级是急症病人；四级是非急症病人。

病情一级：濒危病人是指病情可能随时危及病人生命，需要立即采取挽救生命的干预措施，如气管插管病人、急性意识障碍病人等。这类病人应立即送入急诊抢救室。

病情二级：危重病人是指病情有可能在短时间内进展至一级，或可导致严重致残者，应立即给予病人相应处置及治疗。如急性意识模糊或复合伤、心绞痛、严重疼痛等。

病情三级：急症病人是指病人目前明确在短时间内没有危及生命或致严重致残的征象。若在留观和候诊过程中出现生命体征（心跳、呼吸、血压等）异常者，病情分级应上调。

病情四级：非急症病人是指病人目前没有急性发病症状。

有的大医院急诊科还将急诊的诊治区域分为三大区域：红区、黄区和绿区。红区即抢救监护区，适用于一级和二级病人诊疗。黄区即密切观察诊疗区，适用于三级病人，原则上按照来院时间顺序诊疗病人，当出现病情变化或由急诊科医务人员认为有必要时可考虑提前就诊。病情恶化的病人应被立即送入红区。绿区即病情四级病人的诊疗区。

看急诊的注意事项

急症病人看急诊时要注意以下几点：

（1）首先要经值班护士鉴别了解情况，内容包括询问病情、测量体温、必要化验（如大小便等），以确定是否属于急症及区别急症的科别。

（2）严重或行动不便的病人，可向急诊科护士借取推床、推椅、担架，便于移送病人。

（3）急症病人的处方、检验单、检查单、手术申请单、入院通知单等，一般都加盖红色"急诊"两字。病人家属可以直接到急诊服务的专用窗口，办理各种手续。

（4）急症病人经医生检查治疗后，应该听从医生的处理，不要强求住院或留院观察。

（5）病人家属要向医生问清楚，病人回家后治疗和休息的注意事项。

（6）急诊治疗的目的是抢救病人的生命，改善病人的病情，并做出初步诊断，为进一步治疗做好准备。所以，对病人来说，并不是看过急诊就等于疾病已经痊愈。不论是什么急症，看过急诊后，还需要到门诊或专科门诊去作系统的检查，进行有计划的完整治疗。在复诊时，别忘记带上病人的急症病历卡，包括急诊化验单和各种检查报告。

急诊科的抢救室、留观室和注射室

一般医院的急诊科内都设有急诊抢救室、急诊观察室（简称留观室）和注射室。那么，究竟什么情况需要进抢救室或留观室呢？通常有下列几种情况：

（1）病情危重，虽经抢救但搬动时仍可能发生危险，不宜立即转入病房治疗，可在急诊科抢救室继续抢救观察。

（2）经特殊检查治疗后（如造影、药物注射等）有较剧烈的疼痛或过敏反应，经处理后需要继续观察反应的变化者。

（3）病情较重，但一下子诊断还不能确定，回去后有可能会出现病情变化者，可作短期留观以争取确诊或病情稳定。

（4）符合住院条件，但一时病房无床位，可根据条件暂住留观室处理。

（5）严重脱水，高热等需要补充些液体或作短时间治疗者。

是否进留观室留观，应由急诊科医生根据病情及各方面情况来考虑决定。病人及家属有要求可与医生沟通，但不能坚持己见，以致影响医院急诊科正常工作进行。

目前，一般医院的留观室条件比较简陋，有时病人又较多，因此，进急诊科留观室留观诊疗的病人及家属应注意以下几点：

（1）有家属或亲友轮流陪伴病人，密切配合医务人员，观察病情，做好有关留观病人的护理、卫生及膳食等。

（2）如发现病人病情有变化时，应及时报告值班医务人员。

（3）在留观室内要保持安静，切勿高声谈笑；保持清洁卫生，勿乱丢纸屑果壳。

（4）随身携带必要生活用品，如毛巾、牙刷、牙膏、杯子、脸盆、碗、筷、热水瓶、卫生纸等。

（5）家属及陪伴人员要熟悉留观室周围环境，以便及时送化验标本，购取针药，处理病人大小便等。

（6）出留观室时，要向医生了解病人出院后的注意事项，怎样复诊？勿遗忘带回病人病历卡、药品和随身携带物品等。

大部分医院急诊科还设有注射室，专为急诊病人做药物皮试、肌内注射、静脉注射或静脉滴注等治疗服务。一般情况下，做完治疗后，护士会叮嘱病人在治疗室内最好观察 3 分钟后才离开。

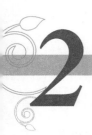

2 叫救护车

什么情况该叫救护车

每当风驰电掣的救护车，发出急促的"呜！呜"声，在你身旁疾驶而过时，你可曾想过，究竟在什么情况下该叫救护车呢？毫无疑问，一定在遇上急症病人时。那么，究竟有哪些急病该叫救护车呢？

（1）意外灾害：触电、电击、溺水、交通事故以及各种创伤、工业外伤、土建塌方挤压伤等。

（2）各种急性中毒：食物中毒、药物中毒、农药中毒和服毒等。

（3）严重中暑、冻伤、烧伤。

（4）意识丧失等昏迷状态或面色苍白、冷汗淋漓、脉搏微弱、血压下降等休克情况。

（5）心脏病突然发作：如严重心绞痛、心律失常，病人出现严重气急、心悸、左胸疼痛等急性心力衰竭时。

（6）严重的呼吸困难：窒息、呼吸道异物阻塞等。

（7）大咯血、大呕血。

（8）在路途中或半夜就要分娩的急产。

出现以上情况，要立即打电话"120"，向医疗救护中心叫救护车。

拨打"120"

怎么拨打"120"？这个问题看似太简单了，但如果不注意一些事项，救护车不能及时赶到，会耽误抢救时间。这些注意事项有以下几点：

（1）遇到危重病人，首先要冷静，不要慌张而影响语言表达。

（2）"120"电话拨通后，要用普通话，吐字清晰，简明说：病人姓名、地址（要求准确、明了，××区××路××号××小区××楼号××室）、简要病情（如突然胸痛、昏迷、出血等）。报告地址要详细，附近有否标志性建筑物，如超市、加油站、地铁站×号出口、宾馆、学校等。介绍病情要扼要。留下联系电话，并要确保联系畅通。

（3）有条件的家属，可在小区门口或路口接应救护车。

（4）及时移除楼梯、过道上影响搬运病人的杂物等障碍。

救护车未到之前

当救护车尚未到达之前，作为病人的家属、亲友或邻居决不能坐等，更不能惊慌失措扰乱病人，如哭叫病人名字等，乱摇病人的身体。这样做不仅无济于事，反而加重病情。甚至往往就因为错失宝贵的这几分钟，而失去抢救的时机。因此，我们平时就应该熟悉一些现场急救知识，例如人工呼吸、心脏按压、包扎止血、骨折固定等。在救护车未到之前，必要的现场急救对抢救病人的生命是十分有益的。目前仍有很多急症病人都因为错过了急诊抢救的"黄金六分钟"，而面临预后效果差，甚至失去生命的危险。

在自行抢救时，操作要准确有力，必须沉着、大胆、细心、耐心，不能轻易放弃或中断急救。特别是对于生命垂危的病人，应随时注意他的神志、心跳、呼吸。在转运时，仍要密切观察，必要时继续做人工呼吸和心脏按压。

如遇事故时，还必须注意保护现场。

先打"120"还是先心肺复苏

可能有人会想到这样一个问题：拨打"120"急救电话和进行心肺复苏，哪个更重要？回答是同样重要。最好现场有两个人，一人打电话叫救护车，另一人现场施救。

如果现场只有一人时，那么到底是先打"120"电话，还是先救人呢？这要视情况而异，对那些失去知觉、呼吸停止的成年人，要先拨打120再进行自救。而对出现溺水、电击、急性上呼吸道异物阻塞等情况的人员，则要先进行2分钟的心肺复苏，再拨打"120"急救电话。

黄金六分钟——常用家庭或现场急救知识

人工呼吸术

心跳、呼吸是生命的体征。当病人呼吸、心跳停止时，必须立即采取人工呼吸术和胸外心脏按压术，一秒也不能耽搁，哪怕只有一线希望我们也不能放弃。

人工呼吸术是用于自主呼吸停止时的一种急救方法。通过徒手急救使空气有节律地进入肺内，然后利用胸廓和肺组织的弹性回缩力使进入肺内的气体呼出。如此周而复始以代替自主呼吸。人的大脑需要不断地供给氧气，如果中断供氧6分钟就会造成不可逆性的神经损害。所以一旦发现心跳呼吸停止，首要的抢救措施就是迅速进行胸外心脏按压，或者同时进行人工呼吸以保持有效通气和血液循环，保证重要脏器的氧气供应。

在进行心肺复苏之前，首先将病人仰卧位放到硬质的板上或地上，松开领口、腰带（如为女病人还有胸罩），再将病人头部后仰，用一手的示指（食指）和中指置于病人的下颌骨下方，将颈部向前抬起，以开放气道。如病人气道内有异物或呕吐物时应及时清理。可用手指缠纱布或手帕清除口腔中的液体分泌物。清除固体异物时一手按压开病人下颌，另一只手用示指将固体异物钩出。

人工呼吸具体方法有口对口人工呼吸法、仰卧压胸人工呼吸法、俯卧压背人工呼吸法。

（1）口对口人工呼吸法：口对口人工呼吸时，施救者在病人头部一侧，用一手捏住病人鼻子，并要用嘴封住病人嘴巴，如图1。

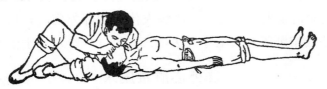

图1　口对口人工呼吸法

正常吸气（非深吸气）后吹气，如果病人胸廓没有抬起，应再次使病人仰头抬颏，开放气道，然后再吹第二次。一般每次吹入 500～600 毫升的空气就可见到病人胸廓抬起即可。呼气时仍让病人口部张开，同时放松捏紧鼻翼的手指，使口鼻通气，病人的胸廓自行弹回而呼出空气。

口对口人工呼吸时，要注意以下几点：

1）每次人工呼吸宜时间超过 1 秒。避免以过快、过大压力通气或吹气量过大，已产生可见的胸廓抬起为宜。

2）呼吸停止者，常同时有心脏停搏，需同时进行心脏按压术，可在按压胸部 30 次后吹气两次（30：2）。有心跳无呼吸（如某些药物中毒、窒息等），可每 5 秒吹气 1 次。

3）婴幼儿面部较小，可采用口对口鼻人工呼吸法，即施救者的口同时包裹病儿的口鼻进行吹气。有的病人牙关紧闭而不能张口，或口腔有严重损伤而无法进行口对口呼吸时，可改用口对鼻人工呼吸法，即向病人的鼻孔吹气。

（2）仰卧压胸人工呼吸法：施救者跪跨在病人的大腿两侧，拇指向内，其余手指向外，向胸部上后方施压，将空气压出肺脏，然后放松，让胸廓自行弹回而吸入空气，如此重复，每分钟 20 次左右，如图 2。

（3）俯卧压背人工呼吸法：此法适用于溺水者，方法与仰卧位的操作相似，压迫部位为两侧胸背下方，如图 3。

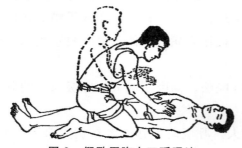
图 2　仰卧压胸人工呼吸法

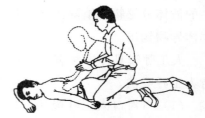
图 3　俯卧压背人工呼吸法

如病人同时需要做心脏按压，或病人伴有胸部外伤者，均不宜用仰卧压胸人工呼吸法或俯卧压背人工呼吸法，只宜用口对口人工呼吸法。

胸外心脏按压术

胸外心脏按压术是救护车来到前，对心跳呼吸骤停的病人建立人工呼吸循环的极重要急救措施，与人工呼吸术有着同样重要性。

当病人心跳停止后，脉搏即消失，呼之不应，呼吸停止，瞳孔散大，应立即进行现场的胸外心脏按压术。

具体方法是：

（1）置病人仰卧于硬板床或地上，以保证按压胸骨时起到心脏受按压后应有的效果。

（2）准确按压部位，在胸骨中1/3与下1/3交界处，如图4。

（3）施救者双臂应绷直，用右手的掌面压在病人胸骨下部，另一只手放在右手背上帮助用力，如图5、图6。施救者双肩应在病人胸骨上方正中，垂直向下用力按压。

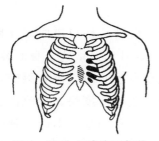

图4 胸外心脏按压部位

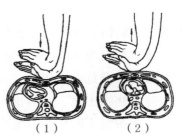

（1）　　　　　（2）

图5 胸外心脏按压方法

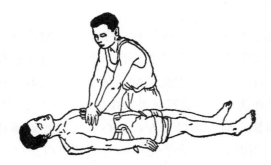

图6 胸外心脏按压法

在胸外心脏按压时，应注意：

1）施救者要利用上半身体重和肩臂部肌肉力量按压，不应冲击式向下猛压。

2）按压应平稳而有节律地进行，不应间断，每分钟100次左右。

3）按压至最低处，胸骨下陷至5厘米左右，然后放松，但施救者的手掌不要离开病人胸骨的按压点。

4）若有多名施救者在场时，可每2分钟轮换胸外按压，换人应在5秒内完成。

5）如遇幼儿，可用单手挤压，或用两个手指按压，用力不可太猛，按压时使胸骨下陷4厘米即可。按压频率为每分钟大约100次。

6）心搏骤停的起初几分钟内，人工呼吸的重要性不及胸外心脏按压。胸外心脏按压应及早开始，至少完成第一个胸外按压周期后（至少2分钟），才考虑人工呼吸。

现场急救有两个人时，可以一人做口对口人工呼吸，另一人同时进行胸外心脏按压。现场只有一人时，则可以先吸一口气再做15次胸外心脏按压，反复如此按比例进行。

止 血

在刀割伤、刺伤、枪弹伤和辗擦伤等时，血液从伤口流向体外称为外出血。成人全身血容量为4000～5000毫升，一次外出血量达全身血容量的1/3以上时，生命就会有危险。因此，抢救止血要分秒必争，沉着果断，设法立即止血，以抢救病人生命。动脉出血色鲜红、量多速度快、危险性大；静脉出血色暗红，血缓慢不断从伤口流出，危险性相对小些。不论动脉或静脉出血，均需采用止血术，现场常用的止血方法有局部压迫止血、动脉压迫止血和止血带止血。

（1）局部压迫止血法：用干净纱布、绷带、手帕或毛巾填塞伤口，外用绷带或布条、毛巾加压包扎。在对肢体伤口的加压包扎过程中，加压力量达到止血目的即可，不宜过大，防止影响肢体的血液循环。包扎后，若仍有血液渗出，不要将放在伤口上的敷料拿去，在敷料上加盖多层后，然后再扎紧。

（2）指压止血法：即在伤口上方，近心脏一端找到搏动的动脉血管，在出血动脉的近端，用拇指或其余手指压向骨头就可以止血，如图7。

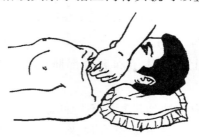

图7 指压止血法

包扎伤口

包扎是外伤急救最常用的方法之一，它具有保护伤口、压迫止血、固定敷料、药品和骨折位置及减轻疼痛等作用。包扎最常用的材料是绷带或三角巾。在紧急情况下，如缺乏上述材料，可用干净的毛巾、衣服、被单、手帕等代替。包扎方法较多，但无论何种方法，包扎不宜过松，以免滑脱；也不宜过紧，以免压迫组织影响血液循环。包扎方向为自下而上，自左向右，从远心端向近心端。包扎肘部时要弯着包扎，而腿部要伸直包扎，以保持肢体的功能位置。

骨折固定

在摔倒或者外伤后，某个部位发生剧烈的疼痛，有畸形或活动受限，就应该估计到骨折的可能。

为了使骨折病人在送往医院途中，安全、舒适，伤部不致因颠簸震荡使得断骨刺伤血管和神经，增加伤害程度和伤员的痛苦，可以利用一切可以利用到的条件，如用躯干、健肢、木板、竹竿、手杖、雨伞、树枝等，及时、正确地对病人的骨折施行急救固定，即临时固定，如图8、图9。

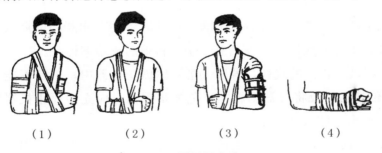

（1）　　　　（2）　　　　（3）　　　　（4）

图8　骨折固定法

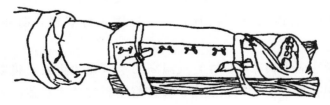

图9　骨折固定法

在施行骨折临时固定时要注意以下几点：

（1）如有伤口和出血时，先止血，后包扎伤口，再进行骨折固定。

（2）对颈椎损伤或者不能除外颈椎损伤者，应保持头颈部与躯干呈直线位置。

（3）不要把刺出的骨折断端送回伤口，以免增加污染和刺伤附近的血管、神经。

（4）大腿、小腿、脊柱骨折时，不要无故移动伤肢，以免加重伤情，增加伤病员的痛苦。

（5）夹板或就便材料不能与皮肤直接接触，要用棉花或布片等柔软物品垫好，避免造成压迫性溃疡。夹板要扶托整个伤肢，除固定骨折的上、下两端外，还应把上、下两关节固定好，才能保证骨折部位得到固定。对有明显外伤畸形的伤肢（弯曲、旋转等），只进行大体纠正后固定，不必整复，以免加重对骨折周围组织的损伤。

（6）固定不可过松或过紧。四肢骨折固定应先固定骨折上端，后固定骨折下端，并露出手指或脚趾尖。腹壁开放性创伤导致肠壁外露时，可以使用干净的碗、盆扣外露的肠管，达到保护的目的，严禁在现场将流出的肠管还纳。

断肢（指）的急救

当发生断肢（指）事故后，正确、及时地将病人和断离的肢（指）体尽快、安全地护送到医院，可使断肢（指）再植的成功率提高。

发生断肢（指）的现场，若肢（指）体仍在机器中，千万不能强行将肢（指）体位拉出，或将机器倒转，以免加重损伤。应立即停止机器转动，拆开机器，取出断肢（指）。

一般说断肢（指）完全离断的血管回缩后可自行闭塞，采用加压就能止血。对于大部离断的肢体，在运送前应用夹板固定伤肢，以免在送往医院时引起再度损伤。肢体如有多段骨折，也应固定好患肢，防止造成进一步损伤。

断肢（指）应干燥冷藏保存，气温高的季节尤为重要，将断肢（指）用清洁的敷料包扎好，放入塑料袋内，直接将塑料袋放入加盖的容器内，外围放冰块。不要让断肢与冰块直接接触，以防冻伤，也不要使断肢浸泡在任何液体中。

一般在室温 20 ℃的情况下，完全缺血 6～10 小时后，断离的肢（指）

体将发生不可逆的组织变性。在寒冷季节或经过冷藏，断肢（指）的组织变性较慢，即使缺血超过 6～10 小时，只要经过良好的急救处理和再植手术，仍可能获得成功。由此，争取时间，迅速运送到附近有条件的医院非常重要。

小儿高热抽筋

小儿抽筋医学上称为"惊厥"。惊厥可发生于许多疾病的过程中，也是小儿常见的危急重症，由多种原因使脑神经功能紊乱所致。高热为婴幼儿时期最常见的惊厥原因，其发病率为 2％～8％，其发病机制至今尚未完全明了，可能主要原因是婴幼儿时脑发育尚未完善，分析鉴别及抑制能力较差，一个较弱的刺激也能在大脑引起强烈的兴奋与扩散，导致神经细胞异常放电，因而发生惊厥。感染时病菌毒素也可直接作用于脑细胞，促使惊厥发生。典型的高热惊厥多见于 6 个月至 3 岁小儿，6 岁后罕见发生。病儿一般体质较好，多于病初体温骤升时出现惊厥，以上呼吸道感染时多见。惊厥一般呈全身性发作，次数少，时间短，恢复快，一般持续数秒至几分钟，很少超过 15 分钟，惊厥停止后神志可恢复正常。

惊厥表情多种多样，可有眼珠转动、双眼直视或上翻、面色潮红；有的眼部、面部、手足部肌肉微微抽动，然后逐渐扩散到其他部位；刚出生的婴儿发生惊厥症状有时不明显，仅有不吃奶、两眼睁着、眼球固定不动、眼睑稍有抽动，口唇周围发紫；也有的惊厥同时伴有头痛、烦躁、呕吐、大小便失禁等。

遇到小儿高热惊厥时，要注意以下几点：

（1）要保持患儿安静，不要惊慌失措无故呼唤、摆弄或刺激患儿。

（2）用手帕或纱布包裹筷子插入牙齿之间，以防咬伤舌头，但不要用硬东西去撬开咬紧的牙关。

（3）把患儿头偏向一侧，使呕吐物及分泌物顺口流出，避免吸入呼吸道而造成窒息。

（4）用 30％～50％乙醇或白酒擦身或用冰袋、凉水毛巾敷于头部、颈部、腋下、腹股沟等大血管处降温。

（5）用针灸针（或缝衣针）消毒后，刺人中穴（上唇正中）或涌泉穴（脚底正中）。

（6）手脚及全身抽动时，要当心碰伤发生骨折。

4 自行护送急症病人

考虑到农村及山区，遇到急症病人万一没有救护车，需要自行护送急症病人去医院急诊时，该怎么办呢？

临时担架

伤病员经现场急救后，就要搬动转送至医疗机构作进一步处理。搬运的基本原则是迅速、及时和安全。搬运方法应因人因地制宜。如病情危重而急需转送的，一时又缺乏合适的器材，可就地取材。如用门板或其他木板都可作为临时担架；也可用两件上衣做成担架，将衣袖翻在里面，各插入一根长棍子，扣好衣扣，就成一副担架；也可用一条宽毯子或被单，固定在两根长棍子上做成担架使用（图10）。不宜用过厚的褥子和弹性大的软床，以免受伤处过多活动。

图10　用被单或毯子做临时担架

搬运急症病人

病人从发病或受伤地点搬运送往医院时，应注意下列几点：

（1）若用推车搬运时，应检查担架在车身上是否放稳，推车不宜过快以防病人倾跌，上坡时头宜在前，下坡时头宜在后；推车时要注意尽量避免地面不平处，不要碰撞和震动病人。

（2）昏迷、休克、内出血、内脏损伤、颅脑外伤和脊柱损伤病人，均需用担架运送。昏迷病人应头部转向一侧，防止呕吐物误吸入呼吸道，如果伤者出现呕吐，应及时清除其口腔内的呕吐物，防止误吸发生窒息。

（3）呼吸困难的病人宜取半卧位；腹部受伤者应取平卧位，在双膝后部用衣物垫高，使髋关节和膝关节处于半屈曲位。

（4）若已骨折或怀疑有骨折时应先用木板或硬物把局部固定后再送，以免在搬运和运送途中增加病人痛苦或加重损伤。

（5）颈部受伤（如颈椎骨折）的病人，要在颈部两侧各置枕头予以固定，不使头部左右摇动。

（6）搬运背部受伤的病人时，不能屈曲躯干，万一有脊柱骨折移位，会造成脊髓损伤，而致半身瘫痪。在移动病人时，应采用两人抬伤病人上担架的方法，要步调一致，同时抬起，不要使病人腰臂部下垂或弯曲，然后轻轻放下（图11）。

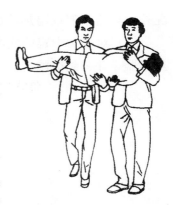

图 11　双人搬运法

（7）冬季应注意保暖，用棉被或毛毯盖上后，四周塞紧，露出头部。途中应随时观察病人意识、呼吸和脉搏情况。

护送病人

在护送病人时，应注意下列事项：

（1）运载工具的选择：在平路上，宜借用汽车和平板车；如用拖拉机，应注意速度及避震。在道路高低不平的地方，宜人力抬送。病人应被安置于结实的硬板或竹床上，尤其是疑有骨折的病人。担架两旁应有人保护，以防止倾跌。

（2）病员体位的选择：一般以仰卧位宜，注意保暖，暴露面部，以便观察面色、呼吸及神智变化，及时发现病情的变化。休克病人宜取头略低、脚略高的体位；对疑有脑出血者，宜取用头高脚低位；对心力衰竭或呼吸困难者，宜取半卧位；对昏迷病人，应使其头部偏向一侧，以防止呕吐时将呕吐物误吸入呼吸道，导致窒息和吸入性肺炎。对大咯血或大呕血病人，应劝其保持镇静，切勿将已涌至喉头或口腔的血液强忍不吐甚至咽下，以防止因吸入呼吸道导致窒息。

（3）转运途中的护理：应尽量减少搬运病人的次数。长途转送者在中转时，应连同卧具（床板、竹担架等）一并搬动，动作宜轻，尽量减少震动，并注意防寒防暑。用止血带的病人，应遵守医嘱按时放松止血带，然后再按原样扎好。对骨折病人，要定时检查病人与固定物的包扎，是否过松或过紧，在搬动时注意保护患处。对失血而又神智清醒者，途中除注意其出血情况外，可适量喂以温热的糖盐水。

（4）对怀疑中毒的病人，应将其呕吐物、排泄物、剩余药品及可能的盛药容器一并带到医院，以备化验检查。

第二篇

看门诊须知

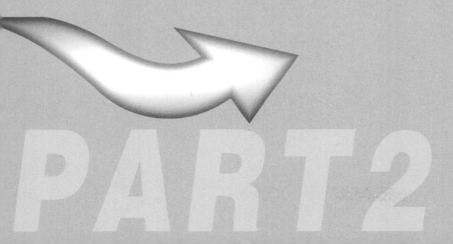

PART2

门诊通常接诊的是病情较轻的病人，经过门诊医生一整套的诊断手段、辅助检查，给病人得出初步诊断。门诊医生能够对症治疗解决的即给予病人进行治疗，如果门诊医生对病人的病情有疑问或诊断为病情较重较急，则将病人收入住院病房，在医院进一步检查或进行手术等治疗。

现在医院门诊部还设有健康检查、婚前检查、婴幼儿保健检查和预防接种，孕妇的产前检查，出院病人的随访等部门。

1 选医院

由于我国国情及不同人群预防、医疗、康复、保健的具体需要，我国医院除了医治对象广泛的各类综合性医院、教学医院、中医医院、民族特色医院（如藏医医院、蒙医医院）外，还有妇幼保健院、精神病医院、老年医院、康复医院、职业病医院等。

医院的等级

近年来，借鉴国际医院管理体制，医院分级管理在我国全面实施。根据医院的规模、功能以及设备条件、技术水平、医疗服务质量等，将医院分为不同级别和等次。由基层医院往上逐级分为一、二、三级医院，每级医院又根据其服务质量、医疗技术、管理水平等情况分为甲、乙、丙三级。明白了医院等级相应的医疗服务范围和技术水平，对于根据不同病情正确选择医院，合理开支医疗费用是大有益处的。

一级医院大部分是乡、镇卫生院和城市街道医院，其功能是向社区的公众提供预防、医疗、保健、康复等基本医疗服务，它能提供便捷、经济的基本医疗服务。一般说来，病情较轻，病势较缓，比较单纯的普通病种或者已经在上一级医院确诊、病情稳定的疾病，适合到一级医院就近就诊。如普通感冒发热、咳嗽、头痛、咽痛、腹泻、便秘、胃病、确诊的高血压和糖尿病、脑血管意外的后遗症、关节扭伤、皮肤裂伤、一般眼耳鼻咽喉口腔科疾病等。

二级医院是可向多个社区提供综合医疗服务和承担一定教学、科研任务的地区性医院。大多数常见病和多发病，只要病情不复杂，诊断能明确，不是急、危重症就诊者，就可以选择地区级、区县级医院等二级医院。

三级医院是提供高水平专科性医疗卫生服务和执行高等教学、科研任务的区域性以上的医院，除中央级的医院为三级医院外，一般来说，三级医院是处在中国医院顶端的各医科大学的附属医院及各省人民医院，还有解放军的军医大学附属医院和各大军区总医院。在一般中小城市，一般而言是该市的人民医院（或中医院）及驻军的解放军医院。

医院级别越高，其医疗水平越高，提供的医疗服务范围越全面，看病所开支的费用相对也较高。

小病首选社区医院

合理地选择医院，是早看病，看好病，少花钱，降低风险的第一重要步骤，主要是根据就诊者的病情、地理位置、经济情况来合理选择。科学地选择医院应该遵循"小病就近及时医、大病选择专业性强的大型医院就医"的基本原则。

所谓小病，是指常见疾病，如感冒、发热、咳嗽等疾病，表现出来的是一般的症状，病痛程度较轻。最好先到一级医院（社区医院）就诊，您将接受全科医生的诊治，解决不了的会由全科医生推荐到上级医院就诊。其实，这种医疗模式也是发达国家普遍采用的，而且是目前中国医疗改革的方向之一。一方面可以节省小病到大医院排队等候、手续繁杂的精力和时间，另一方面也相应地降低就医的成本。同时，就近就医更加方便您及时快捷地得到治疗。

有的人生病后，习惯直接去大医院，认为大医院医疗技术高，医疗设备好，看病放心。病人及家属有这些想法是可以理解的，但有很多初发病的病人不管病情轻重缓急，都直接到大医院看病，就不可取了。有时病人反而费时、费钱，又不一定能及时得到处置。随着医学模式的转变，大医院的专科分工越来越细。不少三级甲等医院的一些特色专科确实非常有名，许多病人慕名而去。但是，专家固然临床经验丰富，但他的专长技能往往聚集在某一专科疾病的诊治上。如果病人盲目求医，看病只看医生的年资和名气，而没有找对医生，则往往陷入费钱费力的误区。大医院的功能应该是收治危重病人和疑难杂症病人。

在全科医学发展比较完善的发达国家，90％以上的疾病在社区中由全科医生解决。我国的大多数民众对全科医生不甚了解，认为全科医生就是"万金油"，没有专长，所以不愿意找全科医生看病。其实，全科医生身秉医生、教育者、咨询者、健康监护者、卫生服务协调者、家庭康复指导者和医疗保险体系"守门人"等数种角色。他们具备特殊的专业素质，不仅能有病治病，而且能无病防病。因此，对于常见病、多发病的及时有效处理，使病人得以最大程度康复，就是全科医生最具优势的专长。理智的病人如果得的是一般性疾病，或者已经确诊兼病情稳定的慢性疾病，应先到社区卫生服务中心，请全科医生诊治。小病就可直接得到及时有效处置，既省时又省钱，同时还解决了问题。对于较复杂的疾病经全科医生初诊，再转诊到大医院，这样病人可以少走弯路。

小病进社区，大病到医院的看病方法，对于那些基层医疗机构能够准确诊断和有效治疗的常见病、多发病，就地治疗比到上级医院求医要方便得多，现实得多。目前，我国已有大量训练有素的全科医生在基层医疗机构工作，他们能诊治各科常见病，并关注疾病的预防、病后康复，关注病人健康相关心理问题，实施"以人为本"的亲情服务。当然遇有疑难杂症，也会及时帮助病人转诊。

什么情况去大医院

对于大病重病，首先是一个确诊的过程，如何得知您得的是大病呢？首先是症状反应严重，其次是通过化验检查得出了初步结论，三是在附近社区门诊或小型医院确诊但无治疗办法或无法确诊，就需要及时地选择大型医院就诊，以免贻误病情。

在根据小病就近医，大病选专业大型医院的原则下，还会有一些特殊的需求，会面临公立医院和民营医院的选择，综合性医院和专科医院的选择，建议您采用相对合理的选择方式。首先要确定准备就医的医院为合法正规的医院，有着良好的口碑和信誉。再根据自身的时间、经济、地理位置的远近，以及对服务的要求等来进行选择。

95％以上的病症都是常见病，且不需要上大医院，在社区医院就可以解决。只有5％左右的病症确实需要去大医院做比较全面、详细的检查。通常以下病症建议去大医院：

（1）持续高热或低热，经抗感染治疗仍不能退热的。

（2）不明原因的头晕，且频繁发作的，不明原因的呕吐，不明原因的消瘦。

（3）大便有血。

（4）尿血或小便困难、少尿、无尿。

（5）全身出现面积较大的紫癜。

（6）左胸闷痛或呼吸急促。

（7）婴幼儿及妇女妊娠期内疾病。

（8）有黄疸症状，如眼白黄染，小便颜色如茶等。

（9）妇女非经期阴道不规则出血或月经不调。

（10）身上发现包块，或以前一直不变的疙瘩、囊肿或痣疣突然发生变化或快速增长的。

（11）性器官病症。

（12）眼红、眼痛、视力减退、视物变形等。

（13）各种外伤。

（14）社区医院医生建议转诊的病症。

当心看病"陷阱"

有阳光就会有阴影。当改革的春风柔柔地吹过，全国各地的医疗机构也"千树万树梨花开"了。花多当然美，对于普通老百姓而言，医疗机构多了，就诊是方便了，但未必梨花朵朵白，各种杂色的医疗机构也同时粉墨登场了。以下几种情况病人及家属都要勤思考、慎抉择，避免不必要的经济损失，以及贻误病情，甚至危害健康。

（1）"李逵"和"李鬼"：有些医院有意将自己医院名称与国内知名大医院雷同或相似，让人不知虚实。乍一看是"李逵"，进去了才发现是"李鬼"。还有一些，也不能说是"李鬼"，但确实又不是病人想找的"李逵"。例如，著名的协和医院、中山医院，随便在互联网上查一下，至少也有几十家，它们都和大家慕名的中国医学科学院北京协和医院、武汉华中科技大学同济医学院附属协和医院、上海复旦大学附属中山医院没有任何关系。

最好的办法是直接打电话到中国医学科学院北京协和医院问一问，他们在此处有没有分院，你所要去的医院和他们有没有关系。在核实和查询时，一定要报医院全称，地址和名称越详细越稳妥。

（2）"大旗"和"虎皮"：有的医院本身实力有限，却拉出大旗做虎皮，将自己冠名为"全国""中国""中华"某某学会、协会、研究会的临床基地或分支机构，不仅如此，广告做得大气磅礴、路边广告牌、电线杆上广告旗、公共汽车车身、本地广播电台乃至电视台，都可看到它们的身影。除了医院牌子大得吓人，还要打上某某大医院某专家坐诊或顾问云云。对于这种广告，你只要认真想一想，国内著名的大医院本身名气就很大，病人很饱和了，病人为了挂上号和等上床位还在那里翘首以待，哪里还需要无孔不入地去做广告拉病人呢？

（3）认清"院中院"：当下，有的医院出租科室已经是一个公开的秘密了。很多病人搞不懂，自己明明去的是正规医院，怎么进了个人承包的科室呢？这些"院中院"科室一般多集中在皮肤性病、美容、泌尿科、不孕不育和肝病等边缘科目，或者是中医看风湿、类风湿、糖尿病、银屑病之类的。这些病或本身难以根治，或病人有难言之隐，往往又是慢性病，是"院中院"赚钱的好科目。

（4）慎防"医托"：所谓"医托"就是某些医疗骗子，专门到正规医院附近或挂号处哄骗不明真相的就医群众到那些所谓专家门诊去看病，骗取钱财后坐地分赃。医托基本上都是社会上的闲杂人员或者无业游民，常有组织地守候在大医院门口的公共汽车站、医院门口、医院大厅挂号处，一旦有合适的目标病人出现时，他们就会主动上去搭讪、攀老乡、套交情，旁敲侧击地摸清病人患何病后，再有意现身说法，摆出一副同病相怜或为老乡冲天热情，声称自己也是这个病，就是在某医院或某专家看好的，那里收费低，疗效好等。很多原本打算在大医院就诊的外地病人或老年人、妇女；或因为远道而来没挂上专家号的；或者挂号排队等候太久不耐烦的；或本来是在大医院治疗效果不明显的慢性病；或者有难言之隐本来不愿意在大医院露面的，经不住他们忽悠，常常上当受骗。

现在很多医托也逐渐"专业"化了，他们通过多年忽悠积累了一定的医学常识，只要你透露疾病的名称，他就能准确地说出相应的症状，并能把自己当初如何得病深受其苦，后来某专家妙手回春，药到病除说得神乎其神，让你不得不信。因此，病人必须提高警惕，慎防上医托的当。医托是医药行业的公害，不但扰乱了正常医疗秩序，而且还使病人蒙受钱财损失，轻者延误疾病治疗，重者造成不可挽回的严重后果。

冷眼看"另类医疗"

医学是非常特殊、复杂的学科。无论是西医还是中医，都需要望、闻、问、切，有时还要借助化验、B超、心电图、影像学诊断等辅助手段，才能诊断、治疗。现在社会上出现"网上看病""电话看病""邮购药品""信函看病"等五花八门的"另类医疗"。

首先，这些"信函""电话""网上"所谓医生或专家，是否具有医疗资质？无法查证。其次，这些"另类医疗"的纠纷、事故，国家卫生行政部门是不受理的。第三，这些邮购药品的安全性无法保证，你花的钱可能是买"教训"了。因此希望广大病员及家属要慎重对待这些另类医疗，千万不能贪方便，图省钱，而对自己不负责任，拿自己健康甚至生命去冒险。

看病，还是与医生面对面的好。

对症挂号

什么病挂什么科的号，似乎是很简单的问题，但也是容易出错的问题。尤其是大型医院，不但科室设置齐全、治疗专业分工精细，而且大科分小科、科中再分小专业。如内科可分为神经内科、消化内科、肾内科、心内科等。有的心内科又再细分冠心病、心律失常、高血压、先天性心脏病等科室。

现代医学各科都有密切的联系，不能简单地讲某一种病属于哪一科，很多疾病既是属于内科，又可属于外科。例如，胃溃疡呕血，如做非手术治疗是属于内科，而胃溃疡需做手术治疗时就属外科。又如肺结核，一般属于内科或肺科，但是肺结核空洞或者结核球需要手术时就属于胸外科。

现在的医院在门诊部的进口处，一般都设有预检处或导医服务台，可以提供咨询服务。另外，许多医院施行了"首诊负责制"，即使挂错了号，问题也不大，第一个接诊的医生有责任将你介绍到最合适的科室去。

目前，国内有的大城市已开通多种挂号方式，如北京市就有：

（1）现场挂号：就诊当日到医院排队挂号。

（2）网络预约挂号：可登录北京市预约挂号统一平台（www. biguahao. gov. cn）进行预约挂号。

（3）电话预约挂号：拨打 010 - 114 或者就诊医院预约电话。

（4）医院预约窗口预约挂号。

挂对就诊科室

为了方便病人看病时与治疗科室"对号入座"，现将看病时的症状表现与应该选择的科室介绍如下：

（1）口腔疾病，包括牙齿、牙周组织、口腔黏膜、颌骨、口底、唾液腺、颌关节、舌、唇等组织器官的疾病应该挂口腔科。

（2）各种皮肤及头发、指（趾）甲疾病（不包括皮肤外伤）及各种性病，应挂皮肤性病科。

（3）眼睛疾病包括上、下眼皮，应挂眼科。

（4）耳郭、外耳、中耳、内耳、鼻腔、鼻窦、咽喉部的疾病，应挂耳、鼻、咽喉科。

（5）女性生殖系统的疾病，包括外阴、子宫、卵巢、盆腔的疾病以及月经病、女性不孕等可挂妇科。

（6）女性围生期保健、生育的检查和分娩、产前、产后的疾病属产科。

（7）在设有小儿科的医院，凡 12 足岁以下儿童的内科疾病，应看小儿科。如没有小儿外科，则小儿的外科疾病仍应挂外科。小儿的眼、耳、鼻、咽、喉、皮肤、口腔等疾病则仍应挂眼、耳、鼻、咽喉、皮肤、口腔科各科。如没有专门小儿科的医院，小儿科通常包括在内科里面。

（8）内科的范围比较广泛，一般包括发热、疼痛、水肿、眩晕，非外伤性引起的心血管、消化、呼吸、内分泌、神经、泌尿系统的各科疾病。大医院把内科又分为：

1）呼吸内科：有发热、咳嗽、咯血、呼吸困难、哮喘、呃逆、胸痛等症状。

2）消化内科：治疗恶心、呕吐、便秘、腹泻、吞咽困难、食欲异常、胃肠胀气、呕血、便血（便血呈柏油样看消化内科、呈鲜红色看肛肠外科）、黄疸等。

3）心血管科：治疗心悸、发绀、胸闷、气短、前胸疼痛、低血压、脉搏异常等。

4）肾内科：主要治疗尿痛、尿频、尿急、尿量异常、尿色异常、血尿、水肿、肾区不适等。

5）神经内科：治疗头痛、失眠、面瘫、瘫痪、眩晕、肌无力、肌肉萎缩、痴呆、步态障碍、不自主运动等。

6）内分泌科：肥胖、消瘦、生长发育异常、血糖尿糖升高、甲状腺肿、突眼、情绪易激动、不明原因怕冷怕热、疲劳乏力等。

7）血液科：有出血（指不明原因的持续性出血，如口腔、牙龈出血等）、贫血（造血功能障碍引发的贫血）、紫癜、不明原因的淋巴结肿大、身软乏力等。

（9）肿瘤的非手术治疗，如放射治疗（简称放疗）、化学治疗（简称化疗）等，该挂肿瘤科。

（10）一般损伤、烧灼伤、炎症、肿瘤、乳房、四肢、脊柱、骨骼、肌肉以及肛门的疾病都属外科。胸、腹、内脏、神经、血管需要手术的也属于外科，通常应该先看内科，经确诊需要手术再转诊到外科。大医院又把外科分为：

1）普外科：腹痛、腹胀、黑便、腹部包块、下肢静脉曲张等。

2）乳腺外科：乳腺红肿、痛，乳腺肿块等病症。

3）肛肠外科：直肠、肛门疾病。

4）胸外科：咯血、胸部肿瘤、食管疾病和肿瘤、肋骨骨折、纵隔肿瘤、肋间神经痛等。

5）心血管外科：主要治疗心脏及主动脉、静脉血管病变，如先天性心脏病、风湿性心脏病引发的心瓣膜改变、大血管畸形等疾病。

6）泌尿外科：有肾、输尿管、膀胱、外生殖器的畸形、损伤、结石、肿瘤，男性不育症，性功能障碍等。

7）骨科：腰腿痛、骨外伤、四肢疾病、关节疾病、颈椎病、骨骼炎症、肿瘤、畸形等病变。

8）烧伤科：各种物理、化学烧伤及皮肤整形等。

9）神经外科：有脑卒中、脑肿瘤、头颅外伤、周围神经损伤、颈椎病等病症。

10）男性病科：可以治疗男性生殖系统器质性、感染性及功能性疾病（如外生殖器畸形、前列腺炎、勃起功能障碍、早泄等）、男性不育症等疾病。在未设置男性病科的医院，此类疾病可看泌尿外科。

11）中医是我国传统医学的伟大宝库，中医和西医各有所长。中医包括中医内科、中医外科、针灸科、推拿科、正骨科等。

12）普通医院不设精神科和心理门诊，一般在每个地区都设有精神卫生的专科医院或精神卫生中心。

心理门诊（专科）是医学发展的产物。心理门诊是针对心理问题和心理障碍的诊治。心理问题是指有心理反应紊乱，如幼稚、嫉妒、性困惑等；心理障碍是指心理反应比较强烈，持续时间较久的心理异常，如强迫症、抑郁症等。

精神病科是诊治精神障碍疾病的专科，如病人有幻觉、妄想、离奇行为、无自理能力等症状。

13）其他：为了有利于提高医疗质量，有些医院设有专科门诊。如冠心病门诊、腰痛门诊、疼痛门诊、肝炎门诊、关节炎门诊等。一般这些专科门诊需先看内科或外科，或者在其他医院已经确诊后，再转到专科门诊。

在夏秋季节，如就诊的医院设有肠道门诊，凡是有腹泻、呕吐的病人都应该到肠道门诊看病（一般在每年5月1日至10月31日开诊）。有的医院在某传染病流行季节，可能设有发热门诊，凡是有发热的病人都应该先到发热门诊看病。

14）在社区医院开设儿童计划免疫科，负责所管辖社区儿童的预防接种，由国家免费提供服务。

挂专家号

医院里的医生也讲技术职称、分等级，职称是对于每位医生的医疗技术水平及科研教学水平综合评价的一种方法，从某种意义上讲，在一定程度上可以反映该医生的医疗技术水平及教学水平，但并不能完全代表该医生医疗技术水平的高低。

临床医生按职称由低到高依次为住院医师、主治医师、副主任医师、主任医师。在一些承担医学教学任务的医院里的职称序列，由低到高依次为助教、讲师、副教授和教授。只有在高校承担教学任务，才有教学职称；如果某个专家不在学校授课，那他可能就只是副主任或主任医师，而不能称为教授。一般副高以上职称（副教授、副主任医师以上）的都习惯称为专家。

在医院，普通号一般由住院医师或主治医师出诊；专家号一般由副主任（副教授）以上医生出诊。特需门诊由国内知名专家出诊，时间、挂号数有严格限制，必须提前预约、收费高，挂特需门诊前应搞清楚该专家的专长是否与自己的疾病符合。

选择专家门诊，需要根据自己的病情、经济条件和专家的特长来决定。有些病人一到医院，不论是看病、检查、手术或用药，要求都较高，找名医看病，请专家手术，用高精尖设备检查，用进口的药物治疗。但是，从对病人负责的角度来看，评价一个医生的水平高低，主要是看他能否让病人少花钱，治好病。找医生看病也要实事求是，当自己患了疑难重症时应该早日请有权威的专家诊治。如果是一般小伤小病就不必去看专家门诊了。另外，必须知道，药物的应用是没有最好的，只有最适宜的。

以下情况可选择挂专家门诊号：

（1）诊断不明的疾病。

（2）久治不愈的"顽症"。

（3）病因（病情）复杂的疾病。

（4）对已明确诊断又需长期服药的慢性病如高血压、糖尿病等疾病在服药期间可在普通门诊随访，一旦病情发生变化，或者服药控制不住时根据普通门诊医生意见再挂专家门诊。

在具体选择专家门诊，挂专家号时，还要注意以下几点：

（1）详看挂号大厅上的专家介绍栏，应选择与自己所患疾病对应的专家。

（2）要选择挂号，即使同一专科的专家，也各有所长。例如，同是口腔科专家，有的擅长补牙，有的擅长镶牙，有的擅长颌面部手术，有的擅长牙列不齐矫正等。

（3）相对定人诊治。如果你患有慢性病，且长期在这个医院诊治，最好能固定与某位专家建立联系，有利于了解你的病情，掌握治疗的规律。

正确填写病历卡

病历卡是每个病人的看病记录，也是健康的历史档案，又是医学科学研究的重要原始资料，它记载着病程演变、治疗效果等。我国自古以来就十分重视病历卡，有"诊籍""医案"之称。有些疑难病症正是在病历中逐步给医生提供了有益的线索；有些现在发生的疾病正是与过去的疾病有着密切的联系。因此，每个人都要认真保管好自己的病历卡，不要看一次，丢一次。

病人挂号时，就要正确填写病历卡中以下每个项目：

（1）姓名：姓名不对就会引起看病、配药时张冠李戴，而发生差错。

（2）性别：要写明男、女。

（3）年龄：年龄要填写具体，不要笼统写一个"成人"或空着不写，年龄的大小不仅关系到疾病的诊断，特别和用药的剂量有密切关系。最好填写出生年月。

（4）籍贯：籍贯也很重要，是某些传染病、流行病的重要参考线索。

（5）地址及电话：工作单位或家庭地址、联系电话更要填写清楚，它是医院和病人单位、家庭联系的必要保证。

（6）过敏史：过去有用药过敏史的病人，应该把过敏药物的名称和过敏发生的时间都要在病历卡封页上填写清楚，可避免事故发生。

（7）婚姻：已婚、未婚要填写明白，供医生参考。

（8）血型：有的病历卡上有"血型"一项，如知道自己的血型，最好填上。

病人每次看病的化验单、影像学检查单、特种检查单或住院后的出院记录等必须粘贴在病历卡的专门部位，以备医生查阅。

每位病人在一个医院或者在一个城市应该只有一份病历卡，一个门诊号。再次门诊时，不论挂哪个科室，均不应该重新立卡，避免重号。

看病须知

怎样看病？有许多讲究，了解这些知识，对病人的诊治是十分必要的，有时考虑不周或准备不够，都可能会导致看病多花时间、多花钱、多跑路，甚至影响最终的治疗结果。

科学的就诊理念

作为一个病人花钱去医院看病，的确是"购买"一种特殊的"服务"，但看病不是一种简单的"买卖"关系，因为生命和健康是无价的。不是用金钱可以来衡量的。另外，医生不是神，不是万能的，医学的能力在疾病面前是芝麻和西瓜的关系，人类可以登上月球，但一次伤风感冒的并发症却可以是致命的。因此，病人看病首先要有科学的理念。

（1）正确的看病态度：俗话说"知己知彼，百战不殆"。看病就像打一场没有硝烟的战争。在这场战争中，病人和医生的共同敌人是疾病，医生是病人的同盟军，他们有共同的目标和不同的责任，只有相互信任、相互配合，才能打败共同的敌人——疾病。若把看病只认为是一种"买卖"关系，花钱买服务，花钱买健康，那么病人和医生之间就会产生互不信任的种种矛盾，而耽误"战机"，与疾病的战争也肯定没有胜利的把握。

（2）疾病转归是一个过程：有的病人错误认为，疾病的转归过程长短与花钱多少呈平行关系，钱花得越多，用药越贵，病就好得越快。其实，疾病的转归需要一个过程，很多疾病是依靠病人自己增强自愈力而痊愈的，提高自愈力需要过程和时间，医生的治疗只是帮助病人提高自愈力，减轻症状，预防并发症发生，痊愈的关键还是在病人自身。在与疾病的斗争中，病人要理性认识到自己才是主力军，医生只是同盟军。

（3）理解医学的无奈：虽然现代科学发展突飞猛进，人类研究疾病，取得了非凡的成就，但这些成就与疾病的未知和人体的复杂相比，是有限面对无限。所以，病人千万别误认为花了钱，医生就得看好病，看不好病就是医生的责任。疾病的未知东西太多，人体的机制太复杂，医学的能力往往显得很苍白和无能。医生不是神，医学面对疾病不是万能的，目前医学有太多太多的无奈。因此，病人在看病时要降低对医学的期望值，否则期望越高，也许失望就越大。病人不能忽视医学的社会性和科学性。

看病前的准备

看病要做什么准备吗？事实上，有准备与无准备大不一样。到医院就诊时，应随身携带身份证、医保卡、病历本、以往的病历、检查结果等，其中影像学检查，如 X 线、CT、MRI 等，需要带上片子。此外，在就诊后，医生可能会给您开药，请您自备购物袋，以备取药时用。

（1）看病前要把自己的病情在头脑里，按前后主次整理一下。如果是复诊，还应该把上次就诊后用药情况，治疗效果做一番归纳，以便向医生叙述。准备以往所做过的检查结果及病历资料，能帮助医生快速了解发病史，也避免重复检查。

（2）看内科的病人如有发热、畏寒情况，在看病前可在门诊护士处先测量体温。腹泻或尿急、尿频、水肿的病人，可由医生或门诊护士填写化验单，先去检查大便或小便。

（3）看骨科、胸外科、呼吸内科、消化道门诊摄过 X 线片的病人要看病前准备好 X 线片。

（4）看儿科前需要测试患儿的体温。有腹泻的患儿可先告诉门诊护士检查大便。有水肿、尿频、尿急的患儿，可以先化验小便，然后再看病。

（5）看口腔科的病人，在家应该把口漱好，途中不能再吃东西，包括饮料，以保持口腔清洁。

（6）眼科病人在看病前要先在护士处检查视力。

（7）看五官科咽、喉部疾病的病人要把口漱干净；看鼻腔的病人要清除鼻腔中的分泌物；看耳朵的病人最好先用过氧化氢（双氧水）棉签把外耳洗抹干净。

（8）看妇产科的病人应该在家洗净外阴部，看病前候诊时需排空小便，记清楚自己末次月经日期。

（9）酒后或大量吸烟后就诊，可引起脉搏显著加快，血压波动，容易产生某些假象，给诊断造成影响。

（10）就诊前切勿化妆，尤其是不能浓妆艳抹。因为化妆品会掩盖本来的肤色，对诊断贫血、黄疸、斑疹、丘疹、血管痣等疾病不利。

（11）就诊前不宜用药，除非病情紧急需用的抢救药之外。一般就诊前不宜用药，因为有些药物可以掩饰症状。看病前如果已经吃了药，特别是降血压药、镇痛药、解热药等，应在看病时向医生说明。

（12）在医院看病时，需要上下检查床，露出需要检查的部位，接受特定的检查。因此，去看病时，应该穿易穿脱的宽松衣服，选择一双舒适易穿脱的平跟鞋。女性病人就诊时，最好不要穿连衣裙，穿分身的上下装，也不穿连裤袜为宜。

（13）就诊前一天可以保持原来的饮食习惯，不用有意安排素食。但不宜饮用浓茶、咖啡等刺激性饮料，不吃过于油、高蛋白的食品，不要大量饮酒。如果到医院就诊需要化验检查，最好保持 6 小时以上空腹，也就是早晨不要吃东西及喝水。

（14）就诊前一天要注意休息，避免剧烈运动、劳累，保证充足睡眠，以免影响检查结果。

（15）心理方面应做好就诊准备，避免紧张、焦虑情绪，不要随意猜测自己的病情，保持轻松愉快的心理状态。建议您可以做些自己感兴趣的事情，转移注意力。

候诊须知

候诊就是挂完号等候医生看病的一段时间。

在医院的大厅或走廊里，我们常看到一个字是"静"。安静的环境有利于医疗工作的正常进行，有利于病人的顺利看病。所以，候诊的病人要注意：

（1）要礼貌、文明候诊。静坐在候诊室或走廊的长椅上等候护士叫号，依先后次序就诊。不要争先恐后，更不要吵闹。

（2）保持医院的环境安静整洁，切勿大声谈笑，随便吐痰，不要乱丢纸屑、果皮。

（3）不要在护士工作台上乱翻别人的病历卡。

（4）听从门诊护士的指导，在看病前做好测体温、化验等准备工作。

（5）不要围立在就诊室门口，更不要围立在医生或护士的周围，妨碍医务人员工作。

（6）非专家门诊，自己不能点名医生看病，应该依护士安排的就诊室就诊。如果有特殊情况需要，可以跟门诊护士联系。如是复诊，最好向门诊护士说明，可找上一次就诊医生复诊。

（7）一般以先后次序叫号就诊，如情况特殊需要提早就诊等，可以和门诊护士说明情况商量。

（8）儿童、聋哑、行动不便或病重的病人，可由一位家属或亲友陪随病人进诊疗室看病，其他陪客一律不准入内。聋哑病人可把自己的症状写在纸上，带好纸和笔，以便和医生用文字交流。

（9）在候诊时如果出现特殊不适或病情发生明显变化时，要及时与门诊医务人员联系，尽早得到处理。

测体温

测试体温是看病中最常用的检查方法。正常口腔温度为 36.2 ℃～37.2 ℃；肛门温度比口腔温度高 0.5 ℃；腋下温度比口腔温度低 0.5 ℃。正常人的体温昼夜一般相差 1 ℃以内，早晨较低，黄昏较高。小儿体温可略高，老年人稍低。饮水、饭后及洗澡、运动、劳动后体温可能略高。妇女月经期也可能略高。

体温升高到 37.4 ℃～38 ℃，一般称为低热；升高达 39 ℃以上，则称为高热。

测量体温时应该注意以下方面：

用口表测体温时，须放在舌下，用一只手托住口表。闭紧嘴巴，用鼻子呼吸，不能塞得太深，以免恶心，如图 12，含 2～3 分钟即可。一般用于成人及学龄后儿童。婴幼儿、精神异常、昏迷、口腔疾病、口鼻手术、张口呼吸者禁忌口温测量。

1）口表不能用牙咬，以防口表咬断，水银流入口中。万一咬破吞下水银时，可服用牛奶或蛋清解毒。

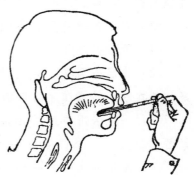

图 12　口表测体温法

2）患儿可用肛表测肛门体温，把肛表插入肛门 3～4 厘米，时间为 3～5 分钟。家长必须用手托好肛表，以防滑出跌碎。如患儿有肛门、直肠疾病或腹泻，可改测腋下体温。

3）成人或神志不清的病人也可把体温表放在腋下测体温，将体温表搁在腋下深处，紧贴皮肤，臂胸两面夹紧，陪伴的家属要用手扶着，5分钟后取出。

肛门测得体温减去 0.5 ℃，腋下测得体温加上 0.5 ℃，相当于口腔测得体温。

4）在测量前 20 分钟内有运动、进食、冷热饮等影响体温测量的因素，应休息 20 分钟后再测量。

5）腋下有创伤、手术或炎症者，腋下出汗较多者，肩关节受伤或消瘦不能夹紧体温计者，不宜测腋温。

附：测基础体温

基础体温是指经较长时间睡眠后（6小时以上），于次日醒来静息状态下所测得的体温。把每天测得的基础体温用曲线连接起来，就组成一条基础体温曲线。

成年女子的体温波动和月经周期有关。周期正常的女子，月经后的基础体温稍低，排卵时出现低潮，排卵后可升高 0.4 ℃～0.5 ℃，直至下次月经后复又下降。

妇产科医生常常用测量基础体温方法来帮助诊断功能失调性子宫出血、月经失调、闭经、不孕症以及指导安全期避孕等。

如何才能正确地测试基础体温呢？

（1）测量基础体温时，不要起床、说话、喝水、进食，不做任何活动。

（2）体温表要在临睡前就准备好。把水银柱甩到最低点，用乙醇消毒好，放在枕头边或随手可取的地方，以便于苏醒后立即测试。

（3）一般采用口腔测量法。测得数据后，正确记在基础体温记录表上，如图 13。

（4）测量期病人有失眠、休息不好，患病、同房、月经来潮等情况都要在记录表上注明，可以供医生分析病情时参考。

（5）上中夜班的女病人，应在白天睡足 6 小时以后再测试。

（6）测量基础体温，容易受外界环境、生活条件改变影响。所以，一般要连续测量 2～3 个月或更长时间才能掌握规律。

基础体温仅是一种指标，必须由医生结合病人的病史、症状、化验等进行综合分析。

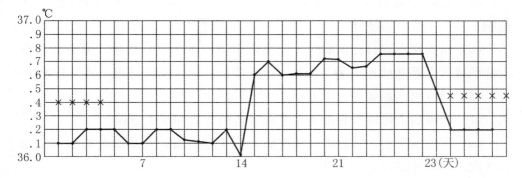

图 13　基础体温记录表

诉述病情

病人应该详细、正确地将自己的病情主动告诉医生。那么，究竟怎样向医生陈述病情呢？以下几点可供参考：

（1）来看病的主要不舒服是什么？什么部位不舒服？什么时间开始的？开始时怎么样？现在又怎么样？不舒服的出现是否有诱因（如运动、劳累、受凉、饭后等）？不舒服的程度？不舒服症状发作频率？经过什么医院诊治？用过什么治疗方法？有其他医院病历卡最好带上。

例如，发热病人告诉医生发热了几天；是持续不退发热，还是不规则发热，高高低低，时退时发，是否伴有头痛、鼻塞、咳嗽、腹痛等其他症状，在其他医院看过吗？是否用过退热药、抗生素等。又如腹痛病人要告诉医生什么时候开始痛的？是突然发作还是逐渐加剧的，痛的部位在什么地方，开始在什么部位痛，后来转移到什么部位痛，是否伴有恶心、呕吐或腹泻等。病人不要自作聪明，用病名代替症状，如腿痛，就不要说"坐骨神经痛"。

（2）讲清以前曾得过什么病，因为有些疾病同其他的病有密切关系。例如冠心病病人是否同时有高血压、糖尿病、血脂异常等。

（3）病人回答医生的问题要力求详细、准确，不要含含糊糊，也不应该隐瞒，不必怕羞，因为完整的病史对诊断和治疗十分重要，这样才能使医生得到足够的资料进行诊断。医生的职业道德要求他保守病人的隐私，所以病人不必顾忌。有些问题一般人看来是不重要的，但在医生的眼里可能是十分重要的诊断依据。有的病在早期往往缺乏客观体征，而主要依靠病人自己诉述的症状，使医生得到初步印象。

（4）妊娠妇女要向医生说明停经史，避免服用导致胎儿畸形的许多药物。

（5）病人在诉说自己疾病时，要突出重点，主次前后分明，避免故意夸大症状或者啰啰嗦嗦地讲了一大堆，而主要的问题反而没突出，甚至忘掉。

（6）如有用药过敏史，千万别忘记告诉医生。

（7）聋哑病人可以事先准备，采用写述的方式和医生笔谈。

（8）一般情况下，家属不宜代替病人到医院看病，家属代配药也不宜超过3次。有特殊情况，可请社区医生出诊。

配合医生测量血压

测量血压是看病中常用的检查方法。

正常人的血压并不是恒定不变的。一个人在不同时间、不同情况下测量血压，常常会发现血压时高时低。我们在看病时，应该注意下列影响血压波动的因素：

（1）情绪波动或精神紧张，可引起血压升高。

（2）剧烈的运动或劳动，吸烟或酒足饭饱之后，可以引起血压升高。

（3）寒冷的环境可使血压偏高；高热的环境可使血压偏低。

（4）一般白天比晚间血压略高（但也有病人晚间高的）。

（5）测量血压时，病人因紧张心理而屏住呼吸，也可使血压升高。病人姿势要正坐，手臂平放，手心向上，上臂和心脏同一水平位，肌肉要放松。

（6）长期口味过重，超量吃盐的病人，血压也可能偏高。

配合医生体格检查

检查头颈部时，病人要把颈部肌肉放松，任由医生做左右或前后摆动。检查胸部时，病人尽可能解开或拉起胸部衣服，端坐或仰卧着，平静地呼吸。做肺部听诊时病者不要讲话，做深呼吸。检查腹部时，在检查床上仰卧，屈膝，放松腹部肌肉，张口呼吸，并用腹部肌肉做呼吸运动，如图14。检查四肢时，要求病人肢体按医生指示所做动作准确，两侧用力均匀，以免影响检查结果。

在体格检查时，医生往往会示意病人做一些指定的动作以配合检查。例如，检查眼睛时会要病人上下左右看；检查咽喉时会让病人张口"啊"出声；做肛门检查时，会让病人保持一定体位，如图 15、图 16；小孩在做五官检查时，由家长如图 17 环抱。所有这些都是为了使检查达到一定的效果。当然在检查时，医生要求病人配合，一定是从减轻病人痛苦的情况下进行的，不会强要病人做病情不能允许的动作。

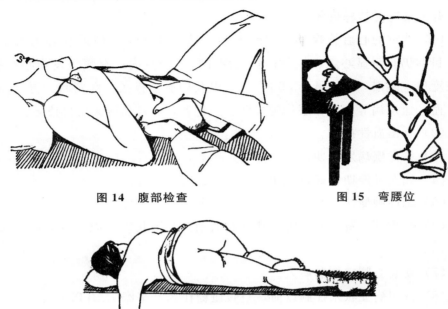

图 14　腹部检查　　　　　　　　图 15　弯腰位

图 16　左侧卧位

当妇科检查遇到男医生时，女病人不要紧张，你在医生面前就是一个病人，况且一般情况下，男妇科医生在对女性病人做检查时，会同时有一个女性护士在场。

此外，病人在检查时要如实地反映其主观的感觉，包括：舒适、痛苦、疼痛、心慌、气促、头晕、恶心、胸闷等。例如，当医生按压病人腹部时，病人要准确地指出压痛最明显的部位。因为不同部位的压痛点往往反映出不同的疾病。如压痛点在左上腹部，则多为胃、胰腺等器官的疾病；在右上腹部则多为肝、胆道的疾病；右下腹部则可能是阑尾炎和回盲部的疾病。如实地向医生反映，以供医生在诊断或治疗时作参考，及时地做出相应处理。

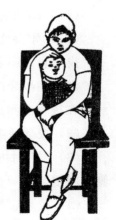

图 17　检查小儿五官时的体位

拔牙前后

拔牙实际上也是一项手术，并非随时随地想拔就拔。拔牙非小事，不注意可以引起大出血、感染或败血症等并发症而危及生命。

有下列情况禁忌拔牙：

（1）严重的心血管疾病，如严重频繁的心律失常；最近有心力衰竭病史，目前仍有明显心急、气急；心肌梗死后6个月内；有频繁发作心绞痛；有三度房室阻滞，心率低于55次/分，以及如血小板减少性紫癜、再生障碍性贫血、血友病等。正在服用阿司匹林药物者，需停药两天后再拔牙。

（2）有出血性疾病。

（3）精神疾病发作期。

（4）妇女月经期，妊娠最初3个月及最后3个月。

（5）恶性肿瘤。

（6）严重肝、肾功能损害及其肝病活动期。甲状腺功能亢进症症状未控制者。

（7）安装心脏起搏器病人。

（8）糖尿病症状未控制以前，空腹血糖在8.9毫摩尔/升以上者。

（9）有普鲁卡因麻醉药过敏史。

（10）剧烈的运动、劳动后，饮酒后不宜拔牙。

（11）牙齿处于急性炎症期，应暂缓拔牙。

拔牙病人还要注意：

（1）在拔牙前，先吃一点东西，不宜空腹，然后把牙漱刷干净。中老年病人在拔牙前测试血压。

（2）拔牙后要咬紧口中纱布块，1小时以后吐掉。

（3）2小时内不能吃东西。当天宜吃软食，以温冷食品为宜，可用另一侧牙咀嚼。

（4）拔牙后当日勿漱口，不要多吐口水，防止出血、感染。

（5）拔牙24小时内，口水中有血丝是正常现象。如遇出血不止，立即去医院检查。

（6）拔牙当天，尽量少运动，少讲话。忌烟酒及辛辣食物。

（7）如拔牙时口腔有缝合，缝线一般需要4～5天才可拆线。

（8）拔牙后 3 个月，待创口长平后，方可镶牙。

心血管疾病病人能拔牙吗

心血管疾病病人因患牙病需要拔牙时，往往会遭到某些医生的拒绝，主要理由是怕出意外，实际只要仔细地进行检查确定心脏病的病因、心功能情况、高血压程度、心律失常的类型和性质，然后根据病情的严重程度，掌握一定的拔牙指征，绝大部分心血管病人是能拔牙的。

一般说年龄在 70 岁以下，平时普通的日常工作或轻便活动还能胜任，要登上 3 楼才感气急，近期内无频繁心绞痛发作，心律失常已得到控制，或明显减少，或属于陈旧性心肌梗死后以及一、二度房室阻滞、心率不特别减慢者都可以拔牙。正在服用阿司匹林药物者，需停药两天后再拔牙。

但对于严重频繁的心律失常、最近有过心力衰竭病史，目前仍有明显心悸、气急，6 个月内发生过心肌梗死，心绞痛频繁发作，平时不能轻度活动或不能下床，血压在 170/120 毫米汞柱（22.6/15.9 千帕）以上，都不宜进行拔牙。特别是安装心脏起搏器的病人因起搏器容易受齿科电器的干扰而发生意外，故应保持高度警惕。

骨折病人上石膏

骨折病人的骨折部位使用石膏固定，是外科经常碰到的事情。病人上石膏需要注意：

（1）刚上石膏 10～20 分钟，石膏未发硬，不能随便移动患肢预先安置好的位置，也不要随便掀压。否则，会影响骨折的愈合和以后的功能。

（2）石膏稍干后，可到室外通风处吹干，千万不可用火烤，以防止石膏脆裂或病人烫伤。

（3）上石膏 24 小时内如发现上石膏部位太紧，暴露在石膏外的手指、足趾出现肿、胀、青紫、麻木、疼痛，应及时到医院去检查。同样，如发现石膏固定太松，也要重新调换，以达到固定作用。

（4）避免异物、纽扣掉入或蟑螂等钻入。

（5）下肢或足部上石膏后，一般不宜着地行走。

（6）夏天要保持凉爽，避免出汗；冬天要注意保暖，戴上手套或穿上袜子，或包上毛巾。

（7）上石膏1～2周后，有时原来正好的石膏会因肢体肿胀消退而松动，这时应该及时更换。

（8）当上石膏部位有异常臭味或疼痛时，应该到医院拆开检查，但切勿自行拆除石膏。

（9）石膏固定所需的时间应根据骨折的部位、骨折的性质、年龄、全身营养情况、固定可靠程度和有无感染而有所不同，若无特殊情况一般固定时间为：指（趾）骨骨折3周，掌（跖）骨骨折6周，锁骨骨折3～4周，肱骨干骨折6～8周，肱骨上下端骨折4～6周，尺、桡骨骨折10～12周，桡骨下端5～8周，股骨干骨折8～12周，胫骨、腓骨干骨折8～12周，深部骨折6～10周。总之，要听从医生安排，不要随便拆动石膏。

门诊小手术

一般医院都设有门诊小手术室。在每周固定的时间进行简易的门诊手术。门诊手术都由医生在看病时，预约登记。做门诊手术的病人要注意什么呢？

（1）在术前一天要洗澡，换上干净的衣服，头部手术要理发、洗头。手、足部的手术要修剪手指甲、脚指甲。

（2）需要用针、药做准备的手术，病人要按医生规定的时间注射或服用。

（3）虽然是门诊手术，最好还是有家属或亲友陪同。

（4）带好手术通知单，门诊病历卡，到收费处付手术费用，带上收据，在医生预约时间提早15分钟到达门诊手术室门口等候。

（5）听从门诊手术室护士的指导，在术前做好必需的手术准备，如青霉素皮肤试验；排空大小便；皮肤剃毛、灌肠等。

（6）妇女月经期、妊娠期；病人有严重心血管疾病；高血压达180/100毫米汞柱（23.9/13.3千帕）以上；严重肝、肾功能损害以及发热或其他急性疾病时都禁忌手术。

（7）手术回家后，如有伤口出血不止，缝线的伤口崩裂，剧烈疼痛或者发热等，要立即去医院检查。

病人手术后，可以在医院休息片刻。陪同的家属、亲友要向医生问清复诊或换药时间。

一般门诊小手术伤口缝合拆线的时间是：

（1）脸、颈部小手术缝合后 4～5 天可以拆线。

（2）背部、腰部、胸腹部的小手术缝合后 5～7 天拆线。

（3）四肢小手术缝合后拆线需要 7～10 天。

（4）手、足或关节部位，则需要 10～12 天。

（5）凡营养不良、贫血或年老病人，还应该适当延长 2～3 天拆线。

怎样看妇科

妇女有哪些症状时，需及时看妇科呢？

（1）外阴瘙痒、红肿、白带增多，且有异味、血丝。

（2）尿频、尿急、尿痛、尿道灼热、刺痛。

（3）阴部、肛口周围皮肤或黏膜赘生物或溃疡，并逐渐扩大者。

（4）下腹部有包块、下坠感、胀痛等不适。

（5）性交痛或性交出血。

（6）腹股沟间淋巴结明显肿大、压痛者。

（7）阴部出现群集小水疱。

（8）月经周期不规律，经期延长，经血量增多，有血块，伴尿频、乏力、头晕。

（9）白带增多，有异味，带血性或脓性黄水样白带。

（10）围绝经期（更年期）的各种不适。

（11）不孕症（结婚同居 2 年以上，无怀孕者）。

看妇科时，一般都要做妇科检查，病人注意事项有：

（1）妇科检查时间，宜选在月经之前的数天或月经干净后的几天里。

（2）做妇科检查前 3 天避免使用阴道药物、润滑剂等。

（3）做妇科检查前 3 天避免阴道冲洗。临床上并不提倡每天进行阴道冲洗，这样做往往会破坏阴道的正常环境，从而更易致病。

（4）做妇科检查前 3 天避免性生活。

女孩看妇科

一提到妇科，姑娘们总有些忌讳，认为这是结过婚的妇女才看的科。女孩子做妇科检查合适吗？

实际上，这些忌讳、顾虑都是不必要的。因为妇科医生要详细询问病史，进行体格检查，最后才视情况做妇科盆腔检查，而且对未婚的姑娘只做肛门指检，根据病情还可能做一些化验检查。

如果病情复杂确实需要做阴道检查的，也要事先征求家长和病人的同意。

一般有下列情况的女孩子，需要去看妇科门诊：

（1）8岁以前有阴道流血、乳房肿大、阴毛生长等性早熟现象。

（2）16岁尚未来月经。

（3）月经初潮后，闭经半年以上或者月经规律后又闭经2个月以上。

（4）月经紊乱，或月经过多过少。

（5）严重的痛经。

（6）白带过多，并带有黄色泡沫或者血丝，有臭味。

（7）下腹部或外阴部有包块。

（8）外阴部瘙痒、红肿、疼痛、溃疡等。

（9）急性下腹部疼痛。

（10）乳房不发育或者外生殖器畸形。

（11）周身多毛。

（12）阴部创伤或阴道异物引起阴道分泌物增多，呈脓性、血性，伴恶臭。

（13）处女膜闭锁，为少女常见畸形，多数在青春期因阴道积液形成肿块，阻塞阴道。

作为家长，特别是当妈妈的要注意到女孩子在生长发育过程中的这些不正常现象，及时陪同去看医生。

做人工流产

人工流产手术是避孕失败后一种补救措施。手术对妇女的身体多少有些影响，不宜多次进行。万一避孕失败，及早在妊娠8周内做人工流产手术。

人工流产手术注意事项有：

（1）人工流产术前1～2天，应该洗头、洗澡一次。

（2）术前要与爱人详细商议今后如何落实避孕措施，切忌再次人工流产。

如有疑问可以去计划生育指导门诊询问医生。手术时需要同时放节育环的，可以事先与医生联系。

（3）手术日最好由家属陪同提早 20 分钟到达医院，解好小便等候医生招呼。

（4）手术时应该和医生密切合作，切勿过分紧张，以免影响手术效果。

（5）手术当天早餐不宜吃得过饱，自己可带些干的点心、饮料，还要随身带好卫生巾。

（6）术后在医院休息室卧床休息 1 小时再回家。第二天如有高热或剧烈腹痛，应该立即去医院检查，必要时可挂急诊。

（7）术后 14 天内要保证休息，少做其他活动，以有利于早日恢复健康。

（8）如手术半个月后，仍有阴道流血，应该及时到医院检查。

（9）从登记手术那天起到术后 1 个月内，禁止房事。

高危妊娠的孕妇

高危妊娠是指对孕妇、胎儿有高度危险的妊娠，作为孕妇及其家属均应予以警惕，并必须定期到医院产科门诊做产前检查。有下列情况的孕妇就是高危妊娠：

（1）孕妇年龄过小（<16 岁）或过大（>35 岁的初产妇，或>40 岁的经产妇），身体过于矮小（<140 厘米）、营养不良、体重过轻（<45 千克）或过重（>85 千克）者。

（2）孕妇本身有病的：如孕妇本身患有心脏病、高血压、严重的肝病、肾脏疾病、内分泌疾病（如糖尿病、甲状腺功能亢进症等）、先天性疾病以及急性传染病等。

（3）本次妊娠发现有异常情况者：如接触过大量致畸因素后妊娠；妊娠 3 个月内有致畸因素接触史者；有过先兆流产和保胎史者；有酗酒史或酗酒之后妊娠者；妊娠后有病毒感染史；有妊娠中毒症；发现有胎位不正、骨盆狭窄或产前出血等异常者。

（4）过去妊娠有异常分娩史等，如生过畸形胎儿、有过新生儿溶血史、新生儿死亡史、难产史、妊娠中毒症史、产后大出血史、妇产科手术史、原因不明的习惯性流产史、死胎史、死产史，有过羊水过多或过少、脐带异常、胎盘早剥或低置的孕妇。

有上述情况的孕妇必须及早去医院定期检查，必要时会被收入病房观察和治疗以及采取必要措施，故孕妇及家属无须紧张，但也切勿麻痹大意。

什么病看男性科

男性科是近年从泌尿科中分出来的一门新学科。它专门研究男性生殖系统中各器官的解剖、生理、病理和男性生殖系统疾病的诊断、预防和治疗。一般说男性科与女性疾病的妇科学相对应。男性生殖系统包括睾丸、附睾、输精管、阴茎、前列腺、精囊和尿道球腺等器官。因此，有关这些器官的疾病都是男性科诊治的范围。有以下情况的男士，请到男性科就诊：

（1）性功能障碍：如勃起功能障碍（阳痿）、早泄、不射精、逆行射精、性欲降低、异常勃起等。

（2）尿道异常感觉：如尿频、尿急、尿痛、尿不尽、尿滴白、尿道口有黏液流出或流脓等。

（3）下腹部隐隐坠痛，会阴部时时胀痛，腰酸腿软等。

（4）包皮过长、包茎、隐睾、重度精索静脉曲张等。

（5）男性不育：如无精子症、少精子症、精子成活率低、精液液化不良等，以及内分泌障碍、免疫因素、染色体异常等原因引起的男性不育症等。

（6）阴囊、龟头、包皮瘙痒、潮湿等，提示局部假丝酵母菌（念珠菌）感染或糖尿病。

（7）男性乳腺增生、结节且伴有疼痛者，提示乳腺异常增生、男性乳腺恶性病变等。

（8）男婴幼儿性器官发育异常。青春期男性性器官和功能发育延迟。

（9）男子节育与避孕咨询。

（10）中老年男子生殖健康、男性更年期综合征和老年男子性腺功能减退症的激素替代疗法。

（11）生殖器官常见疾病：包括急慢性前列腺疾病、精囊疾病、睾丸、附睾、输精管疾病、阴茎疾病（如阴茎硬结症）、阴茎发育障碍等。

（12）性传播疾病。

（13）性分化异常所造成的两性畸形与矫形、睾丸女性化综合征、生殖器官畸形等。

给孩子看病

一般医院的儿科，是指小儿内科，所以，不是说只要小孩有病就挂儿科。有很多情况的小儿疾病，一般医院应该去其他科室就诊（儿科医院或儿童医院除外）。例如：

（1）小儿受了外伤，如扭伤、骨折、脱臼、皮肤破损等；身上出现了疮、痈、皮肤化脓性感染等，应看外科。

（2）小儿受伤后掉了牙齿；牙龈红肿疼痛，牙齿上有黑洞，孩子乳牙退掉后长时间没长新牙，舌系带过短等，应去看口腔科。

（3）小儿声音嘶哑、喉咙痛等，要去看耳鼻喉科。

（4）小儿任何眼睛的疾病都应该看眼科。

（5）小儿的皮肤病，如癣、湿疹，出皮疹但并不发热的情况，应去看皮肤科。

在带孩子去看病时，要注意以下几个问题：

（1）诊前准备：看病前应该先给孩子做好思想工作。孩子本来就不舒服，突然来到一个陌生的环境，见到一群陌生人，甚至见到曾打过针的穿白大褂的医务人员，自然有焦虑、恐惧心理。如果大哭大闹起来，会影响就诊。

（2）孩子就诊时，由家长代陈述病情，一定要准确，比如"腹痛2小时"，而不是"从奶奶家回来就肚子痛"。另外，不要向医生强调自己的臆测和想法，"这孩子肯定是受凉了，所以拉稀啦"。孩子看儿科重点是不舒服症状，加上吃、喝、拉、撒、睡、发热等情况。

（3）带孩子看病时，还要向医生叙述孩子有什么药物过敏史和过去疾病史，如得过肝炎、肾炎，有先天性疾病等。

（4）回答医生问题时，回答要准确，不要勉强，更不要臆测。如医生问："孩子今天腹泻几次了？"不要回答"好几次"。

（5）要主动告诉医生孩子的实际年龄和实际体重。

（6）医院是病菌、病毒较多的地方，看完病后赶快离开。不做过久停留，避免增加感染机会。

（7）回家后把孩子病历卡保存好，以便下次就诊时，供医生参考。

适宜看中医的病

中医和西医各有所长，下列一些疾病采用中医诊治，可能会获得更快更好的效果：

（1）妇科疾病：月经不调、痛经、慢性盆腔炎、子宫脱垂、习惯性流产、功能失调性子宫出血、围绝经期综合征、不孕症、妊娠期和产后疾患（如严重的妊娠反应、产后无乳、回乳等）。中医药治妇科病用药谨慎，可以避免化学药物不良反应给孕产妇、胎儿或婴儿带来的危害。

（2）大病初愈或体质虚弱，如有乏力、厌食、失眠、消化不良、盗汗等症状。中医注重整体调理，能使病后虚弱者较快恢复生理平衡。

（3）各种肿瘤手术、化疗后及癌症晚期病人，中医治疗可有利于康复或延长生存期，提高生存质量。

（4）有勃起功能障碍、遗精、少精症、死精症、阴冷、神经症、面瘫、麻痹、脱发、牛皮癣、白癜风等疑难杂症，看中医往往很可能会收到意想不到的疗效。

（5）许多人自觉有病，但经检查诊断后又无器质性疾病时，宜看中医。如有气虚、盗汗、耳鸣、胸闷、头晕、舌苔厚腻、肢麻、肢冷、腹胀、食欲减退、便秘、小便频繁、口渴、烦躁、忧郁、精神委靡、身倦无力、头昏眼花、失眠健忘等症状时，所谓"亚健康状态""慢性疲劳综合征"等，适合看中医。

（6）西医已经确诊的慢性病，如慢性胃炎、慢性肠炎、慢性支气管炎、慢性胆囊炎、慢性肾炎、慢性肝炎、慢性关节炎、慢性腰腿痛、神经衰弱、胃病综合征、慢性咽喉炎、前列腺增生、结石等，应用中医调理效果很好。

怎样看中医

中医看病主要采用"望、闻、问、切"四诊，综合分析，辨证施治。特别是望舌和切脉，是中医诊察疾病的重要手段。

舌是人体反映身体健康与否的一面"镜子"，望舌是中医望诊中一个重要内容。下列情况，对舌诊有影响：

（1）牛奶、豆浆等乳白色饮料，容易使舌苔白腻。

（2）橄榄、乌梅、杨梅等深色蜜饯，容易使舌苔变黑。

（3）喝咖啡、吃蛋黄、橘子等，容易使舌苔发黄。

（4）花生、瓜子、核桃，这些含脂肪多的食品也会使舌苔白腻。

（5）饮酒、吃辣椒或吃过热过冷的食物，会使舌质变红，舌苔减少，脉搏增加，影响对疾病的诊断。

（6）看病时，伸舌姿势也有影响，如伸舌过分用力、过久，会使舌色变红，以自然平坦地伸舌为好。

按脉也是中医的诊断方法之一，又称"切脉"。下列几种情况对脉诊有影响：

（1）剧烈运动、劳动或酒足饭饱之后，立即去看中医。

（2）妇女妊娠期、月经期。

（3）喝酒、抽烟之后。

按脉并不像有些人说的那么神秘，"病家不开口，一按知百病"。事实上，脉象不能反映一个人全部的病情变化。有些不同的病情变化可以表现为同一种脉象。

"问、闻"的诊病方法是询问病人病史，细听病人的声音、语态等，比较容易理解，要求病人与医生配合即可，不予一一赘述。

不生孩子的夫妻为什么双方都要去医院检查

夫妇同居 2 年以上，没有避孕而未能受孕的称为不孕症。不孕症的原因有很多，有的人认为不孕症的原因在妇女一方，只要女方去医院检查就可，这是错误的。其实，男女双方都有关系。

实现受孕必须具有下列基本条件：

（1）女方能正常排卵。

（2）男方射出的精液中含有正常数量、形态和活动力的精子。

（3）精子和卵能结合成受精卵。

（4）受精卵能在子宫内膜种植。

如果以上条件之一发生障碍，就可以引起不孕症。

不孕症的夫妇，首先男方要去医院检查，包括全身情况、生殖器官和精液检查等。如男方没有问题，女方去医院检查，也包括全身情况、生殖器官、卵巢排卵功能、输卵管通气或造影、免疫检查等。

认真遵从医嘱

要想达到令人满意的治疗效果，病人严格遵照医生拟定的治疗方案，配合医生治疗是十分重要的。尤其是医嘱中药物的剂量、服用或使用次数和时间是很重要的。病人切不可自作主张，任意增、减药物的剂量或擅自停药，否则就起不到治疗的作用或产生不良的后果。除处方医嘱外，医生对病人生活中的衣食住行宜忌也会提出注意事项，病人要认真遵行。比如要注意什么，小心什么，做到什么等。

为啥要复诊

在门诊病人中，一大半是复诊病人，其中大部分是患慢性病的病人。那么，不是患慢性病的病人，经过初诊治疗后，症状已经明显改善或消失的病人，是否需要复诊呢？为了对自己健康负责起见，建议还是应该复诊的好。例如，急性尿路感染的病人，经抗生素治疗后，尿痛、尿频、尿急的症状迅速好转，有的病人以为已痊愈，药用完后不再复诊，不再继续用药，岂料几天后症状又复发。一般情况下，急性尿路感染的病人要连续用药，3次尿常规检查正常，才算痊愈。所以，疾病痊愈需要一个过程和时间，对大部分初诊病人来说，复诊是必需的。

4 门诊治疗须知

配合护士打针

注射俗称"打针"，是常用的给药方法，具有药量少、剂量准、疗效快的优点。以皮下、肌内、静脉注射最为常用。病人怎样配合才能达到操作快、效果好、痛苦少的目的呢？

（1）皮下注射：将药物注在皮下组织内，让药物较慢地吸收。一般常用于预防接种和某些药物的注射（如胰岛素、阿托品、肾上腺素等）。通常选用上臂三角肌下注射较为方便。注射时，病人坐位、立位都可以，要充分暴露上臂，手叉腰部，冷天要注意保暖。注射后无出血，就可将衣袖拉下，穿好衣服。

（2）肌内注射：适用于各种药物注射，一般都选用臀大肌注射，较安全、便利。

病人在注射时：

1）以采取坐、立、卧多种体位，可放松肌肉为原则。要充分暴露一侧臀上部，以便医务人员消毒，操作。

2）需要长期注射者，应该交替更换左右侧臀部注射部位。注射部位出现疼痛或者硬结时，不能再作注射，可以用热水袋、热毛巾热敷，必要时可到外科就诊。

3）注射时，不要紧张、乱动或者咳嗽，防止断针。万一断针，病人要保持体位不动，切勿慌张，便于医务人员处理。

4）注射后，不必作力量较大的按摩，这样反而会增加疼痛。

（3）静脉注射：常用于需要药物快速产生作用时。一般选前臂、手背浅静脉，也可以选用下肢的大隐静脉和足背浅静脉。病人要充分暴露注射部位，便于医务人员消毒皮肤。注射时，切勿紧张，移动体位。注射后，用棉球压迫针眼片刻，休息 10 分钟后，再离开注射室。局部发现肿胀疼痛的病人，自己可以使用热敷。

（4）静脉滴注：用于补充体内需要的水分、盐类、糖类及其他药物。常选用上述静脉注射部位。输液的病人或者家属要注意：

1）病人输液的肢体不要乱动，以免针头滑出，或滴液不畅。

2）病人如有心悸、畏寒、发热等反应，应该立即报告医务人员。

3）随时注意输液皮条中间的滴液管，是否正常滴液（一般病人速度是 1 分钟 40～60 滴）。如果输液瓶中液体接近滴空，要立即告诉医务人员。

4）输液中途病人如要小便或者进食，必须尽量减少输液部位的活动，防止针头阻塞，或者滑出。

另外给小孩注射时，要尽量鼓励他们自觉配合注射。强行注射时要固定好注射部位上下两个关节。注射后要注意是否有出血现象。多次注射的小孩容易出现硬结，可以局部热敷（小心烫伤）或者外敷消肿膏。

（5）过敏试验：少数病人对青霉素、普鲁卡因、碘剂等药物有过敏反应，轻的则发生皮疹，严重的会产生过敏性休克。如果不及时抢救，还可能造成死亡。为了避免这类反应，在注射某些药物之前，先要做皮内注射试验来测定病人的过敏性。

常见需要做皮内注射试验的药物有青霉素、普鲁卡因、破伤风抗毒素、狂犬病病毒血清、白喉抗毒素、碘造影剂等。常用作为诊断参考的皮内试验有结核菌素试验、布氏菌素试验、白喉毒素试验、猩红热转白试验、某些寄生虫病如血吸虫病、肺吸虫病的诊断试验等。

皮内试验常选用前臂掌侧部位，此处皮肤薄，容易进针，并且出现反应容易辨认。

病人在做皮内试验时要注意

（1）皮内试验的药品，病人过去使用和过敏情况，应告诉医务人员。

（2）注射后局部不能用力按摩，以免影响结果的观察。

（3）试验的观察时间内，不要乱走或远离注射室。有的病人即使是很小剂量的青霉素皮内注射，也会引起严重的过敏反应。要在规定时间给医务人员观察试验结果。超过时间，将影响结果，应予重做。

（4）皮内试验阴性后用药，凡因故暂停超过 3 天者，必须重做本试验。

肌内注射后发生硬结怎么办

肌内注射后发生硬结常与所用药物有关，有些药物如青霉素混悬液、铋剂、庆大霉素就容易发生硬结。另一方面注射得太浅，也可因药物不易吸收而发生硬结。发生硬结后，一般只能进行局部热敷以促使硬结吸收消退。如用 50％硫酸镁溶液用纱布浸湿后拧干敷于硬结处，上面再用热水袋贴住保温，每分钟更换 1 次，连续 15 分钟，每天 3～4 次，可以使硬块很快复软。更主要的是应当预防硬结的发生，对于一些较难吸收的药物应注射得深些，使针头能深入肌层中，特别是比较肥胖的病人更要选长一些的针头，以防药液注入较厚的脂肪层内，影响吸收。经常肌内注射的人要有计划地在不同部位进行交替轮换的注射，以免药物经常注射在一起或把药液注入硬结，增加硬结发生的机会或加重硬结的发生。

门诊换药后注意事项

换药是外科门诊的常见治疗方法。将伤口创面清理、敷药、覆盖辅料，并按时更换称为换药，目的是保护创面，促进伤口愈合。病人换药后，要注意：

（1）创口要保持干燥，因潮湿易使伤口化脓。所以，要防止沾水。

（2）不要挤压伤口。

（3）在伤口愈合期间，可能会出现痒的感觉，这是正常的现象。可在敷料外略作轻轻按摩即可，切勿大动作。

（4）万一伤口外敷料受污染，或伤口分泌物很多外渗湿透敷料，或伤口出血，或不慎伤口敷料脱落等，应去医院重新换药。

简易的热敷和冷敷

医院、家庭中常用热敷、冷敷方法来达到治疗和减轻症状的目的。

（1）热敷：热敷可以促进局部组织血液循环，提高机体抵抗力和修复能力，促使炎症消散和局限化，减轻局部肿痛。还可以使肌肉松弛，促进局部血管扩张，减轻深部组织充血。在冬季热敷能对危重、小儿、老年和末梢循环不良的病人增加外热，使病人温暖舒适，改善血液循环。

常用的方法有：

1）热水袋：将热水灌至热水袋的 2/3，排出气体，旋紧。用手腕试测水温，不可太烫。小儿、昏迷、循环不良、局部神经麻痹以及感觉迟钝的病人，应以厚毛巾包好后使用，以免烫伤。如无热水袋。可用耐热玻璃瓶代用，也可用炒米、炒盐、炒砂等装入布袋代替。

2）热湿敷：用毛巾或纱布浸在热水中（温度以手腕能忍受），拧干敷于患处，每 3～5 分钟更换 1 次，一般热敷持续 15～30 分钟。注意局部反应，防止烫伤。

3）热水坐浴：适用于会阴部和臀部疾病，以及肛门部充血、炎症和疼痛的病人。无伤口者可用清洁盆盛 2/3 热水，随时调节水温至病人能耐受为度。将臀部浸入热水中 20～30 分钟后擦干，注意保暖。

下列情况不宜使用热敷：急腹痛疾病尚未明确诊断以前；头、面、口腔部化脓性感染；各种内脏出血等。

（2）冷敷：冷敷可以使毛细血管收缩，减轻局部充血；抑制神经末梢的感觉功能，减轻疼痛；可使体内的热传导散发，降低体温。常用方法有：

1）冰袋：将冰块打碎装入橡皮袋或塑料袋内，排气、旋紧，放在所需处，如额部、腹股沟、腋下等处。也可用井水代替。

2）冷湿敷：将纱布、毛巾浸湿在井水、冷水、冰水中，拧至半干，以不滴水为准，敷于所需处，经常更换。

3）全身冷疗：用于高热病人。额部可放冷敷布一块，经更换。以井水、冰块、冰水或温水、乙醇揉擦四肢及背部可帮助散热。揉擦后用干毛巾擦干皮肤。

冷敷时要注意以下几点：①发现病人皮肤发紫，不宜继续使用。②体温在 39 ℃以下的老年人、儿童、体弱病人不宜全身冷疗。③冷敷时间不宜过长，以免影响血液循环。

做灌肠和保留灌肠病人的注意事项

灌肠是将一定量的溶液或药液，通过肛管或导管经肛门灌入肠道，以帮助病人排出大便或取得治疗效果。灌肠方法可分不保留灌肠和保留灌肠两种，分别用于通便清洁肠道或达到治病作用。

（1）不保留灌肠：病人取左侧卧位，双膝屈曲，露出肛门。灌液完毕后，应该忍受 5～10 分钟再排便（保留灌肠例外）。此时有腹胀感，可以张口呼吸来减轻感觉。保留灌肠前，先要通便，以使药物易通过肠壁吸收。

家庭中以通便为目的时，尚可采用：

1）肥皂条通便法：将肥皂条蘸热水后插入肛门。病人需忍受 5～10 分钟再排便。

2）开塞露、甘油栓通便法：将开塞露尖端剪开，保持光滑，四周涂以润滑油后插入肛门内，用手指挤压药液至肛门内，忍受 5 分钟后，即可排便。甘油栓可直接塞入肛门内 2～4 厘米，几分钟后即可达到通便效果。

3）直接法：若粪便干硬，阻塞于直肠内，则可用手指（戴上橡皮手套或指套）伸入直肠内，将粪块挖出。

对有胃肠道出血，腹腔急性炎症者禁忌灌肠。习惯性便秘者尽量避免灌肠。

（2）保留灌肠：保留灌肠是将药液灌入直肠后不立即排出，而让其保留一段时间，使药液可以通过直肠吸收而发挥治疗作用。通常适用于不宜口服或注射的药物；对某些肠道疾病作直接治疗；用于一些特殊需要，如用镇静药灌肠及时制止抽搐；用肠道杀菌剂灌肠治疗急、慢性痢疾；用中药灌肠以驱虫或治疗慢性结肠炎；滴入营养剂以补充水分和营养；高热病人用冰水灌肠以降温等。

保留灌肠前应先自行排便或用清水灌肠，排便后 15～30 分钟再行保留灌肠，更有利于灌入溶液的吸收。灌肠时的卧位方向应根据灌肠的目的和病变的部位而定，如慢性痢疾病变多在直肠和乙状结肠，溃疡性结肠炎病变都在乙状结肠或降结肠，可取左侧卧位；阿米巴痢疾的病变多在回盲部故应取右侧卧位。病人睡稳后臀部略垫高15厘米，并将塑料布铺于臀下以免床单被污染。将导尿管涂油润滑后排出气体，缓慢从肛门插入直肠内15～20厘米，病变部位高的可以再深些。保留灌肠所用液量不宜超过500毫升，灌入的速度以每分钟60～70滴为宜，溶液的温度为37 ℃～39 ℃。药物灌完后即夹住导管拔出。药液保留在肠内的时间至少1小时以上，愈长愈好，使肠黏膜能充分吸收。用小量药液灌肠时应加倍稀释以增加肠吸收率。但药液是有刺激性的，如大蒜浸出液灌肠时不宜久留，应保留一段时间后就排出。

做导尿病人的注意事项

导尿常用于诊断和治疗目的，主要是收集不受尿道分泌物污染的尿液标本、测定残余尿，为尿潴留病人解除痛苦、冲洗膀胱和注入药物，盆腔手术前留置导尿管等。

导尿时需要局部消毒，插导尿管男性病人较女性病人略为复杂，但并无痛苦。插管时，病人可以张口呼吸，使管子顺利进入膀胱。导尿时要求病人与医生配合，不要用手去摸弄或拉动导尿管，以免细菌侵入引起尿路感染。

怎样做肛门坐浴

肛门坐浴可使局部血管扩张，减轻充血，又可降低感觉神经的兴奋性，减轻疼痛；还可清洁伤口，有利于分泌物的引出。所以肛门坐浴常可用于痔疮、肛裂、肛门直肠周围脓肿和肛瘘等疾病，可以起到消除炎症、促进伤口愈合的作用。

所谓坐浴，是指病人取坐位，将臀部置入药液中浸洗。所以浸洗前可将坐浴的浴盆放在横放的方凳子上，旁边应有其他家具（或放在床边）使手臂能支撑上半身的质量，以免较长时间的蹲位造成疲劳。坐浴浴盆选用搪瓷盆较木盆为好，便于用后消毒。盆中放热水至盆的1/2～2/3处，温度为38 ℃～42 ℃，或用手浸感觉稍烫而又能耐受为宜。加入高锰酸钾结晶若干，使成1∶5000的浓度或呈淡紫红色溶液，放入消毒纱布一块。

坐浴前，病人应先排出大、小便，洗净手，将裤子脱至膝部露出臀部，使臀部完全浸入药液中，反复用手持消毒纱布轻拭局部伤口。坐浴时间一般为 15～20 分钟。坐浴毕，用纱布擦干臀部。有伤口的，应更换敷料。

坐浴后倒去药液，用 0.2％过氧乙酸溶液消毒坐浴盆，以便下次使用。

针灸的注意事项

针灸能治疗多种疾病，它方法简便、疗效好、不良反应少，颇受群众欢迎。

针灸前病人要做好下列准备：

（1）针灸前应该休息 15 分钟，特别是刚经过运动或者劳动、情绪激动、焦虑、发怒、过饥、过饱、过劳、酒后均不宜立即针灸，以免引起不良反应。

（2）要将针灸部位的皮肤充分暴露，便于医务人员消毒，进针。

（3）孕妇（特别是有流产史的），有出血性疾病的病人在针灸前须向医生说明。

（4）病人应该采取自然轻松的姿势，精神不要紧张，肌肉要放松。进针后不要移动体位。

针灸时，病人有酸、胀、重、麻等感觉，这是针刺穴位时应有的一种反应，中医称为"得气"。公元前 500 年的著名医书《黄帝内经》中就记载"刺之要，气至而有效"，意思是说针刺要达到"得气"，才能取得效果。

每个人，每个部位"得气"感觉不是完全一样的，有的穴位出现酸胀感；有的穴位出现胀重感；有的穴位出现麻电感；有的穴位（尤其四肢末端）出现疼痛感。不少初次针灸的病人，由于精神紧张，往往不去仔细辨别分析针刺感觉，把一些异常感觉都称为"痛"，或随意乱说有酸胀等感觉，这些都是不好的，将会影响疗效。应该把实际感觉，如实地告诉医生，这样才能有利于医生掌握手法，真正达到"气至而有效"。

针灸后要注意：

（1）针后 2 小时内不宜下水，特别是不要接触污水，以免感染。

（2）针灸后有出血时，可用消毒干棉球压针孔片刻。若出血溢于皮下，可用冷敷，数天后会自行消退。

（3）治疗一个疗程通常为 7～10 次，病人不能中间停，从而影响疗效。

（4）用艾柱灸穴位后，有时皮肤上会起疱，小的可擦紫药水，不必刺破；大的需请医生协助处理。

如病人发生晕针时，诉感头晕、心慌、恶心、冷汗，此时不必惊慌。晕针不是医生扎错了穴位，主要是由于病人过分紧张或者过度疲劳，体质较弱，体位不适，空腹或针刺刺激过强等原因引起的一时性脑贫血所致。只要病人平卧，取头低脚高位休息片刻，喝一点热开水，会自行好转的。

打"耳针"

耳针疗法是指针刺耳穴以治疗疾病的一种方法。要使耳针效果良好，应掌握正确诊断、选好穴位和准确探查反应点3个重要环节。

反应点可用探针或毫针柄以均匀的压力在可能出现压痛反应的耳穴附近探寻压痛点，探寻时病人对哪一点最痛应及时反应才能找准。

针刺时要严格消毒针及皮肤，耳郭有冻伤或炎症的地方不能进针。针刺后留针20～30分钟。慢性病可作耳环针埋藏。病程和时间间隔视病情而定，一般每天或隔天1次，12次为1个疗程，休息7天再行第2个疗程。

不宜中医拔罐的病人

拔罐是中医常用的一种治疗方法，但下列病人要注意不宜拔罐治疗：

（1）有出血倾向的疾病，如血小板减少症、过敏性紫癜等。

（2）新伤骨折、瘢痕、恶性肿瘤局部、静脉曲张等。

（3）妇女在月经期、妊娠期的下腹部、腰骶部、乳房处禁用拔罐。

（4）有严重心、肾、肝脏疾病者，禁用拔罐。

（5）有皮肤过敏、外伤、溃疡处不宜拔罐。

（6）酒醉、过饱、过饥、过劳、大渴大汗者不宜拔罐。

拔罐后皮肤局部出现小水疱、小水珠、出血点、瘀血、瘙痒等现象，均属正常现象。一般拔罐后3小时内不宜洗澡。

做理疗病人的注意事项

理疗是物理治疗的简称，它是应用自然和人工的物理因素如光、声、电、热等来防治疾病，特别对慢性病的防治有良好效果，尤其近年来，许多物理科学技术的新成就被引用到医学领域中，取得了不少新成果。

理疗的方法很多，通常应用的有：

（1）电疗：是应用电能治疗疾病的一种方法。可分为：低频电疗，包括直流电疗法、电水浴、电离子导入、神经肌肉电刺激疗法、电兴奋疗法等。中频电疗，包括达松伐尔电疗法、中波疗法、微波疗法、分米疗法、短波及超短波疗法、射频疗法。

（2）光疗：是利用阳光或人工光线防治疾病或促进机体康复的一种方法。常用的有近红外线，远红外线治疗；长波紫外线，中波紫外线治疗；激光治疗等。

（3）超声波治疗：是利用每秒频率在2万次以上的机械振动波，被组织吸收，而产生止痛、消炎、解痉、软化瘢痕组织等作用。常用有直接法、水中超声法、超声药物透入法3种。

（4）磁疗：是利用磁场作用于机体进行治疗疾病的方法。国内目前常用经络穴位作为治疗部位。磁疗有消肿、止痛、消炎、止泻、降血压、调节自主神经功能等作用。

（5）温热疗法：是利用各种介质的热能传递给机体，以达到防治的目的。其中包括水疗法、蒸气疗法、泥疗法、石蜡疗法、酒醋疗法、沙疗法和热熨疗法。

（6）水浴疗法：是应用水、药水浸浴全身或局部进行治疗的方法。有全身浸浴疗法、药浴疗法、局部浸浴疗法、淋浴疗法等。

病人做理疗的注意事项：

（1）首先要消除恐惧心理。理疗的剂量是参照各个病人的耐受性而选择的，通过人体的电流量极小。病人要和医务人员合作，把局部和全身感觉及时告诉医务人员，以取得良好疗效。

（2）体内有心脏起搏器或其他金属异物（如子弹）的病人，应向医生说明，以便医生慎重选择理疗种类。

（3）病人身上如戴有金属物品（如手表，项链等）应先除去，可交医务人员妥善保管。

（4）电疗时，病人不可接触金属物或他人，不要搬弄、触动治疗机及其他电器设备、金属管道、墙壁等，避免可能发生的意外。治疗时，病人不要随便更换体位、阅读书报、说话以及入睡（电睡眠例外）。治疗结束后不要马上外出，以免受凉。

（5）妇女月经期间，孕妇，局部感觉迟钝或血液循环障碍等病人应该告知医务人员，以便慎重选择理疗种类、部位和剂量。活动性结核、心力衰竭、高热、出血倾向等病人禁忌电疗。

（6）病人治疗时有局部疼痛、头痛、头晕、心慌、过热等不适时，及时告诉医务人员。

（7）接受电疗时期，要注意局部皮肤卫生。有痒感时，不可用手抓破。

（8）在接受紫外线治疗时，病人必须戴好防护眼镜，不能随便取下。

（9）通常理疗至少需要 1 个疗程（3～10 次），每天或隔天 1 次，病人要有计划、有恒心，不可停停做做，影响疗效。

体疗病人的注意事项

体疗就是体育疗法，又称医疗体育，是应用体育锻炼治疗疾病的一种方法。我国古代称为"导引"，早在《黄帝内经》中就有记载。汉末医学家华佗曾提倡"五禽戏"以锻炼身体。此外，我国古代运用躯体运动，呼吸练习和按摩术治疗疾病也都具有悠久的历史。

体疗对许多疾病有独特的治疗作用，并非其他方法所能代替，如冠心病、高血压、糖尿病、肥胖、肺气肿、内脏下垂、四肢损伤、颈椎病、肩周炎、平足、严重的脊髓损伤等。

体疗不但能促进疾病痊愈，还能促进有病的器官和人体的功能恢复，帮助病员迅速摆脱病后虚弱状态，缩短恢复期，恢复工作和活动能力。通过体疗能使未受损害的器官可以发挥更大的功能来代替受损害器官的工作，例如下肢截瘫的病人可以依靠上肢和腹背部肌肉进行站立、行走、训练。经常进行肌肉运动不仅锻炼了运动器官，也锻炼了心、肺、胃、肠道等器官和全身的新陈代谢，使之功能旺盛，从而加强了全身的防御适应功能，增进身体健康。

体疗还有防治某些慢性病，老年病和高血压、高脂血症、冠心病、肥胖病、内脏下垂等作用。对因病而长期卧床引起的肺炎、压疮、尿路感染、结石、静脉血栓形成等有积极的预防意义。还能防治人们因骨折、神经瘫痪、关节炎等疾病，使部分肢体在一段时间内不能活动，而引起的患肢肌肉萎缩、关节僵硬、骨骼脱钙等失用性萎缩症。

此外，体疗可以使病人精神振奋，增加与疾病斗争的信心，是一种有效的心理治疗。

体疗中，有的病人收效明显；有的病人得益不多；有的由于过量蛮干，反而导致病情加重。所以，病人必须听从医生的指导，并要注意以下几点：

（1）掌握活动量，不能操之过急，活动量要由少到多，渐次增加，适可而止。患肢应固定不动或活动患部时妥加保护，一般宜做被动运动。

（2）安排好时间每天定时锻炼，以上午8时后为好，此时空气新鲜，精力充沛，全身肌肉器官也已得到充分的休息，体疗效果最佳。

（3）体疗必须遵照医生规定的时间、次数、活动量去做。禁止病人作规定以外的运动，以免发生意外。

（4）体疗的项目不宜多，只要主、次选择一、二项，坚持不懈。动作必须认真，思想要集中。

（5）如在体疗中发现病人食欲差、失眠、体重明显下降、脉搏超过原来的30％，这往往是锻炼过度引起或者有其他疾病，应该酌减运动量。必要时，请医生检查。

（6）心血管疾病急性期、剧烈疼痛、出血倾向、传染病急性期、发热病人、病情须严格卧床休息的病人、癌肿有转移倾向病人均为体疗禁忌证。

做放射治疗病人的注意事项

放射治疗（简称放疗）是利用各种放射线（包括X线、γ线、各种高能粒子射线等）对细胞所起的破坏或抑制生长作用，而进行的治疗方法。1895年伦琴发现X线后，直到20世纪20年代才开始用于治疗，继后又利用居里夫人发现放射性镭的伽马射线进行治疗。近30年来才开展放射性同位素 ^{60}Co、^{181}I、^{32}P等的治疗，还利用高速发射的电子、中子和质子为放射源进行各种治疗。放疗在各种恶性肿瘤的治疗中应用十分普遍，为现代化治疗的主要手段之一。对某些良性疾患如多毛症，手足多汗症、神经性皮炎、肩关节周围炎以及良性肿瘤等也可应用。

恶性肿瘤病人最好经病理诊断后，再进行放疗（诊断性治疗例外）。良性疾病能用其他疗法的尽量不用放疗，经放疗无效的，不能再进行第二疗程。有严重消瘦、严重感染、心力衰竭、肾衰竭、胸腔积液、腹水以及白细胞低于 3×10^9/升，血小板低于 70×10^9/升的病人不宜做放疗。

接受治疗的病人要注意：

（1）治疗前应告诉医生，以前是否接受过放疗，放射源是什么，治疗部位和时间等。最好把有关记录给医生看，尤其是对复发再治疗的病人更为重要。

（2）治疗前，认真听取医务人员介绍的放疗计划和注意事项，充分与医务人员合作。

（3）照射局部有感染的病人，必须用药物控制后，才能进行放疗。

（4）有义齿的病人在照射时必须取出义齿。小儿及神志不清的病人要在安静后，才能接受治疗。

（5）照射前，病人要根据医生要求先安置好最舒适的体位，一旦照射开始后，就不能再移动体位。照射中有任何不适都要立即告诉医务人员，以便及时作适当处理或停止照射。

（6）放疗期间，病人必须注意保护皮肤，保持清洁干燥。切勿用力摩擦或使用刺激性药物或热敷理疗，避免风吹日晒。

（7）出现放射性皮肤反应（瘙痒、小丘疹等），可使用鱼肝油软膏或可的松外涂。

（8）治疗期间，病人饮食要注意高营养，吃易消化的食物，忌刺激性食物，多饮开水，可吃些维生素 C、复合维生素 B 等药物，保证充分休息和睡眠。

（9）治疗中，病人有周身乏力、胃口差、恶心、呕吐反应，应及时告诉医生，以决定减少剂量或治疗次数。一般经用复合维生素 B 和镇静药后，均可以改善，特别严重的可以暂停治疗。

做高压氧治疗病人的注意事项

高压氧疗法是病人在特制的高气压环境中（加压舱），吸入纯氧，用以治疗疾病或者进行手术的方法。它是近年才发展起来的一种新疗法，随着研究的不断深入，治疗范围正在进一步扩大。治疗过程包括加压、稳压、减压 3 个阶段。病人做一次治疗，好比乘一次飞机，不必顾虑重重。高压氧疗法适应于一氧化碳中毒、气性坏疽、减压病、气栓症、冠心病、血栓闭塞性脉管炎、破伤风、复苏、心血管及颅脑手术、移植手术等。

病人治疗时必须注意：

（1）第一次进舱要认真听取工作人员介绍注意事项和安全制度。每次进舱前主动向医务人员反映病情变化，了解是适宜继续进舱治疗。

（2）严禁吸烟，带入火种（火柴、打火机）、易燃品、电动闪光玩具、爆竹等。

（3）手表、钢笔、助听器不宜带入，以免损坏，可交医务人员代为保管。

（4）禁止穿戴易产生静电火花衣服（如氯纶、丙纶、腈纶、尼龙、膨体织品）入舱。

（5）不宜饱餐后治疗，以餐后 1～2 小时为好。解好大小便。不宜吃易产气食物和饮料（如豆类、汽水）。

（6）严格遵守一切安全制度，听从工作人员指挥。严禁触动舱内一切设备，防止意外。

（7）舱内加压时好像坐着飞机从平地起飞，升入高空。病人可以做捏鼻鼓气或吞咽动作，使咽鼓管口开张。有不适感，应该立即向舱内工作人员反映。出舱时，注意保暖，避免着凉。

（8）严重肺部疾病、气胸、恶性肿瘤、急性上呼吸道感染、慢性鼻旁窦炎、中耳炎、咽鼓管不通、急性传染病、发热病人、孕妇及月经期病人禁忌进舱治疗。

做血液透析病人的注意事项

当慢性肾脏疾病长期未能治愈，最后发展到肾功能完全丧失时，身体中的代谢废物就会积聚在血中而引起尿毒症。这时必须采取措施来替代肾脏排除废物才能挽救生命。人工肾又称血液透析，虽然效果很好，但是费人、费时，很多医院已用腹膜透析替代。

做血液透析病人的注意事项有：

（1）病人在透析前都要在上肢或下肢做动静脉内瘘或外瘘，以便与透析器连接进行透析。因此动静脉瘘管是进行血液透析的生命线，应注意保护，不能作任何穿刺以防止破坏。

（2）透析的次数应根据病情、症状、透析效果、饮食及活动量等决定。一般慢性肾功能不全者每周需透析 2～3 次，如每周透析 3 次者，每次透析时间为 5～6 小时，如每周透析 2 次者每次透析时间需 7～8 小时。

（3）关于饮食，因为每次透析都会使体内丢失一定量的蛋白质、多种氨基酸和维生素等。若补充不足、贫血和低白蛋血症较难改善，每周透析 2 次者，每天蛋白质进入量可增加 60 克，若透析 3 次者可增加 90 克，尿量少或无尿的病人要限制盐和水，如主食为吃米饭者，因含水量多，应计算其含水量并加以控制。另外还应适当补充铁、叶酸、维生素 B_6 和维生素 B_{12} 以防止贫血。

（4）尿毒症病人免疫功能较差，容易并发各种细菌和病毒感染，应注意保暖，讲究卫生，勿随意到公共场所去。

（5）慢性长期透析病人常可有全身皮肤瘙痒，多数人皮肤并无明显改变，而是属于神经性瘙痒，可给予抗过敏药物或予以充分透析，症状会减轻或消失。

什么是腹膜透析

利用人体中天生的透析膜——腹膜来进行透析，简单安全、有效，而且可以长期应用。经腹部切一小口，将末端有许多小孔的硅胶管插至腹腔最低处，注入透析液，溶质就可通过腹膜与血液、淋巴液互相弥散，透析液中某些物质可以渗入体内，而血液中的代谢产物可以渗入透析液，在达到两侧平衡时将透析液排除就可以清除代谢废物，如此反复进行就能达到预定目标。此外它还可用于治疗药物中毒、顽固性心力衰竭、电解质紊乱等，使析出血液中的药物或过多的电解质，改变透析液的成分，还可逆向地给身体补充需要的电解质。

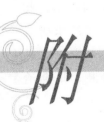

附 门诊健康体检

现在很多二、三级医院门诊部都附设健康体检科或体检中心，为需要作各种体检的人群服务。

什么是体检

体检又称身体检查或健康检查，是医生运用自己的感官、检查器具、实验室设备等来直接或间接检查受检者身体状况的方法，其目的是收集受检者有关健康的客观资料，及早发现、预防疾病隐患。

体格检查是医疗的诊断环节，是针对症状或疾病及其相关因素的诊察手段。如果以症状为中心和主诉、以疾病诊治为目的的体检，称为"医疗性体检"。办理入职、入学、入伍、驾照、出国、结婚、保险等手续时的体检，是针对某项特定工作或行为的体检，称为"通过性体检"。为了解受检者的健康状况、早期发现疾病线索和健康隐患，针对未病、初病或将病的健康或亚健康人群的体检，称为"健康体检"。

健康体检的意义

健康体检是在自觉身体健康时主动到医院或专门的体检中心对整个身体进行检查，主要目的是为了通过检查发现是否有潜在的疾病，以便及时采取预防和治疗措施。许多自以为健康的中年人实际健康状况很不乐观，50％以上的中年人不同程度地患有各种疾病，如血糖高、血脂高、胆固醇高、血压高等。

健康体检和疾病检查不是一回事。健康体检只能说是一个初检，一些大的疾病是可以发现的。比如说，尿常规能够发现肾脏方面的严重疾病，而高血压、乙型病毒性肝炎以及明显的肺部疾病可以通过测量血压、验血和胸部X线检查发现。但对于一些比较复杂的病，常规的健康体检是无能为力的。

生活中不少人只在身体不舒服时才去医院就诊，认为正常体检没有必要。但是临床医生发现，部分有症状才来就诊的人往往已进入疾病晚期，此时治疗手段已经有限，难以延长生命。我们的祖先早已提出"上医治未病"，就是在没有明显症状时提早预防。有许多疾病早期症状不明显，甚至毫无感觉。体检的目的是为了早期发现身体潜在的疾病，便于早期诊断、早期治疗，从而达到预防保健和养生的目的。

哪些人更需要健康体检

生活方式不健康的人群（如不爱运动，生活不规律，喜欢高脂饮食等）、有家族史的人群（家族中出现心脑血管病、糖尿病、胃病、肝炎、肿瘤等疾病）、已有危险因素的人群（血压高、血糖高、吸烟、肥胖、饮食和睡眠不规律等）已有慢性病的人群等，上述人群更应该及时关注自己的健康，定期体检。

多长时间体检一次合适

随着年的增长，人类罹患某些疾病的概率也在增加。这些疾病大都是早期没有明显症状，但往往有严重的后果。幸运的是，如果通过健康体检能在早期发现并及时治疗，预后往往是好的。

到医院去进行健康检查，应该间隔多长时间、检查哪些项目呢？这要因人而异，区别对待，要从实际出发，据自己的的年龄、性别、职业、健康状况和家族病史等，全面考虑来做出选择。

（1）健康状况良好的的青年每1～2年检查一次，检查的的重点是心、肺、肝、胆、胃等重要器官以及血压等。但体质较差尤其有高血压、冠心病、糖尿病、精神病和肿瘤等带有遗传倾向疾病家族史的人，至少每年检查1次。

（2）中老年：中年人身体进入多事之秋，各种疾病的患病率明显增加，因此，检查的间隔为每年1次为好。老年人时间应缩短至半年左右。检查项目由医生酌情决定，但每次都应检查血压、心电图、胸部X线和血、尿、大便常规。

由于糖尿病的发病率近年内显著增高，中老年人尤其是肥胖的，或有高血压、冠心病病史者，应每年检查尿糖及血糖3～4次。如果有条件，最好每次都能由固定的医生主持检查，以便全面、系统地掌握受检者的健康状况和对受检者进行保健指导。参加体检者自己应准备一个健康体检手册（或由医院制备），每次都应认真填写。已婚妇女除进行上述检查外，还应定期（每年1次）检查子宫颈和乳腺，以便早期发现妇女常见的宫颈癌和乳腺癌。从事与有毒有害物质密切接触工种的职工，还应定期专项检查以便早期发现职业病。

（3）儿童：

1）生长发育检测：包括称体重、量身高、测头围等，出生6个月内的孩子每月检查1次；6个月到1岁的孩子每2个月检查1次；1～2岁的孩子每3个月检查1次；2～3岁的孩子每半年检查1次；3岁以上的孩子每年检查1次。

2）血液检查：包括血常规、微量元素、血铅等检查。

3）眼耳鼻咽喉口腔科检查：对先天的语言发育障碍、听力损伤、斜视等疾病要早检查、早发现、早治疗。

4）性器官检查。

5）骨科检查。

健康体检的常用项目

（1）问卷问诊：生活方式、个人史、家族史、体检史等

（2）一般检查：血压、身高、体重、腰围、臀围等

（3）内科：心、肺、肝、脾、肾、神经系统。

（4）外科：皮肤黏膜、头颈、脊柱、四肢、关节、浅表淋巴结、甲状腺、肛诊、外生殖器（男性）、乳腺（女性）

（5）眼科、耳鼻咽喉科、口腔科。

（6）妇科。

（7）实验室常规检查：血常规、尿常规、粪常规。

（8）实验室生化检查：肝、肾功能，血糖，血脂等。

（9）实验室免疫学检查：乙肝五项、丙肝抗体、梅毒抗体、艾滋病抗体、肿瘤相关抗原检查等。

（10）常规心电图检查。

（11）X线检查：胸部X线检查和颈、腰椎X线检查。

（12）超声检查：腹部超声、妇科及泌尿系超声、乳腺超声等。

中老年人常规体检还可增加：眼底检查、肿瘤标志物的血液检查、颈动脉超声检查、心脏超声检查、男性前列腺检查、经颅多普勒检查、脉搏波传导速度测定等。

体检结果中的几个医学词汇解释

（1）预后：是指疾病可能的发展和结局。它既包括对疾病特定的后果（如康复、加重、死亡）的预测，也包括对疾病在某段时间发生某种结局的判断。

（2）复检：复检是针对同一项目再做一次检查，根据两次的结果再去解读，做出结论。通过复检，一来排除可能因生理状况变动所导致的偏差。二来可检测在此期间受检者是否有病情加重的现象，借此帮助医生诊断。

（3）追踪：当检查的结果已有结论，为观察其变化或评估治疗效果，就

必须追踪。追踪通常是定期进行，至于要间隔多久需要看具体情况。追踪所用的检查方法可以和原来的方法相同，也可以采用不同的方法，或两者并用。

（4）进一步检查：当筛检方法不足以作为诊断根据时，就必须到医院做进一步检查。进一步检查所用的方法通常不同于原来的方法。例如，体检心电图检查提示心脏壁肥厚，就应到医院进一步做心脏超声才能最后确诊。

（5）就医：当体检结果已明显显示疾病、需要治疗时，就必须就医。例如，肝功能检查谷草转氨酶（GOT）、谷丙转氨酶（GPT），结果超过参考值的十几倍，明显为急性肝炎，必须立即就医，住院治疗。

（6）未见异常：体检时，每种影像检查都有其自身的特点和局限，病变不同阶段对不同检查的敏感性也不同，所谓"某项检查未见异常"，只提示该种检查未发现它能显示的病变，其准确性是相对的。

（7）请结合临床：一个完整、准确的诊断有赖于对受检者临床表现（包括症状、体征、病史、家族史、手术史等）及实验室检查、影像学检查等多项资料的综合分析。由于检查时间有先后，加上经验的限制，影像学检查时可能还没有相关检查结果，影像医师无法做出全面、准确的诊断。医生在陈述了所见异常后，会在报告结尾再加上"请结合临床"的后缀。受体检者必须了解。

第三篇

化验须知

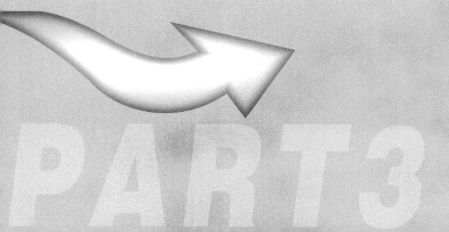

PART3

化验检查又称检验，是通过化学、物理或生物学的方法，对人体的体液成分、各种分泌物及排泄物进行有目的的观察和分析。目的是为了获得与病原、病理变化及内脏功能状态有关的资料，为诊断疾病提供科学的依据。

人体是一个既复杂，又统一的整体，当某一部分发生病变后，不仅在病变的局部产生一系列的改变，而且这种改变的影响往往首先在血液或其他体液中反应出来。在各种不同的疾病以及同一疾病的不同时期中，这种局部的或全身的改变都有着自己特殊的规律。医生掌握了这些规律后，就可以根据病人具体情况，选择不同的化验检查来帮助诊断病情，了解病变程度，并观察治疗效果。

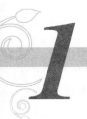

影响检验结果的因素

很多检验项目，如果病人准备不当，分析化验结果则无价值，甚至会造成误导。所以，为了使检验结果尽可能反映病人真实情况，病人自身也应该对标本的准备有一定了解。

生理因素

（1）运动：强烈的肌肉运动明显影响体内代谢，如血清非酯化脂肪酸先下降后上升；丙酮酸、乳酸升高；二氧化碳分压下降；血清酶类检测值升高；白细胞、红细胞、血红蛋白测定值假性升高等。因此，为减少运动对检验结果的影响，一般主张在清晨抽血，门诊病人在到达医院后，休息15分钟后再采血。

（2）精神因素：紧张、情绪激动可影响神经-内分泌功能，致使血清非酯化脂肪酸、乳酸、血糖等升高。

（3）饮食因素：饮食可对多种检验项目结果产生影响，特别是标本采集前的进食对检验的干扰作用最大，可使血糖、血脂、碱性磷酸酶活性、铁等增高。禁食会使血糖和胰岛素减低，而胰高血糖素、血酮体增高，血清中许多酶活性增高。

另外，一些特殊饮料和饮食、嗜好习惯，也会影响检测结果：

1）咖啡和茶中的咖啡因可使皮质醇浓度增高。

2）长期素食者，尿液偏碱，血清中维生素 B_{12} 偏低，胆红素偏高。

3）高糖饮食使血碱性磷酸酶和乳酸脱氢酶活性增高；使血清三酰甘油、胆固醇和蛋白质浓度偏低。

4）饮酒可发生酮血症、乳酸、尿酸盐、三酰甘油增高。

5）吸烟可刺激血肾上腺素、尿儿茶酚胺增高。

（4）时间：一天之中，人的代谢总是波动的，其代谢率并非是一个水平。因此在一天中，不同时间对某些项目检测要有不同影响，如红细胞、白细胞计数，上午、下午波动较大。

（5）月经、妊娠：妇女在月经期、妊娠期，可以引起某些检验结果的正常改变，如血沉、胆固醇、肝功能等。

（6）体位：人体体位姿势不同的变换，可以影响血液循环。例如，成人直立时血容量比卧位平躺时减少 600～700 毫升，血浆与组织液因体位不同，而导致平衡改变，血液与组织液中的某些成分也随着发生变化，可使某些检验项目测定结果发生改变。如直立时，血浆中蛋白质、酶、蛋白质类激素等浓度均升高，谷丙转氨酶（丙氨酸氨基转移酶）、谷草转氨酶（天冬氨酸氨基转移酶）活性升高 5%；清蛋白浓度升高 9%；总胆固醇浓度升高 7% 等。因此，每次采集血标本时，应规范一种姿势。

（7）年龄：很多检验项目，新生儿、儿童期、成人、老年人的化验结果的正常参考值是有差异的。例如，新生儿的红细胞计数、血红蛋白浓度明显高于成年人，血胆红素升高，可发生生理性黄疸。又如，老年人由于衰老，各种组织、器官功能降低。红细胞计数降低；血甲状旁腺激素随年龄增长而降低；女性在停经后，雌激素分泌能力以较快的速度持续降低，血清中的浓度可减少 70% 以上。由于肾功能减退，老年人肌酐清除率降低 50%；血浆尿素浓度随年龄而升高。

（8）性别：同一年龄阶段，男女很多检验项目正常参考值不同，如红细胞计数女性低于男性；血细胞沉降率高于男性；男性血清碱性磷酸酶、转氨酶、肌酸激酶等活性均比女性高，但女性绝经后碱性磷酸酶活性反而比男性高。男性血清蛋白、氨基酸、肌酐、尿素、钙离子、镁离子、总胆固醇的浓度均高于女性。

药物因素

药物进入人体内会引起物理和化学变化，药物本身或它的代谢产物，可以对化学测定的任何步骤产生干扰，因药物的参与使反应和检测条件发生了改变，直接影响了检测结果的准确性。

（1）青霉素类抗生素及磺胺类药物：能增高血液中尿酸的浓度，而尿素是诊断痛风症的化验指标。磺胺类药还能影响尿胆素、尿胆原检验结果。

（2）镇痛消炎药：如阿司匹林、氨基比林等可引起小便检查时尿胆红素值升高；血清转氨酶值升高。吲哚美辛（消炎痛）、布洛芬等可使血清淀粉酶升高。

（3）激素类药物：能影响机体中血脂的正常含量，使葡萄糖耐量试验减低，并可引起血小板和红细胞数量减少。盐皮质激素易导致水、钠潴留和影响血钾水平。肾上腺素能减少钙、磷的吸收，且排出量的增加，血钙、血磷偏低。激素类药物能明显升高血糖值。

（4）干涉尿液色泽的药物：服用利福平后尿液呈橙红色；服用维生素B_2、呋喃唑酮片（痢特灵）、黄连素和米帕林（阿的平）等药物后，尿液呈黄色；服苯琥珀后尿液呈橘红色；服用氨苯蝶啶后尿液呈绿蓝色。

（5）其他：高渗葡萄糖输液，可使血糖明显升高；钾、钠、氯、钙等治疗药可引起电解质升高；利尿药可使血钾降低；清蛋白、丙种球蛋白可使小便常规检查呈尿蛋白阳性结果。

与药物使用后会出现干扰检验结果不同的是，不少药物引起的检验结果改变是临床上观察药物不良反应的重要方式。例如，肿瘤化疗药会影响造血系统功能；抗结核药可引起肝功能改变；有些药物能影响水、电解质的代谢等。对此，建议被检查者及医生应了解其用药情况，掌握可能出现的某些用药反映，当检验结果出现异常时，要引起足够重视，并及时告诉医生采取相关措施。

总之，病人对药物检验结果的影响，要做到自己心中有数，并在检验前及时告诉医生自己用药情况。

环境因素

居住环境不同对人体血液中的成分有一定影响，如居住在高原地区的人，血红细胞计数、血红蛋白浓度均升高，尿素盐排泄增加，生长激素浓度升高。居住在硬水（含有较多钙、镁盐类的水）地区的人，血总胆固醇、三酰甘油、微量元素的浓度升高。居住在交通拥挤城市的人，其碳氧血红蛋白的浓度、血铅浓度，要比居住在乡村、山区的人要高。

气候因素

随着季节的更迭，受食物、运动方式的改变，人体内许多物质的浓度可发生变化。如夏天，血中三酰甘油浓度可增加10％，酶的活性可升高，肾上腺素分泌增加等。当人体受到暴热、暴冷时，肾上腺素分泌增加，从而引起血中许多物质浓度的改变。

正确留取检验标本

真实的检验结果，来自符合检验要求的标本。检验标本的真实性与采取标本、处理标本、标本污染、留取时间、食物及生理活动等因素有关。

血液标本

（1）采血部位：血液化验有从指尖取血和从静脉抽血两种。从什么地方取血化验，完全是根据化验时所需量的多少来决定的。例如，红细胞、白细胞和血小板计数，血红蛋白测定，出血及凝血时间测定，白细胞分类计数、血型鉴定等项目，只要几滴血就够了，所以在指尖取血（毛细血管取血）。

其他血液化验项目的检验，一般都需要 2～5 毫升血液，有时同时检验几项化验，需要的血就更多一些，这就必须从静脉抽血了。静脉采血后，在穿刺孔稍上方（血管创口处）指压 3～5 分钟。不要揉或移动按压针孔棉球，压迫止血的时间要充分，不然会导致局部皮肤血肿。

（2）早晨空腹采血：化验不同项目的血，需要不同的采血时间，才能得到正确的结果。需要早晨空腹抽血化验的项目有如下几种。

1）各种血液生化检验：血钾、血钙、血钠、血铁、血维生素、血糖、氯化物、血总脂、胆固醇、三酰甘油、血清蛋白电泳、二氧化碳结合率、各种血清酶、甲胎蛋白、血清免疫球蛋白、黏蛋白等。

2）血液肝功能试验：血清酶学检查、胆红素代谢检查等。

3）血液肾功能测定：尿素氮、尿酸、肌酐等。

4）葡萄糖耐量试验。

5）血清学、免疫学检验：总补体 C_3、玫瑰花瓣试验、抗核抗体、乙型病毒性肝炎表面抗原、伤寒凝集反应、抗链球菌溶血素"O"测定、类风湿因子等。

6）各项血液流变测定：全血黏度、血浆黏度、血清黏度、血小板黏度等。

那么，为什么要在早晨空腹抽血化验呢？主要是避免进食、劳动、运动及精神兴奋后，血液内各种化学成分的浓度增高。避免进食后乳糜微粒被吸收到血液内，使血浆呈乳浊状而影响化验结果。一般餐后经 8 小时以上，血液的浓度才能恢复原来水平。另外，有了统一的时间和条件规定，使各次化验结果可以前后相互比较。为了排除各种因素的干扰，所以规定以上验血项目需要早晨空腹抽血。

（3）检查血丝虫病要半夜抽血：血丝虫病是由蚊虫传播的严重危害人民健康的寄生虫病之一。急性期主要表现是淋巴管或淋巴结炎，慢性期则因虫体阻塞淋巴管而导致乳糜尿、睾丸鞘膜积液和象皮肿。

血丝虫的生活史有两个阶段，一个阶段是蚊体内（中间宿主），另一个阶段是人体内（终末宿主）。当你被含有感染性蚴的蚊子叮咬后，感染性蚴就通过蚊的口器进入人体血液，在大淋巴管或淋巴结内发育为成虫。自感染性蚴发育为成虫，直至产生微丝蚴需一年左右。微丝蚴系胎生，白天多停留在肺部毛细血管内。夜晚才出现在周围血液中，尤其是晚上 10 时至次晨 2 时为高峰。可能与人的睡眠习惯及迷走神经对肺部毛细血管的舒缩调节有关。既然微丝蚴在半夜是出现于周围血液的高峰时刻，因此半夜采用化验找微丝蚴是最合适的，阳性率很高。

（4）查疟原虫最佳时间：疟疾俗称"冷热病"，病人出现周期性、规则性的寒战、高热、出汗。为什么呢？原来疟原虫分无性生殖和有性生殖两个阶段，无性生殖是在人体内完成的，有性生殖是在蚊子体内完成的。在人体内又分红细胞内期和红细胞外期（又称肝细胞内期），疟原虫只有在红细胞内期繁殖时才会出现发冷发热的临床症状，因此在此时即寒战后高热时采血检查红细胞内的疟原虫阳性率最高，而在退热后往往找不到疟原虫。医生就会提醒病人在发冷发热时马上来医院查血，原因就在这里。

另外，有的病人认为"抽一管子血化验，吃一斤肉也补不回来"，多抽血化验会伤身体，这种想法是不科学的。

正常人体血液总量的是体重的8%。例如，50千克的人总血量约有4000毫升。通过化验一个项目需要3毫升血液，只有全身血液的0.05%～0.1%，是微不足道的。所以，抽血化验有助于病人的诊断和治疗，对健康毫无影响，不必多虑。

有时化验项目较多，病人可以把验血的化验单一起交给化验人员，他们会全盘合计一下，可减少所需的总抽血量。

有的病人抽血后，自觉头昏。这是由病人精神不安引起的，略加以安慰和休息，即能缓解。

小便标本

（1）哪些病人要查小便：小便在肾脏内形成，经输尿管、膀胱、尿道排出体外。它含有96%～97%的水分和3%～4%的固体，包括钠、尿素、糖类、蛋白质等。正常人一昼夜排出尿量1500毫升左右。化验小便对多种病变的诊断、预后、病变程度、疗程观察都能提供重要线索和依据。主要有下列几种疾病。

1）泌尿系统疾病：如肾炎、尿路结核、尿路感染、尿路结石、肿瘤、肾衰竭等。

2）肾外疾病：如高血压、心脏病、肝胆疾病、出血性疾病、败血症、糖尿病、骨髓瘤、溶血性贫血、丝虫病、席汉综合征、肥胖病等内分泌疾病。

3）产科妊娠试验等。

（2）留小便标本：小便标本送化验，并不是找个瓶子，解点小便，一送了事那么简单，其中有很多讲究。否则，将影响化验结果的正确性。

留小便标本必须注意以下几点：

1）小便的量和成分都受饮食、生理状态的影响。我们切勿在喝糖茶、吃高蛋白饮食、剧烈运动和情绪波动后留小便样本。通常以清晨第一次小便为好。如有困难，可采取第 2 次晨尿代替首次晨尿。早晨小便最浓缩，尿量和成分比较稳定，可以比较前后各次的化验结果。

2）空腹尿糖检查必须要求早上吃早餐前第一次小便。

3）如果化验尿糖、蛋白质、尿胆原等项目，最好是采集饭后 2～3 小时排出的小便。

4）留小便的容器可以到化验室领取。如果是自找的空瓶，一定要洗刷干净。

5）采集小便时，要弃去开始解的一段，然后留取 20 毫升左右小便（约一酒盅）。

6）留尿三杯试验标本时，向化验室领取 3 只容器，分别标上"1"、"2"、"3"，将小便分为前、中、后三段，边解边盛，将容器编号次序分别留好，一起送验。3 只容器的顺序切勿搞错，否则将引起诊断错误。这种检查方法可以判断血尿或脓尿来自泌尿道的哪一个部位。

7）采集小便标本要新鲜，送验要及时。最好在医院现解现送。冬天勿超过 30 分钟；夏天勿超过 15 分钟。否则会使尿内蛋白质变性，红细胞破坏而腐败变质，不能化验。

8）女病人在留取小便样本时，要先洗净外阴部，避免阴道分泌物及白带影响化验结果。

9）一般妇女月经期，暂不检查小便。

10）正在接受输液治疗的病人，不宜留小便化验标本，输入液体和药物会影响小便化验结果。

11）男女性交后（包括男性遗精后），第一次尿液不宜留作小便化验标本。

（3）中段尿培养的小便标本：中段尿培养的目的是了解尿路感染由哪种细菌或真菌所引起的，它对哪种抗生素最敏感，从而可以选用哪种抗生素治疗。

为了获得准确的培养结果，病人要做到：

1）以清晨第一次小便为最好。因为细菌经一夜繁殖和小便浓缩后，检出的阳性率较高。

2）男病人在家要把阴茎洗干净。洗时要翻起包皮，用温水冲洗龟头和冠状沟，然后换上干净内裤。

3）女病人在家应用肥皂水洗净外阴，换上干净内裤。不要怕麻烦，否则细菌混入小便，将影响培养结果。

4）在医院要配合医务人员消毒龟头、外阴和尿道口。消毒后，不能再用手接触。

5）向化验室索取无菌试管，留尿时弃去小便前段，留取中段尿液作培养。留取只要半试管即可。

6）病人不可用手触及试管的内口及塞进试管内的棉塞部分。

7）如果在做尿培养前，已经用过抗生素，那么要向化验人员说明，以免培养时另作处理。

（4）尿生化或尿定量化验的标本：收集3小时、12小时、24小时的小便做尿生化或尿定量化验，根据钾、钠、氯、钙、磷、肌酐、17-羟类固醇、儿茶酚胺，3甲氧基-4羟基苦杏仁酸、3小时细胞排泄率、12小时尿沉渣计数、24小时尿糖定量测定、24小时尿蛋白定量测定等。病人在留取尿标本时。应该注意：

1）除正常饮食外，不要过多饮水，忌喝茶、咖啡，忌用利尿药，以利于小便浓缩。

2）收集小便标本前，病人要先排空膀胱里的尿液，弃去。然后可按规定时间解小便于容器内（时间按化验要求而定）。到达时间后，不论有无小便感都要留小便，尽量排空。

3）需要大便时，要另用盛器，切勿大小便混合。

4）小便容器里，别忘记加入医院发给的防腐剂，夏天更重要。

5）所留小便样本必须放置在阴凉处，做好标记，避免变质、翻到或搞错。

6）女病人每次留小便前，要冲洗外阴。月经期不能留尿标本。

（5）找抗酸杆菌的尿标本：结核分枝杆菌是一种抗酸杆菌，当怀疑泌尿系统有结核分枝杆菌感染时，需作24小时尿浓缩找抗酸杆菌检查。这项检查留取尿液标本的方法与（4）所述的24小时尿定量化验相仿，所不同的是，不必记录24小时的尿液总量，检查时只将24小时尿液的沉渣部分送验即可。必须注意的是，盛放尿液的容器必须干净，否则容易混入杂菌，影响化验结果。

（6）酚红排泄试验留尿标本：酚红排泄试验是测量肾脏功能的一种化验

方法，进行这项检查时，应注意：

1）试验前忌用碳酸氢钠、盐类泻药，如硫酸镁等。

2）试验时，先喝温开水 400 毫升，不能用茶、咖啡或其他饮料代替。20 分钟后小便，尽量排尽弃去。

3）静脉注射酚红 1 毫升后，15 分钟、30 分钟、60 分钟、120 分钟时，分别收集小便。每次都要尽量排空。小便留在容器内，不能漏在外面，否则化验结果将不正确。接着，医生会分别测定每次尿液标本的酚红的排泄量，来判断肾脏功能状况。

4）静脉注射酚红对人体无毒，不必顾虑。

大便标本

（1）检查大便的意义：大便是人体消化道的最终排泄物。化验大便对了解消化道出血、炎症、肿瘤、寄生虫等疾病有很大帮助。只有做到正确地留取大便标本，才能保证化验结果准确无误。

（2）留大便标本：在留取大便标本时，要注意以下几点。

1）盛大便标本的容器要干净，不能留有任何化学消毒液、杂物。在医院可向化验室领取涂蜡的小纸盒或塑料盒，在家里可以用干净的火柴盒或油纸包上。最好先排空小便再大便，勿使大小便混合。不宜到粪坑内采集标本。如为水样大便可先解在干净的痰盂或便盆内（不能放有水），再导入干净的瓶中送验。

2）化验脓血样便、黏冻样便、泡沫样便、未消化样大便时必须挑取大便的这些外观不正常部分送验，也可以多挑几处送验。

3）不同的大便化验项目，需要留取不同数量的大便。一般大便常规化验需要新鲜大便 5 克左右（约鸽蛋大小）；血吸虫毛蚴孵化要采集新鲜大便 30 克左右（约两只乒乓球大小）；阿米巴和其他原虫、细菌培养时要取新鲜大便 2 克以上（约蚕豆大小）；大便浓缩找虫卵，包囊要取大便标本 20 克左右（约鸡蛋大小）。

4）送验大便标本要及时。尤其是做阿米巴检查时，一定要新鲜大便，规定不超过 10 分钟送验，天冷还要注意保温。在收集标本前，应先将盛器用热水加温，便后将盛器立即送验。

5）便秘病人化验大便，可用生理盐水或开塞露灌肠，再留取标本。

（3）肛拭找蛲虫卵：蛲虫病是儿童常见的肠道寄生虫病，雌性蛲虫有夜间在肛门口产卵的习性。

找蛲虫卵的方法：晚上 10 时以后或者早晨醒后，在肛门周围和会阴皱襞处用湿棉花拭子轻轻转一圈，然后把这棉拭子送验。

（4）大便隐血试验：大便隐血试验是测定消化道出血的一种方法，主要用于检验肉眼看不见的少量出血。

试验前 3 天病人应该忌食下列食品和药物。

1）铁剂：硫酸亚铁、枸橼酸亚铁、富马酸铁等。

2）肝制剂：肝片、肝浸膏等。

3）各种禽、畜类的肉、血、肝。

4）含叶绿素的丰富蔬菜，如菠菜、青菜等。

采集大便标本时，要在大便块中央挑起，注意不要把肛门、直肠出血混入大便标本。

痰液标本

痰是呼吸系统的分泌物。痰液检查对诊断呼吸系统的疾病很有帮助。如肿瘤、肺结核、肺吸虫病等。

正确留取痰液标本的方法是：

（1）前一天到医院化验应领取干净的瓶子或蜡纸硬盒。

（2）收集痰液要留清晨起床第一口痰。先用清水漱口，在用力咳嗽，自气管深部咳出新鲜痰液，即盛于瓶子或硬纸盒内。尽量避免鼻涕、唾液混入。

（3）勿使痰液污染瓶子或盒子外面，防治传播疾病。

（4）收集幼儿痰液有困难时。可用消毒棉拭刺激咽喉部，引起咳嗽反射，再用棉拭刮取标本。

（5）标本宜及时送验，久置至痰液会分解，影响化验结果。

（6）留取 24 小时痰液做浓缩法找抗酸杆菌时，痰液不宜少于 5 毫升（约一茶匙）。

（7）做痰液细菌培养、结核分枝杆菌涂片、病原菌基因检测等化验，要严格防止痰液被污染，不能自选容器，应选用医院提供的经过严格消毒的无菌标本瓶。留标本时，应洗净双手。

精液标本

精液是男性生殖腺和附属腺所分泌的液体。人的精液呈乳白色，碱性，微有腥臭。每次射出精液为 2～4 毫升。每毫升含有 6000 万～1.5 亿个精子。少于这个数字，一般属于不正常。精液检查是鉴定男子生育力的方法之一。

检查精液的病人要注意以下几点：①检查前 1 周禁止房事。②检查前 1 周不能使用性激素类药物，例如丙酸睾丸酮、苯乙酸睾丸酮、苯丙酸诺龙等。③采标本时，可用些软皂或液状石蜡做阴茎按摩，将精液排于清洁干燥的小瓶内。有困难时，可以采用性交体外射精方法采集精液标本。④收集标本不宜用安全套，因安全套带有化学成分会影响精子活动。⑤标本要立即送验，不能超过 30 分钟。冷天要注意保暖，送验时可以放在内衣口袋里保温。

精液的常规检查，一般有 8 个方面主要内容：

（1）精液量：正常为 2～4 毫升，太多则精液容易稀释，而且精子数也因稀释而减少；太少则精液过于黏稠，精子不易进入子宫颈。

（2）颜色：正常为灰白色，如为乳白色或略带黄绿色则可能有生殖道感染；若带红色则表示内出血，多见于精囊炎。

（3）酸碱度：正常酸碱度（pH 值为 7.2～8.0），过酸、过碱都可影响精子的活动和代谢。

（4）黏稠度：正常精液应在 5～30 分钟内液化成黏性液体，若长时间保持高度黏稠的胶冻状，则可使精子活动受约束而不能进入子宫。

（5）精子数：正常人每毫升精液中应有 6000 万～1.5 亿个精子，精子过少则进入子宫和输卵管的数目也减少，受孕机会相应减少，精子数过多则互相被牵制而致活动力减退。

（6）活动力：通常将精子活动力分为 0～3 共 4 级，正常应在 2 级以上，若活动力减退，则精子就不易进入子宫。

（7）存活率：正常精液排出 1 小时内活动精子占全部精子总数的 70% 以上，如过低，表示精子天生"较弱"，易于夭折或者是精浆中有不利因素存在。

（8）畸形率：正常时畸形精子约占总精子数的 30% 以下，如多于 50% 则为不正常，可造成不育。

前列腺液标本

前列腺是男性生殖系统的附属腺。正常男子的前列腺位于膀胱下方，围绕尿道上段，医生检查时可用手指通过肛门直肠摸到。腺体开口于尿道内。前列腺液是医生通过前列腺按摩术采集的，对诊断前列腺炎等有一定意义。病人怎么配合医生留取前列腺腺液呢？

（1）按摩前要排空小便。

（2）按摩时病人的姿势是前俯立位（弯腰位，图15）或膝肘位。

（3）医生按摩时，病人若有剧烈疼痛或者事先已存有肛门口急性炎症等疾病，应该告诉医生，改日再检查。

白带标本

阴道分泌物是由女性生殖系统，重要是由阴道分泌物的一种液体，称为"白带"。在生理状态下，女性生殖系统由于阴道的组织解剖学和生物学特点足以防御外界病原微生物的侵袭。

白带常规检查时对滴虫阴道炎、真菌性阴道炎、细菌性阴道炎等有明显意义。其中，由阴道毛滴虫引发的阴道炎发病率占成年女性20％以上。由于阴道毛滴虫对温度变化敏感，且运动力较弱，离体后在低温环境中会很快失去运动力而不易检出。由妇产科医生采集白带标本后，病人或家属应立即送检，冬天更应注意保暖。建议病人或家属先办理缴费手续，再取白带送检。

留取白带应在月经干净后3～7天进行。留取白带前要洗净外阴，但不宜作阴道深部冲洗。

检查正常阴道分泌物为白色稀糊状，一般无气味。白带量多少与雌激素水平及生殖器官充血情况有关。排卵前量多，清澈透明，细薄似鸡蛋清；排卵期2～3天后白带浑浊黏稠、量少；停经前量又增加。

病理状况下，白带的色、质、量都会发生改变：

（1）大量无色透明白带：常见于应用雌激素药物后及卵巢颗粒细胞瘤时。

（2）脓性白带：黄色或绿色有臭味，多为滴虫或化脓性细菌感染引起的；泡沫状脓性白带，常见于滴虫性阴道炎；其他脓性白带常见于慢性宫颈炎、老年性阴道炎、子宫内膜炎、阴道异物等。

（3）豆腐渣样白带：常为念珠菌阴道炎所特有。

（4）血性白带：警惕恶性肿瘤的可能，如宫颈癌、宫体癌等，有时某些宫颈息肉、子宫黏膜下肌瘤、老年性阴道炎、宫内节育器的不良反应也可在白带中见到血液。

（5）黄色水样白带：常见于子宫黏膜下肌瘤、宫颈癌、子宫体癌、输卵管癌等。

3 怎样看化验报告单

化验结果的正常值不是恒定不变的，视不同条件、不同情况、不同的人而有不同的结果。例如，年龄、性别、地区、营养、妊娠、疾病、化验仪器、化验技术、试剂、方法等，都可能对化验结果产生影响。

"参考值"仅供参考

化验的正常值参考范围是根据大多数健康人的化验结果，经过统计学处理而人为制定的。一般不同的地区、不同医院有不同的正常值参考范围，可略有上下。正常值与非正常值的范围，往往也不是截然可分的。

参考值（以前称为"正常范围"）是根据正常人的数据所统计出来的一个范围内。由于参考值范围只涵盖95％的人，所以有5％正常人的结果不在此范围之内。一般而言，超过上限为偏高，低于下限为偏低。偏高、偏低各有其临床意义，但有少数偏高或偏低无意义，必须参考各项检查意义的相关说明，综合考虑。解读数字型结果时，千万不可只凭数字就轻率下判断，尤其是"灰色地带"，应听从医生的指导，以免自己吓自己，徒增烦恼。

此外，同一检查项目的参考值各医院不一定相同，各书中也不一定相同，其原因有多种，因此，重要的是参考受检医院所提供的参考值（一般在检验报告项目后列出），如缺少或不清楚时，可向就诊医生咨询。总之，参考值的上、下限附近属"灰色地带"，不易解读，最好的方法是追踪检查，依据结果的变化趋势再作解读，或辅助其他检查手段联合解读。

因此，化验报告单应该由医生结合病人的症状、体征全面分析，必要时反复化验，再结合其他医学检查结果，综合考虑才能得出正确的结果和正确的诊断。

我们不能机械地仅凭一次不正常的化验报告而轻率地自我诊断"××病"。这样不但不利于正确的治疗，反而贻误病情，加重病人的思想负担。

怎样看报告单中的检测结果

看体检报告的重点是看异常结果。一般情况下，"阳性"和超出正常参考值范围都可能属于异常的检验结果。有些化验报告单上还会用特殊的字体或符号（如"＊"或"！"）给予着重指出，以提醒医生和病人注意。当要表明被检验物质的有或无时，即为定性检验的结果，一般用"（＋）"表示"阳性"；用"（±）"表示"弱阳性"；用"（－）"表示"阴性"。

当要表明被检验物质的多少时，即为定量检验的结果，则用"具体数值"的形式报告，并附有结果的正常参考值范围，但不同医院、不同方法检测所使用的正常参考值可能略有差异。一般用："HIGH、H"、"向上箭头"等表示数值高于正常"；以"LON、L"、"向下箭头"等表示"数值低于正常"。数字型的结果，前面的符号只是表示体检数据不在参考范围内，不一定代表有病。

若有以前的体检报告，则可以比较前后两次的变化和趋势，看看自己的健康是否有进步。

检查结果有假阳性与假阴性

所谓"假阳性"是指无异常者被检查为异常（没病当有病），"假阴性"则正好相反，即有异常者被检查为正常（有病当没病）。

例如，针对100位正常人做检查，若结果有98位为正常，则其特异性为98％，假阳性为2％；若针对100位病人做检查，结果有80位异常，则其敏感度为80％，假阴性为20％。所以，了解所用试剂的假阳性和假阴性比率，将有助于判断体检结果的可靠程度。

另外，每一种检查方法都有其敏感度和特异性，不同机构所使用的采检工具、仪器、试剂等各不相同，敏感度与特异性必然不同，这就是不同的检查机构会产生不一致的检查结果的原因之一。

阳性结果也有好的

　　"阳性"或"（＋）"可以提示或代表"检查结果异常"。例如尿常规化验时，尿蛋白"阳性"或"（＋）"，则表明尿液中可以检测出蛋白，尿中有蛋白常见于肾脏疾病、心力衰竭、发热性疾病和泌尿系统感染等，即检验结果异常，需引起足够的重视。但是也有例外，如乙肝表面抗体（缩写为 HBsAb 或抗 HBs）是一种保护性抗体，可中和乙肝病毒，抵御再次感染，这个项目的"阳性"结果是好的。

第四篇

影像学诊断检查须知

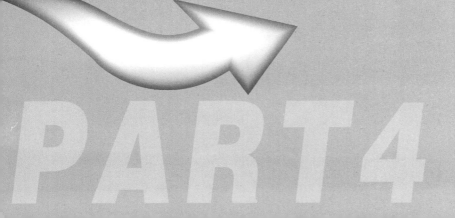

PART4

影像学诊断又称图像诊断，是采用各种成像技术客观地显示人体的细胞、组织、脏器以及其断层，以医学图像而用于诊断疾病。它对人们认识和防治疾病具有十分重要的意义，近年来发展迅速，在医学领域中日益广泛地应用，从而形成了一门新的医学学科。

影像诊断是属于生物医学工程范畴的生物医学信息，它包括电图谱、磁图谱、光学显微镜图像、电子显微镜图像、声学（超声）显微镜图像、内窥镜图像、热图像、X线图像（断层）、同位素断层图像、超声断层图像以及磁共振图像等，但常用的是 X 线、超声、CT 以及磁共振等。

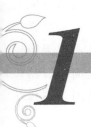

1

常见 X 线检查须知

X线检查是应用 X 线的穿透能力、荧光作用和照相作用，在其穿透人体后使各种结构在荧光屏或胶片上显影像的医学技术。

X 线检查会伤身体吗

现代医学中，X 线检查是一种广泛应用于诊断疾病的方法。X 线对人体固然有一定的影响，对生物细胞有杀伤破坏作用。过量的照射会造成组织破坏，甚至引起生命危险。但是，人们也只是利用 X 线的放射特性对疾病进行诊断和治疗的。诊断用的 X 线剂量仅限于安全剂量之内，偶然因诊断需要做一次 X 线透视，摄一张 X 线，做一次造影，根本不会引起不良反应。如果需要重复透视或摄片时，医生也会考虑到延长检查间隔时间。为了正确的诊断疾病和治疗疾病，做必要的 X 线检查是无需顾虑的。

有的病人认为 X 线检查是"照镜子"，不论有什么病，都想进行一次检查。稍微得了咳嗽就要求医生做 X 线胸部拍片；稍有一点胃部不适，就强求医生做胃部钡餐检查，好像只有 X 线检查才能把疾病诊断出来。这种看法显然是片面的。首先，任何的医学检查方法都有一定的局限性，不是万能的。X 线检查，也不例外。其次，经常滥照 X 线对身体健康也会有一定的损害。由此可见，我们应当听从医生的指导，避免不必要的 X 线检查，更不要自己强求检查。

对婴儿、儿童的 X 线检查，更应该慎重考虑，尽量避免。孕妇（特别是 3 个月以内），必须在看病时，告诉医生自己妊娠，医生就会尽可能避免使用 X 线检查，因为 X 线会造成胎儿畸形的危险。育龄妇女在月经来潮后 10 日内不宜 X 线检查。

常用的 X 线检查方法

现代医学已有多种 X 线检查方法，各有其适用范围。

（1）透视：病人置于 X 线管和荧光屏之间直接检查。现代荧光增强剂应用使荧光的强度增加几千倍，并可转变为电视显像，在亮屋进行。透视最常用于胸部检查心肺，也可在腹部用于检查急腹症时有无胃肠道穿孔，有无肠梗阻的存在。有些骨折可以在透视下进行手法复位。透视的优点是简便、易行、经济、省时，而且可观察体内器官的活动，缺点是图像不够清晰，影像无法保留。

（2）摄片：影像远比透视清晰，适用于各部位正常及异常的观察，常用于肺部、纵隔、头颅、腹部、骨骼等的检查。摄片能客观记录瞬间的"片面"影像，它便于仔细分析，复查前后对比。

（3）钼靶 X 线摄影：利用特制的以钼为阴极靶材料的 X 线管，可以产生大量的软 X 线检查。对软组织摄影特别有效。应用钼靶 X 线最多的是乳房 X 线检查。可以显示乳腺内有无肿块、肿块轮廓、周围组织的改变，对诊断乳腺疾病，特别是鉴别良性、恶性肿瘤有很大价值。此外，显示软组织内的炎症改变，确定非金属性异物的部位，钼靶 X 线摄影也比一般 X 线摄影检查显得优越。缺点是病人所接受的 X 线量较多。

（4）造影检查：因被检查的器官不具备天然对比条件，需要利用造影剂进行检查。常用造影剂密度高于或低于周围组织，形成对比，用于血管、体腔的显示。医用硫酸钡主要用于胃肠道检查，碘剂适用于支气管、肾脏、膀胱、胆囊、瘘道、血管等部位造影；气体、包括空气、氧气、二氧化碳气体等，曾用于关节、脑室、腹腔后造影等，现已很少使用。

胸部摄片检查注意事项

胸部摄片检查又称胸部平片，常用于观察肺部及支气管病变、心脏大血管病变，观察其轮廓；纵隔和横膈病变；胸膜和胸壁病变；肋骨病变；各种术前检查。

病人在做胸部平片检查时，要注意以下几点：

（1）受检查者在摄片部位内的外衣、饰物、辅料、敷料、内衣口袋中的物品等，应尽量除去。

（2）受检查一般采取直立位。不能直立的病人，可以平卧位。

（3）摄片时，必须按照医生嘱咐，作深呼吸后屏气。不然，继续保持呼吸动作，会造成 X 线片模糊，影响诊断。

（4）心脏摄片时，须拍摄正位、侧位两张片子，并有时需要吞服钡剂再摄片（以显示食管位置，作对照用）。

病人很关心自己胸片报告结果，但因为病人自己不熟悉医学，以致常会误解胸片报告单上的结果，造成盲目焦虑。这里就胸片报告单中的常用语，做一些简介。

（1）肺野清晰、心影不大、膈肌光滑：表示未发现心、肺、膈部有明显病变。

（2）肺纹理增多：由于支气管炎症、水肿、积痰、管壁增厚或肺淤血，使得原来不甚清楚的支气管和肺血管阴影显现出来，形状如同柳枝。常见于感冒，长期吸烟，支气管炎、心力衰竭等。

（3）钙化点：提示曾经患过肺结核的部位，经治疗及局部钙化，形成一个小如米粒、大如蚕豆的斑点状致密阴影，边界清晰。一般在上肺野部位，可以单个或多个。

（4）肋膈角变钝：两侧肺野下部和横膈膜交界处称为肋膈角。正常人呈光滑的夹角。如患胸膜炎或曾经患过胸膜炎遗留瘢痕性粘连，胸透时肋膈角变得模糊不清或其锐角消失称为肋膈角变钝。

（5）片状模糊阴影：边缘不清、密度不均的阴影，这是由于肺组织的炎性浸润的结果。多见于浸润型肺结核及各种肺炎。如为单个或多个圆形、椭圆形的阴影、边缘清楚，常见于肺部肿瘤、结核球或肺囊肿等。如片状阴影紧靠肺门，则常是肺门淋巴结结核或肺门和纵隔肿瘤。如片状阴影位于肺下野部，其上缘呈凹形的弧线，则是胸腔积液的征象。

（6）透光度增加：肺气肿病人，由于肺泡内含气量明显增加的一种现象称为透光度增加。

（7）透光区：圆形或椭圆形的透光区常见于肺空洞。如果一片透光区，常见于气胸。

（8）升主动脉阴影增宽、迂曲延长：多见于高血压者、动脉粥样硬化症病人和老人。

（9）心影形状：心影呈梨形常见于风湿性心脏病、二尖瓣狭窄及某些先天性心脏病。心影呈靴形，常见于主动脉瓣病变、高血压、心脏病及某些先天性心脏病。心影呈球形，多见于扩张型心肌病、重度心力衰竭等。心影呈三角烧瓶形，是心包积液的特征。

腹部 X 线平片检查注意事项

拍摄腹部 X 线平片时，病人要做以下准备：

（1）摄片前 3 天不宜服用影响 X 线显影的药物，如含有铁、碘、钡、铋、钙等制剂，以及不易融化的药片。

（2）检查前 2 天，须服用活性炭片，目的是吸附肠道里的气体。

（3）检查前 1 天晚上服用番泻叶 3～6 克或蓖麻油 20 毫升等缓泻剂，帮助排空肠道中大便。

（4）检查当天早晨禁食，尽量排空大便。有的医院还需要进行常规灌肠。

配合医生做好泌尿道造影检查

X 线泌尿道造影检查常用于静脉注射尿路造影或逆行肾盂造影两种方法。对诊断原因不明的血尿、尿路结石、结核、肿瘤、先天性畸形、阻塞引起肾盂积水等有重要价值。逆行肾盂造影还适用于肾功能差，不能做静脉注射尿路造影或显影不满意的病人。

静脉注射尿路造影的病人须注意：

（1）碘过敏、严重肝肾功能不良、严重心血管病变、重度全身衰竭、急性尿路感染禁忌检查。

（2）检查前 3 天服用药用炭片。检查前 2 天禁服含碘、汞、钙、铋等药物。

（3）检查前 1 天晚餐，宜吃少渣饮食。餐后到检查前禁水、禁食。

（4）检查前晚服用医生配给的轻泻剂，或者检查前在医院进行清洁灌肠。

（5）有的医院在检查前需要先做碘过敏试验。

（6）检查前排空小便。

（7）在静脉注射造影剂和腹部加压检查时，病人若有呼吸困难、胸痛、胸闷、恶心等不适，应立即向医生反映，以作及时处理。

病人在做逆行肾盂造影时须注意以下几点：

（1）急性尿路感染、严重膀胱疾患、尿路狭窄、泌尿系统损伤，禁忌做该项检查。

（2）检查当天禁食早餐，须在医院做清洁灌肠。

（3）逆行肾盂造影是通过膀胱镜，造影剂由两侧输尿管导管注入的。其他注意事项同膀胱镜检查，请参考内镜检查须知。

钼靶 X 线乳腺检查

钼靶 X 线所摄得的乳腺片，比起一般 X 线所摄的乳腺片，对比清晰，层次分明。它可以较清晰地显示乳头、乳晕、皮下脂肪、导管、腺体组织、结缔组织和血管等组织等结构，可以发现临床医生用手不能扪及的"微小癌瘤"，有助于对乳腺肿瘤做良性、恶性的鉴别，是早期诊断乳腺癌的有效手段之一。

钼靶 X 线摄片与一般 X 线摄片有什么不同呢？

乳腺组织由各种软组织所组成。软组织摄片检查的最适宜波长是 0.6～0.9 埃。一般 X 线所用的是钨靶阳极 X 线管，波长为 0.08～0.31 埃。因此用一般 X 线作乳腺摄片是不能令人满意的。于是人们就研制出钼靶阳极的 X 线管，其有效的特征谱线正好为 0.6～0.9 埃，完全适宜于乳腺摄片。

放节育环的妇女需定期 X 线检查

应用节育环避孕是一种较理想的避孕方法，可靠性达 90% 以上，受到广大妇女的欢迎。

有的妇女由于节育环大小不合适、子宫口过松或者月经过多等原因，可以使节育环脱落或者出现位置不正，从而达不到避孕效果。因此，医生需要用 X 线透视或者摄片来检查节育环的位置，了解是否脱落等。节育环一般是用不锈钢或塑料制成，在 X 线摄片和透视荧光屏上都能显示出来。

一般在带环后第一个月和第三个月的月经干净后，就要到医院去检查，用 X 线立位透视或摄片，看一看节育环是否脱落，位置是否正常。如果一切正常，以后每年只需检查 1 次。

2 常见核医学检查须知

核医学是应用放射性核素进行诊断和治疗的一个临床学科。核医学诊断可分体内和体外诊断两类。体内诊断包括功能性试验和脏器显像，体外诊断主要为放射免疫测定等。

做甲状腺吸^{131}I 试验的注意事项

碘是甲状腺素合成所需要的元素，甲状腺组织对碘的需要量多少，可以直接反映甲状腺的功能状态，临床上用吸^{131}I 率来测定甲状腺的功能。

（1）参考值：3 小时为 0.057～0.245；24 小时为 0.151～0.471。

（2）临床意义：吸^{131}I 率升高见于甲状腺功能亢进症的早期诊断、缺碘性甲状腺肿大、单纯性甲状腺肿大、甲状腺性呆小症；吸^{131}I 降低见于甲状腺功能减退症、垂体功能减退所致的继发性甲状腺功能减退症、非甲状腺肿呆小症、急性或亚急性甲状腺炎、慢性淋巴细胞性甲状腺炎。

因为有些食物或药物对本检查有干扰，所以在检查前必须注意下列事项：

（1）在检查前 2 周内不得进食黄鱼、带鱼、鲳鱼、乌贼鱼、虾皮、橡皮鱼等海鱼，不得服用夏枯草、丹参、泼尼松、甲巯咪唑、口服避孕药、异烟肼等药物。

（2）检查前 4 周内不得进食紫菜、龙虾、海蜇、海鳗，苔菜，卷心菜，不得服用含碘止咳药、碘含片、甲状腺素、溴剂，不得应用肾盂造影剂、血管造影剂、外用碘酊、碘甘油及含碘癣药水等。

（3）在检查前 6 周内不得进食海带，不得服用海藻、鱼肝油、复方碘溶液、他巴唑等。

看病就医指南

（4）在检查前 3 个月内忌用胆囊造影剂，不得服用维生素 U。

（5）孕妇及喂奶妇女不宜做此项目检查。

（6）一般需 1 个月后才能重复进行吸碘试验。如近期内必须重复检查时，应先测颈部本底，再加大给服的示踪剂量。

（7）检查日空腹口服示踪^{131}I 2 小时后才能进食。

（8）口服示踪^{131}I 2 小时、3 小时、4 小时、24 小时，必须准时进行测定。

（9）做核医学检查回家后，宜换衣、洗澡，此消除放射性污染。多喝水促进排泄。

做甲状腺吸^{131}I 抑制试验的注意事项

本试验对诊断不典型的甲状腺功能亢进症（简称甲亢），鉴别非甲亢性摄^{131}I 率升高，协助内分泌性突眼的诊断有一定价值。方法是先测吸^{131}I 率，当即服用甲状腺粉 0.06 克或三碘甲腺原氨酸 20 微克，每天 3 次，7 天后重复测吸^{131}I 率。

（1）参考值：第二次吸^{131}I 率的最高值下降到 25% 以内，或其抑制率（第二次吸^{131}I 率下降占第一次吸^{131}I 率的百分率），大于 60% 以上，表示吸^{131}I 率受抑制，属于正常现象或非甲亢的吸^{131}I 率升高。

（2）临床意义：①吸^{131}I 率的最高值仍在 25% 以上，或者抑制率不到 60% 者，表示吸^{131}I 率未受到抑制，属于甲亢吸^{131}I 率升高。②判断甲亢病人药物治疗后的效果。③垂体性突眼病人吸^{131}I 率虽正常，但吸碘率不受甲状腺素的抑制，故不降低。做该项检查病人的注意事项，同甲状腺吸^{131}I 试验。

放射性核素脏器显像检查

闪烁扫描机可以将放射性核素或放射性药物在人体内分布情况用打印的方式描绘在图纸上，或用照相的方法拍摄下来。用此方法可以诊断甲状腺、肝脏、肾脏、胸部等疾病。在做放射性核素脏器显像检查时体检一定要保持不动，以防出现伪像，尤为重要。

（1）甲状腺显像：对确定甲状腺形态、大小以及发现结节的吸碘情况，鉴别诊断甲状腺腺瘤、甲状腺癌、甲状腺囊肿等，还有助于诊断异位甲状腺，查找甲状腺癌转移灶有一定意义。

（2）甲状旁腺显像：对确定甲状旁腺功能亢进症的病因，甲状旁腺增生、腺瘤定位有一定价值。

（3）肝脏显像：可以观察到肝脏大小、位置、形态、功能和放射性的发布情况，对肝脏占位性病变，如肝癌、肝囊肿、肝脓肿等定位诊断又较大的价值。

（4）肾脏显像：根据肾脏大小、位置、形态、功能和放射性的分布情况，能发现肾肿瘤、脓肿、囊肿、结核等占位病变。对诊断先天性肾异常，如马蹄肾、重复肾、肾血管狭窄所致肾萎缩和肾梗死有重要意义。

计算机体层扫描（CT）检查须知

电子计算机体层扫描（CT）是一项较新的诊断技术，它与普通X线摄片不同，是使X线通过一个层面的被检组织，该层面的X线吸收值记录在高度灵敏的探测器上，探测器的读数输入电子计算机，经计算机的运算处理，将这些数据转变成图像。被检查层面X线吸收值的不同就在图像上以黑、白、浓、淡反映出来，正常结构和病变组织都可以得到显示。CT的灵敏度比普通X线摄片提高100倍，使用简单，患者基本无痛苦、无危险、显像清晰、诊断迅速、定位准确，已被广发应用于脑部、胸腹部、盆腔、脊柱、四肢等疾病的诊断，尤其在外伤、肿瘤、炎症、血管性疾病、先天性疾病等方面有较大优越性。当然，CT检查也有局限性，对某些疾病的定性诊断不能提供更充足的证据，对某些小的肿瘤可能漏诊。

颅脑CT检查的注意事项

颅脑CT对诊断颅内占位性病变有很高的检出率，对脑脓肿、脑囊肿亦有很高的诊断价值。在颅外伤检查中，对颅内血肿检出率高，对骨折的发现率也较平片大为提高。对鉴别出血性脑卒中（中风）还是缺血性脑卒中特别有效。另外，颅脑CT对诊断脑萎缩、寄生虫病、先天发育畸形及脑水肿也很有价值。

做颅脑 CT 的病人要注意以下几点：

（1）检查前取下发夹、耳环、义齿等异物。

（2）有的病人需要做增强扫描，需要静脉注射造影剂，需做过敏试验。

（3）对检查不合作者，医生可能会对病人使用镇静药。

胸腹、盆腔、脊柱、四肢、脊髓等部位 CT 检查

（1）CT 检查用于诊断胸部疾病，能鉴别肺结核、肺脓肿、肺部肿瘤，特别对纵隔病变有较高的诊断价值。如胸腺瘤、畸胎类肿瘤有其特征性表现。对肺内小病灶的检出，CT 也越来越显示出其优越性。

（2）腹部的实质脏器较多，如肝、脾、肾等，都是软组织密度，普通 X 线照相的诊断作用有限，而 CT 大有用武之地。CT 检查能发现肝内占位性病变，并鉴别其良性与恶性；能鉴别肾癌及肾脏错构瘤，也能显示肾囊肿、肾盂积水；CT 检查可诊断胰腺肿瘤，急性及慢性胰腺炎。对腹腔肿块、腹膜肿块及淋巴结肿大的发现及鉴别诊断，CT 也很有价值。

（3）CT 检查可用于盆腔淋巴结转移，也可用于膀胱、子宫及附件肿瘤的诊断。

（4）CT 检查对脊柱、四肢及脊髓的病变，能将骨形态、椎旁肌群及周围软组织显示，从而得到有价值的诊断资料。为了更好地诊断椎管内脊髓病变，可将造影剂注入蛛网膜下隙，能清楚地显示蛛网膜下隙及脊髓有无受压，有无肿瘤。

做胸腹、盆腔等部位 CT 检查的注意事项

（1）做 CT 检查时，应去除检查部位的金属异物。检查时，要遵照医生医嘱"憋气"。

（2）乳腺 CT 检查，不宜在月经期前后一周进行。

（3）做肝脏、胆囊、胰腺、脾脏、肾脏 CT 检查，在检查前病人应禁食 4～6 小时。若在检查前做过钡餐或钡灌检查，肠道内可能残留硫酸钡，应排尽后再做 CT 检查。在检查前要按医生指导使用造影剂和规定药物。肾脏 CT 检查前 3 天，要禁服钡药、钙等含金属的食物。

（4）做结肠、直肠、盆腔 CT 检查，检查前晚需口服缓泻药，除口服造影剂外，还需要做清洁灌肠和造影剂保留灌肠。

（5）对怀疑膀胱肿瘤病人，检查前要病人饮水，使膀胱充盈尿液。

做 PET-CT 检查的注意事项

PET 是正电子发射计算机断层显像的缩写，是目前唯一可在活体上显示生物分子代谢、受体及神经介质活动的新型影像学技术。PET 利用发射正电子的核素作为标记物，将其引入体内某一局部地区参与已知的生化代谢过程，利用现代化计算机断层扫描技术将标记物所参与的特定代谢过程的代谢率以立体像的形式表达出来，可测定到组织对葡萄糖的利用和脑的局部血流量。现已广泛用于多种疾病的诊断与鉴别诊断、病情判断、疗效评价、脏器功能研究和新药开发等方面。

PET-CT 是正电子发射计算机断层显像的缩写。PET-CT 将 PET 与 CT 完美融为一体，由 PET 提供病灶详尽的功能与代谢等分子信息，而 CT 提供病灶的精确解剖定位，一次显像可获得全身各方位的断层图像，具有灵敏、安全、快速、准确、特异及定位精确等特点，可一目了然地了解全身整体情况，达到早期发现病灶和诊断疾病的目的，已广泛应用于肿瘤、脑和心脏等重大疾病，尤其对肿瘤的早期诊断和良、恶性鉴别诊断及确定各类恶性肿瘤的分期和分级、治疗效果的评估和预后判断等，具有重大意义。一般 40 岁以上，有肿瘤家族史；致癌物质接触史、肿瘤原发病灶不清楚或不明原因血清肿瘤标志物升高的人，宜定期进行 PET-CT 检查。

病人在做 PET-CT 检查前，应注意以下几点：

（1）做检查前，准备好以往所有的检查报告、X 线、CT 检查片、磁共振检查片或超声检查、内镜检查等病历资料。

（2）测量体重、血糖，然后静脉注射不同显像剂，然后在休息室内检查休息，让显影剂分布全身。

（3）上机检查前，排空小便，不带任何饰品和随身物体。

（4）一般需 2～3 天后取报告。

磁共振成像（MRI）检查须知

磁共振成像（MRI）是利用原子核在磁场内共振所产生的信号经计算机处理、重建成像的一种成像技术。参与磁共振成像的因素较多，信息量大而且不同于现有的各种影像学成像，对人体几乎无损害，不仅能观察组织、器官的形态，而且能发现一些生理方面和生物化学方面的变化，在诊断疾病中有很大的优越性，如像 X 线片上不能分辨肝脏与脾脏，MRI 能区分；对脑组织中的灰点和白质，MRI 也能区分；可清楚显示各心腔、房室间隔及房室壁的厚度，及房间隔缺损位置、形态和大小；可显示胰腺癌、胰腺炎和囊肿；确定颅脑肿瘤或血肿的位置等。磁共振成像其检测范围几乎覆盖全身各部位、各系统。

病人做 MRI 检查的注意事项

病人在做 MRI 检查时，必须注意以下几点

（1）置有心脏起搏器、人工关节、金属人工瓣膜或重要器官内含金属异物的病人禁忌做 MRI 检查。

（2）检查前 1 天，受检者要洗澡、洗头、换穿棉质内衣。

（3）检查前去除身上金属饰品，包括义齿、手表、钥匙、磁片等。

（4）对焦虑症病人，医生会使用少量镇静药。根据病情需要，需要做增强检查时，医生会向病人说明。有严重肾衰竭者禁用造影剂。MRI 检查机器声音较响，不必多虑。在做胸腹检查时，需要多次"憋气"，必须听从医生指挥。

（5）做肝、脾、胆、胰腺、肾及肾上腺等脏器 MRI 检查，在检查前需禁食 4～6 小时。

（6）做盆腔 MRI 检查，检查前晚，需服用番泻叶通便清洁肠道。检查时，病人膀胱内宜留中等量尿液。放有金属节育环的妇女，应在检查前取出。

各部位 MRI 检查与 CT 检查、超声检查的比较

现代化的医学检查项目越来越多，作为现代化的病人对现代医学检查项目功能横向比较，也应该有点基本常识性的了解。

（1）除急症颅脑外伤、颅骨病变、颅内钙化、急性蛛网膜下腔出血外，其余颅脑病变，如脑梗死、脑出血、脑肿瘤、脑先天性畸形等，MRI 检查均十分有效，并效果明显优于 CT 检查。

（2）对鼻腔及鼻窦部位腔壁骨质破坏的 MRI 检查效果，不如 CT 检查。

（3）MRI 检查评价心血管的形态学改变有效可靠，三维定位精确直观，但对心瓣膜功能评价不如超声多普勒检查，对心功能评估的准确性与超声检查接近，同属无创性，但较超声检查烦琐复杂。

（4）MRI 检查对胸部纵隔及肺门区病变显示良好。但 MRI 检查的空间分辨率较 CT 检查差，对肺部细微结构显示不如 CT 检查。

（5）MRI 检查对肝、脾占位病变的检出率与 CT 检查相当，定性诊断略优于 CT 检查。

（6）MRI 检查对胆囊、胆管病变和胰腺病变的检出率及定性不如 CT 检查。

（7）肾及肾上腺的病变检查，首选 CT 检查。当鉴别诊断有困难时，使用 MRI 检查，可能会提供更多信息。

（8）MRI 检查能清晰地显示脊柱的脊髓、椎间盘、韧带、椎间孔、椎管、蛛网膜下隙及脊髓的形态结构，不仅可以和 CT 显示一样横断面，而且还可显示矢断面、冠状断面，可用来诊断脊柱肿瘤、骨折、椎间病变、椎管内肿瘤等，尤其适用于脊柱外伤后及时发现脊髓内外血肿。

5

超声检查须知

超声检查是指应用超声波原理对人体组织的生理特征、形态结构与功能状态做出判断的一种非创伤检查方法。超声检查操作简便、可多次重复、切

面灵活多样，且无放射损伤，宜作近期跟踪复查，以掌握病情的动态。另外，超声检查价廉、安全、无痛、定位可靠、报告及时，已广泛应用于临床。

但是，临床上超声检查中同病异图、同图异病现象时有出现，其检查结果和检查者的素质关系十分密切。另外，超声检查对细胞学性质及功能均不能显示，有其局限性。临床上超声检查仅作诊断参考之一，尚需医生综合分析病人临床症状和多种检查、检验结果，才能得出正确的诊断。

做 B 超检查病人的注意事项

B 超检查可得到人体内脏及脏器之间各种切面图形，尤在甲状腺、肝脏、胆囊、胰腺、肾及膀胱的多种病变，以及妇产科和眼科等方面，应用广泛，其图形直观而清晰，容易发现较小病变，有利于明确诊断。

做 B 超检查病人的注意事项有：

（1）做腹部检查时，宜空腹进行。必要时需饮水充盈胃腔，以此作"透声窗"，进行胰腺或腹内深部病变的检查。

（2）做胆道系统超声检查需要前晚吃清淡饮食，当天禁用早餐。在需要评价胆囊收缩功能或了解胆管有无梗阻时，可备用脂肪餐。

（3）做膀胱、前列腺和妇科检查通常要使膀胱适当充盈。检查前饮600～1000 毫升（一次性纸杯 3～5 杯），憋住小便，一般需憋尿 1～2 小时，使膀胱充盈。膀胱充盈良好的标志：平卧时下腹部凸起呈浅弧形，加压时能往下按而且能忍住。有的医院使用阴道超声探头检查，可直接观察子宫和卵巢，无须做膀胱充盈准备。

（4）做腹部和肠道检查时，要在检查前清洁灌肠。

（5）超声检查时，医生会在体表皮肤上涂上一种耦合剂。检查后可用卫生纸擦去即可，不必担心污染衣服。

心血管超声检查

（1）M 型法：根据体内心脏等结构活动，记录其与胸壁（探头）间的回声距离变化的曲线，从这种曲线图上，可清晰认出心壁、室间隙、心腔、瓣膜等特征，主要用于观察心瓣膜及室壁的运动，测量心脏及大血管的内径。常同时加入心电图显示记录，用以诊断多种心脏病。如风湿性瓣膜病、心包积液、心肌病、心房内黏液瘤，也用于心功能测定及各类先天性心脏病的术前诊断及术后随访。

（2）二维超声心动图法：是在心脏部位的横切面进行光点扫描的结果，可得到心脏各种切面图像，并可观察到心脏收缩和舒张时的真实表现，检测心脏和血管的血流动力学状态，尤其是先天性心脏病和瓣膜病的分流及反流情况。其多普勒彩色血流显像以实时彩色编码显示血流的方法，即在显示屏上以不同彩色显示不同血液方向的流速。该方法也可发现心腔中的小血块以及心瓣膜上的裂口等改变。

（3）多普勒超声心电图法：这是从体外测定血管腔及心腔内血流的方法和速度的一种方法。用于诊断多种四肢动静脉疾病、主动脉疾病和部分先天性心脏病，如大血管转位、动脉导管未闭等。产科医生还用来诊断、确定胎动和胎心。

（4）经颅多普勒超声检查法：其是利用超声多普勒效应，经颅骨薄弱处或自然孔道（枕骨大孔、视神经孔）检测颅底主要脑动脉血流动力学（如血流方向、血流速度、血管阻力）及其生理参数的无创性脑血管疾病检查方法，可以判断所测血管的功能及其所灌流区域组织器官的供血状态。

（5）颈动脉彩超：在中老年人中，到动脉粥样硬化是最常见且最重要的一种血管病，它与短性脑血发作和缺血性卒中密切相关。彩色多普勒超声检查作为一项无创检查手段，具有简单易行、形象直观、无痛苦、无辐射等优点，不仅可以提供动脉粥样硬化斑块的形态学信息，还可以提供斑块造成的血流动力学改变的信息，目前已成为筛选颈动脉病变的首选方法。颈动脉彩超检查前一般不需要特殊准备，只要在检查前，把会影响检查的颈部饰物除去即可。

超声检查是否对胎儿有影响

近年来，超声诊断在妇产科中应用范围不断发展。很多孕妇自然会想到，超声检查是否会对胎儿有影响，这个问题在好几年前曾有过争论。

早在 1983 年美国妊娠期内接受一次以上超声检查的孕妇人数已超过50%。美国国家辐射防护委员会的报告指出，经过几十年数以千万计的病人接受超声检查，还未曾发现有任何有不良反应的病例。同样，为了考察超声对人的胚胎和胎儿的影响，人们也对这方面进行了深入的研究，其结果也同样表明超声检查的安全记录是优良的。

大家都知道，X线对胚胎和胎儿都是有害的，相比之下超声则是安全的。因此，尽管X线、CT技术的发展对超声检查构成某种挑战，但它在妇产科领域中确无立足之地。尽管如此，对孕妇进行超声检查时也必须严守最小剂量，在获得诊断信息下尽量使超声辐射强度降低（≤1瓦/平方厘米），使辐射时间缩短。

医生对某些孕妇及家属，要求用超声检查识别胎儿性别的做法应坚决禁止和劝阻。我国已有明文法规禁止进行这方面的胎儿性别检查。

介入性超声是怎么回事

介入性超声是一种借助于在超声的指引下进行的抽吸活体组织检查、细胞学检查、造影、造瘘、治疗以及粉碎结石等的新方法。由于可通过它获得病理学诊断、快速易行、无放射性、费用较低廉等优点，近年来发展很快。目前介入性超声不仅为超声诊断中的一个重要手段，而且已应用到X线造影、术中超声探查，胸腔积液、腹水、肾积水、脓肿、血肿等的引流以及肿瘤的局部化疗、放疗和热疗等方面，成为临床医学治疗实践中的重要组成部分。例如，在超声指引下对肝囊肿的穿刺、肝脓肿的经皮引流实质性病变的细胞学检查，肝脏手术中的超声检查、胆管引流、超声引导下部分肝切除术。胆道疾患时，超声指引经皮肝胆造影术，超声引导经皮肝胆汁引流术，超声引导经皮肝穿刺胆囊引流术。胰腺疾病时，超声引导胰管造影术，超声指引胰腺肿块穿刺（包括胰腺囊肿）。胃肠道肿瘤穿刺、腹腔内积液穿刺引流、肾肿块细针穿刺和活检、前列腺肿瘤的同位素微粒放置治疗、经皮心包积液引流等。

何谓内镜超声检查

从体表探测常常因病人的肥胖、肠内或肺内充盈气体以及骨骼等，可使得超声图像显示不清晰而影响诊断效果。超声内镜是将超声的换能器（探头）固定于内镜的顶头，从而可克服各种阻碍超声入射的影响，又可采用较高的频率。这种装置集超声和内镜两者的长处，并因其同步，既可直接观察器官的表面状态，又可增加超声的分辨力，对病灶的内部情况做出细致的分析。所以又称内镜下超声诊断法。

目前已有下列几种。①超声胃镜：可应用于食管壁肿瘤、胃壁病变、胰腺炎、胰腺恶性肿瘤、胆道疾病、腹膜后器官疾病以及肝脏疾病等；置于食管时可显示心脏后部。②超声腹腔镜：可用于肝血管瘤、肝细胞癌、胆囊、胆管、胰腺以及脾脏等疾病。③超声直肠镜：主要应用于直肠癌、前列腺增生以及肿瘤等。④超声阴道镜：用于妇、产科疾病。⑤超声膀胱镜：用于膀胱、前列腺、精囊等疾患。

B超检查与CT检查的比较

很多病人以为CT检查比B超检查费用贵，诊断效果更好。其实，这种看法是错误的。

CT检查对肿瘤的分辨率高于B超检查，对于1～2厘米的小肿块，CT显示率为88%，B超是48%。对于肾癌的诊断，CT准确率高，为90%，B超是44%，尤其是脑梗死、脑出血、脑积水、脑动脉畸形、脑肿瘤等疾病诊断，CT更为准确。

在胆囊疾病的诊断上，B超诊断胆囊结石准确率在95%以上，而CT的准确率不及B超。B超检查对肝硬化、脂肪肝、脾大、肝癌的诊断准确率也较CT检查为高。

另外，做肝脾CT检查时，要病人暂停呼吸，而儿童、精神病病人、肺功能不全者就不能配合，也就无法进行CT检查，而做B超检查却无这些限制。

B超检查和CT检查，各有所长，也各有所短。医学检查并非费用越贵越好。

第五篇

特种检查须知

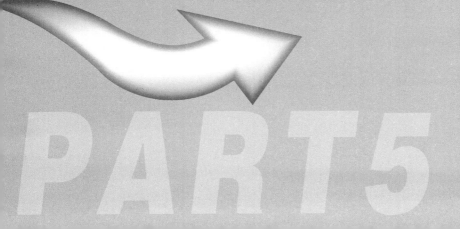

PART5

医生看病的正确诊断，来自各种必要的检查。随着科学技术的高度发展，现代医学检查的方法也更为丰富，精确性也不断提高。利用现代科学技术和仪器，对病人进行病变和功能的特种检查，有内镜检查、导管检查、生物电检查等。从某种意义上说，前述的影像学诊断检查，也应是特种检查的内容之一。

某一种检查方法，可能只对某些疾病有特殊价值，而另一种特种检查方法可能对另外一些疾病的诊断有效，医生可以根据病人的具体病情，有所选择。有的病人只要凭病史和一般检查就可以肯定诊断，那就不必要再做更多的检查。检查越多，病人负担和痛苦也就越大。但是某些病情复杂的病人，常需应用多种方法检查，有时可能仍难以做出结论，那就需要一个较长时期的观察和多次重复检查，才能最后确诊。

因此，病人在就诊时，应该听从医生的指导，不要随心所欲，一知半解地乱点检查项目，错误认为检查项目"多多益善"；也不要因为怕检查时的暂时性痛苦，而放弃检查，因此而延误病情，失去有利的治疗机会。正确的检查，除需要医生认真的态度，精湛的技术和先进的仪器设备外，还需要病人有一定的检查常识，密切的配合。这样才能使检查结果准确无误。

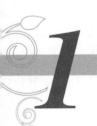

内镜检查须知

由于纤维光导技术的飞速发展，临床检查应用的内镜获得了一个飞跃，纤维内镜具有纤细柔软、弯曲性强、导光好，视野清晰的优点。

做胃、十二指肠纤维内镜检查的注意事项

胃、十二指肠纤维内镜具有窥察、摄影、活检、息肉摘除、电凝、胰胆管造影、异物取出，甚至内镜下奥狄括约肌切开取石等多种用途。上消化道疾病是常见病、多发病，因此胃、十二指肠纤维内镜在临床诊断和诊治上已被广泛地应用。尤其对临床上表现提示胃部疾病，而钡餐检查不能肯定结果者；良性与恶性溃疡不能鉴别者；良性与恶性肿瘤不能确诊者；出血原因不

明者更具检查价值。近年电子胃镜的问世可以把胃镜中观察到的情况，放大反映到电视屏幕上，一目了然，使胃镜检查技术提高到一个新的水平。

做胃、十二指肠纤维内镜检查的注意事项有：

（1）严重食管及贲门部梗阻或痉挛者；重度食管静脉曲张者；急性大量上消化道出血者，急性胆管感染者；传染性肝炎；严重心血管疾病；精神病病人；全身情况极差，不能耐受检查者，都禁忌做此项检查。

（2）检查当日，必须带好病历和有关检查资料，以备医生查阅。

（3）病人检查当日和前日若病人有急性扁桃体炎、咽峡炎，可以改期检查。但必须和医院胃镜室联系。

（4）检查前晚10时后禁食，于第二天上午空腹检查。如下午进行检查，病人上午可饮糖水，中午必须禁食。

（5）已作钡餐胃肠造影检查的病人，最好3天后做纤维胃镜检查。幽门梗阻、胃潴留的病人要在检查前洗胃。

（6）检查前30分钟，病人要按时注射医生配给的阿托品。排空大小便。取下活动义齿。有胃潴留病人，应告诉医生，先应洗胃，而后检查。

（7）当医生给予咽喉部喷雾麻醉时，病人要张大口配合，颈部尽量后仰，以便充分麻醉。

（8）检查时，病人要全身放松，取侧卧位，头略前仰，双腿弯曲。要按医生要求做好吞咽或者屏气动作。不要紧张，咬住牙垫，平稳呼吸。

（9）病人检查后1小时，待麻醉作用消失后才能进流质软食（牛奶、豆浆、麦乳精等）。做活体组织检查的病人要禁食2小时。

（10）病人检查后须适当休息，做活体组织检查的病人更要休息。

（11）检查后，病人可有咽喉疼痛和少许声音嘶哑，不需要特殊处理，休息2～3天后会自行消失，不必惊慌。如有剧烈的腹痛、呕血或黑便等，应该马上去医院检查。

做纤维结肠镜检查的注意问题

纤维结肠镜检查是诊断结肠病变和治疗（摘除）结肠息肉的新技术，配合X线钡剂灌肠检查能进一步提高结肠病变的确诊率。

临床上，下列情况适宜做纤维结肠镜检查：

（1）原因不明的下消化道出血、慢性腹泻。

（2）钡剂灌肠检查正常，而有不能解释的便血、腹泻和腹痛等结肠症状；或者钡剂灌肠检查显示有异常，需进一步明确病变性质和范围。

（3）不能排除大肠及末端回肠疾病的腹部肿块。

（4）结肠镜下治疗：大肠息肉摘除术；高频电凝止血；大肠异物取出；乙状结肠扭转；肠套叠的复位等。

做纤维结肠镜检查的病人，应注意以下问题：

（1）有严重溃疡性结肠炎，广泛肠粘连，严重心肺功能不全的病人；妊娠妇女不宜做此项检查。

（2）检查前3天，进低渣或流质饮食。要做高频电手术者，勿食乳制品。检查前1天晚上服蓖麻油30～40毫升，或番泻叶10克（煎服），或者硫酸镁20～30克口服，同时需多饮水。有溃疡性结肠炎和腹泻病人可以免服。

（3）检查当天上午禁食。术前1～2小时温水清洁灌肠两三次，直至灌出液澄清为止。术前15～30分钟肌内注射盐酸山莨菪碱10毫克，地西泮5毫克。

（4）检查时，病人换上检查开裆裤，左侧卧位，屈右腿，全身放松，如图16。

（5）做过活组织检查的病人，检查后3天应尽量休息，勿剧烈活动，不做钡剂灌肠检查。

（6）检查后，病人若有剧烈腹痛、便血，应及时去急诊。

直肠、乙状结肠镜检查要注意的问题

直肠、乙状结肠镜检查是下消化道疾病常用的、安全而有效的检查方法，还可以在直视下做直肠或乙状结肠内活体组织检查、息肉摘除和止血。

有下列情况，均可做直肠、乙状结肠镜检查：有不明原因的慢性腹泻、便血，以及大便习惯和粪便性状改变时；乙状结肠、直肠有炎性、溃疡性、寄生虫性疾病或息肉、肿瘤需进一步明确诊断或作鉴别诊断时。

病人在做直肠、乙状结肠镜检查时，要注意以下几点：

（1）检查前晚，应吃少渣饮食，睡前服用医院配给的轻泻药，如硫酸镁、番泻叶等。腹泻者不用。

（2）必须在检查前1小时到达医院，排空大便或进行清洁灌肠。精神紧张的病人可以要求医生给予镇静药。

（3）病人在检查时采用膝胸位（趴在检查床上的体位，膝部贴近胸部），两腿分开。体弱的病人可采取左侧卧位，左腿伸直、右腿屈曲。检查时，病人不要随意移动体位。有不适时，可以张口深呼吸。

（4）检查后，要休息1～2小时。取活组织检查的病人3天内避免作剧烈活动，不能再做钡剂灌肠造影。如有剧烈腹痛、便血等，应去医院紧急处理。检查后24小时不大便者也应去医院检查。

（5）有直肠、乙状结肠狭窄、肛裂、肠道急性炎症、急性腹泻、严重高血压、心脏病、妇女月经期、孕妇、体质极度衰弱等情况的病人禁止做检查。有出血性疾病的病人禁止做活组织检查。

腹腔镜检查不单是检查

腹腔镜检查是在腹腔镜的直接窥视下，观察腹腔或盆腔内器官表面的病理变化，亦可在直接窥视下采取活体组织检查。腹腔镜检查能窥视的器官有肝脏、胆囊、胃大弯、胃前壁、结肠、空回肠、大网膜、壁层腹膜、子宫和输卵管等，所以对这些器官疾病的诊断有一定帮助。腹腔镜检查操作简便、创伤性小，视野清晰，并可彩色摄像。为此，它可填补临床诊断不足和不必要的剖腹探查手术，更能使诊断与手术治疗一体化，大大拓宽了现代腹腔镜的应用范围，目前已成为一项有效的诊断和治疗方法。

腹腔镜检查对诊断较难明确的急腹症，如急性阑尾炎、胰腺炎、溃疡病穿孔、腹膜炎、宫外孕、卵巢囊肿蒂扭转等；需要确定腹腔或盆腔内包块的部位和性质；慢性腹痛，有腹膜炎、腹腔粘连、盆腔炎等；肝脏疾病，需直接观察并作活检，以确定病变性质，如疑为肝癌、肝硬化、肝结核、脂肪肝以及慢性活动性肝炎与慢性迁延性肝炎的鉴别诊断；梗阻性黄疸，需区别肝内或肝外阻塞；不明原因腹水；胆囊疾病（如胆囊炎、胆囊癌、胆囊积水等）的鉴别诊断等，都具有重大的临床意义。

目前，腹腔镜诊疗技术还在外科和妇科应用于：

（1）病变组织和器官切除，如胆囊切除、阑尾切除、脾脏切除、胃壁良性肿瘤局部切除、网膜或系膜囊肿切除。

（2）胃迷走神经切断。

（3）肝肾囊肿开窗引流。

（4）胃肠穿孔修补、疝修补以及游动盲肠固定。

（5）临床诊断有困难的原因不明腹痛、肿瘤、炎症、宫外孕、子宫内膜异位症、多囊卵巢、子宫穿孔、生殖器畸形或两性畸形时分辨畸形类型。

（6）绝育手术和取出异位节育环。

（7）对原因不明的不孕症者，检查子宫发育情况、有无排卵、输卵管是否通畅，病变部位和程度，有无粘连。

（8）排卵期收集卵细胞，进行体外授精。

（9）取活组织检查、电凝、病灶切除、分离粘连、宫外孕孕囊内注药、卵巢巧克力囊肿摘除术、卵巢良性肿瘤及子宫切除术等。

病人在做腹腔镜诊疗时，要注意：

（1）有严重心肺疾病、腹腔广泛粘连、急性腹膜炎、明显出血倾向、体质极度衰弱的病人，妊娠妇女、月经期妇女不宜做腹腔镜诊疗。

（2）检查前应禁食 8～12 小时，按腹部外科手术要求进行皮肤准备。术前一晚灌肠 1 次。做普罗卡因皮试。女性病人做下腹部腹腔镜检查，检查前 30 分钟放置导尿管。术前 30 分钟肌内注射镇静药，如苯巴比妥、地西泮等。排空小便。

（3）黄疸或出、凝血时间异常者，应先注射维生素 K，连用 3 天后复查，待出凝血时间正常后方可做腹腔镜检查。

（4）如为腹水病人，术前应放去腹水。量大者，可分批放水。

（5）术后 24 小时严格卧床，并严密观察有无腹痛或内出血现象。术后 4 小时可以进食半流质。鼓励病人自行排尿，防止尿潴留。

（6）检查后，可服用镇痛药，减少切口疼痛。应用抗生素 3 天，预防感染。

（7）术后 7 天拆线，拆线前不宜做剧烈活动。

做纤维支气管镜检查病人要注意的事项

纤维支气管镜是检查呼吸系统诊疗的重要方法之一。它具有纤细柔软、可弯曲、导光强、视野广，并可伸入肺段、亚段或更小的支气管等优点，对两侧上叶支气管等检查较困难的部位，亦能进行系统检查，尤多用于肺癌的早期诊断肺部弥漫性病变的支气管内肺活检，以及某些支气管病变的局部治疗，如吸痰引流解除呼吸道梗阻，局部注入抗生素等有很多价值。目前除取异物使用金属支气管镜外，其他多使用纤维支气管镜检查。

做纤维支气管镜病人的注意事项有：

（1）有以下情况者不宜做此检查：严重心肺功能障碍、主动脉瘤压迫气管或食管者、全身情况极度衰弱、恶性病变颈椎转移、近期有其他急性病（如呼吸道大出血、喉结核、肺炎）等。

（2）注意口腔卫生，术前用复方硼砂溶液漱口，有上呼吸道炎症者延期检查。

（3）去检查时，随带X线检查胸片。检查前4小时禁饮禁食，检查前30分钟肌内注射阿托品0.5毫克和镇静药、镇痛药（如吗啡5~10毫克）。

（4）检查时，先做咽喉部及气管黏膜表面麻醉。病人取掉义齿，取卧位或坐位，经鼻或口腔将镜插入气管及支气管。要求病人全身放松，充分合作。

（5）检查后2小时内不要饮水、进食，2小时后酌情给流质或半流质。少数病人可有少量痰、血、咳嗽、低热、咽喉痛等，无须特殊处理，但可随访观察，必要时对症治疗。

（6）检查后继续漱口，医生会根据病人的情况给予抗生素，预防感染。

做鼻腔内镜检查的注意问题

过去临床上无论使用前鼻镜检查还是间接鼻咽镜检查，对鼻腔和鼻窦的观察都有一定的局限性。鼻部许多重要结构（如各鼻窦的开口）都位于狭窄、隐蔽的中鼻道、上鼻道和蝶筛隐窝内而无法直视，给临床诊断和病情判定带来困难。随着电子内镜科学技术的发展，鼻腔内镜的应用使这些问题就迎刃而解。鼻腔内镜检查可以寻找鼻出血部位，并在内镜直视下止血；寻找鼻腔脓性分泌物的来源；鼻腔、鼻咽肿瘤的定位和直视下活体组织检查等。

做鼻腔内镜检查要注意：

（1）病人检查前应剪鼻毛。

（2）病人取坐位，头偏向检查的医生。使用1％可卡因麻黄碱棉片做鼻腔黏膜表面麻醉及收缩黏膜血管。

（3）检查后，若鼻腔出血不止，应去医院处理。

做纤维鼻咽镜检查的注意事项

临床上对用间接鼻咽镜检查有困难的病人，可以用纤维鼻咽镜检查，详细观察鼻咽顶、鼻中隔后缘、两侧咽隐窝、咽鼓管隆凸及咽鼓管口等。纤维鼻咽镜可经鼻或经口进路检查。

做纤维鼻咽镜检查的注意事项：

（1）检查前擤净鼻涕。

（2）检查前医生会用1％丁卡因对鼻及口咽部黏膜表面进行麻醉。

（3）检查后2小时内禁食、禁饮，以防发生吸入性肺炎。

（4）心肺有严重病变者，不宜做该项检查。

做喉镜（间接、直接）检查要注意的问题

喉部的内窥镜检查有间接和直接两种。间接喉镜检查较简单，也不需要特殊器械，因此医生一般都先进行间接喉镜检查，有必要时再作直接喉镜检查。

病人在做间接喉镜检查时，要注意：

（1）坐势要正确。两眼向前，保持水平方向。身体距检查椅靠背约30厘米，头部不能靠在椅子的靠背上。

（2）检查时要张大口，轻松地伸舌，平静地呼吸。

（3）在医生要求时，要先发出一个"衣……"的高长声音，以便医生可看清声带情况。

直接喉镜检查适行于下咽部和喉部的病变。在需摘除下咽部、喉部异物或取活体组织检查，做某些喉部治疗时，医生用直接喉镜进行检查。

在做直接喉镜检查时，需要注意：

（1）检查前4小时禁食。

（2）口腔内装有义齿者，检查时应该取下。

（3）检查前30分钟，医生会给予必要药物做准备。在喷局部麻醉药时，要张大嘴巴发出"啊—"的长音，以便麻醉药喷入喉部充分麻醉。

（4）有颈椎疾病的病人，如脱位、结核、外伤等，不宜作检查。心肺严重病变、上呼吸道急性感染也不宜作此项检查。

（5）检查时，病人的身体与头部要保持一直线位置，头部位置不宜过高或过低。全身肌肉要放松，平静呼吸。精神紧张可取仰卧位。

（6）检查后2小时内禁饮水、进食，以防发生吸入性肺炎。

做子宫内腔镜检查的注意事项

宫腔镜是带有冷光源的检查器，放入子宫腔内能清晰地看清宫腔内及子宫内膜上的病变，因而可用于不孕症、宫腔碘油造影疑有肿瘤、诊断性刮宫疑有异物等疾病，并可在直接观察下取可疑组织做活体组织检查，以提高诊断准确性。通过宫腔镜还可以作宫腔内手术，如宫腔内肌瘤息肉摘除术。但若有生殖系统感染、早孕、子宫出血等情况不能应用本项检查。

做子宫内腔镜检查注意事项：

（1）检查时间：一般安排在月经干净后5～7天内进行。

（2）检查日若有发热应查明原因，必要时暂缓进行。

（3）有阴道毛滴虫或真菌的应在治愈后方能检查。

（4）检查时先将小便排空。

（5）检查时下腹可能有轻微酸胀感觉，可张口呼吸以分散注意力，不要屏气。若有不能忍耐的恶心、呕吐、咳嗽等情况，应及时告诉医生。

（6）术后卧床休息2小时，无特殊情况时可以离院。术后当天下腹部可有不适，1周内阴道中可行血性白带，均为正常现象。若有剧烈腹痛或发热应及时去医院检查。

（7）术后2周内禁止盆浴及房事，以防引起感染。

做阴道镜检查的注意事项

阴道镜能将子宫颈和阴道黏膜表面放大10～40倍，并在电视荧屏上显示，因而可观察肉眼所不能发现的细胞和血管变异，从这些变异区取活体组织检查，可以提高宫颈癌的诊断率。

做阴道镜检查应注意：

（1）检查前24小时内不能做阴道冲洗、阴道内用药、性交。检查前要将小便排空。

（2）检查时要涂辅助药物使组织起一定变化，因而观察得更清楚。这些药对人体都无危害，故不必害怕。

（3）取活组织的部位可能会出血，常填塞纱布或有带棉球，应点明其数量，于24小时内取出以免感染。若取出后仍有出血应到医院复诊，出血多者应立即急诊。

（4）检查后应注意会阴清洁，1周内不宜性生活和盆浴。

病人做膀胱镜检查前后的注意事项

膀胱镜是一根装有复杂光学透镜系统的多功能软管。在膀胱镜直接窥视下，可观察膀胱及输尿管开口；留取膀胱尿、肾盂尿做镜检和培养；进行逆行造影检查等，用于诊断和治疗泌尿系统疾病。尤其是早期发现膀胱恶性肿瘤，进行膀胱内手术，如膀胱肿瘤电切术等。

有的人认为尿道这么细，又弯弯曲曲，插一根管子到膀胱里去，不是痛煞人吗？很担心。其实，并非如此。正常男性尿道长18～20厘米，有3个狭窄部（外口、膜部、内口）和两个弯曲（耻骨下曲、耻骨后曲）。耻骨下曲只要把阴茎向腹侧上提即能变直。耻骨后曲可利用膀胱部的弯曲顺势通过。一般只要膀胱镜通过尿道外口，就能顺利进入膀胱。况且在检查之前，尿道内要注润滑油，还要进行表面麻醉和骶管麻醉。只要医生在检查时动作轻柔、认真，病人密切配合，是完全可以减少疼痛的。女性病人尿道直而短，仅有4～6厘米长，更不必顾虑了。

病人在检查前，应该了解下列几点：

（1）有急性尿道炎、前列腺炎、膀胱炎，年老体弱，有心、肝、肾严重疾病的病人，妊娠妇女不宜做该项检查。

（2）检查前，病人须洗净外生殖器、会阴部。临检查前要排空大小便。拟作逆行肾盂造影者，应在检查前，灌肠1次，并禁食8小时。

（3）精神紧张的病人可以要求医生给予镇静药。

（4）检查插镜时，病人要深呼吸，帮助肌肉放松。

（5）检查后，不要马上单独站立、行走，特别是老年人，应该卧床休息2～3小时。病人要尽量多饮开水，注意保暖。

（6）检查后有膀胱胀痛、烧灼感的病人可以热敷减轻疼痛。有持续的肉眼血尿或不能小便，频繁呕吐的病人，应及时告诉医生处理。

生物电检查须知

生物电是生物器官、组织和细胞在生命活动过程中发生的电位和极性变化。生物体内广泛、繁杂的电现象是正常生理活动的反映。一定的生理过程，对应着一定的电反应。因此，依据生物电的变化可以推知生理过程是否处于正常状态，如心电图、脑电图、肌电图等生物电信息的检测。

做心电图检查要注意的事项

心脏在收缩与舒张时，产生微弱的生物电，利用心电图机可以从身体表面不同的部位探测这种电位变化，并记录下来。心电图描记时，先将金属电极板放在两手、两脚和胸前，再用导线连接到心电图机上。检查时，病人毫无感觉，对健康无害。

心电图检查是临床上常用的诊断方法之一，对各种心律失常，心肌肥厚，心肌供血不足，心肌梗死，电解质紊乱等有较大的诊断价值。心电图检查过程中，被检查者毫无感觉，对健康无丝毫影响。

病人做心电图检查时应该注意以下几点：

（1）检查前不能饱饮、饱食、吃冷饮或者抽烟，需要平静休息 20 分钟。过去做过心电图的病人，应该将以往的报告或者记录交给医生，以便对照分析。

（2）检查时，病人要睡平，全身肌肉放松，平稳呼吸，保持安静，切勿讲话或者移动体位。

（3）病人如服用过洋地黄、钾盐、钙类药物，必须在检查前告诉医生。此类药物可以引起心电图变化。

（4）阵发性心律不齐的病人，有时一次心电图不能记录到有关变化，需要多次检查，特别是在发作时才能记录到。

（5）有的医院，在金属电极板处涂有电极膏，做完心电图后，可用纱布或者卫生纸擦掉。现在大多数医院用乙醇代替。

做心电图运动试验的注意事项

有时病人在安静状态下，不易发现一些改变，可以让病人作适当的运动，再进行及时描记，来发现这些改变，如心电图运动试验、活动平板试验、踏车试验等。

决定心肌供氧的主要因素是冠状动脉血流量和心肌氧摄取率。正常状态下氧摄取率为 60%～65%，几乎已达最大限度，因此当心肌耗氧量增加时只有通过增加冠状动脉血流量来满足需要。当有冠状动脉粥样硬化病变，其狭窄程度大于 50%时，冠状动脉的储备功能下降，其供氧不能随着心肌耗氧量的增加而增加，产生心肌缺血。运动试验就是利用运动来增加心脏负担，增加心肌耗氧量，由此诱发心肌缺血的心电图表现。

做心电图运动试验的病人，还需要注意：

（1）进餐前后 1 小时，不宜做运动试验。

（2）有下列情况禁忌做运动试验：进行性或新近发作心绞痛，急性心肌梗死后 1 年内，充血性心力衰竭，严重高血压，左心室肥大，左束支阻滞，预激症候群，休息时就有明显心肌缺血，年老体弱，行动不便等。

（3）做运动试验中，病人如发生心绞痛，冷汗不止，应该立即停止试验，报告医生，以便及时处理。

（4）少部分病人心电图运动试验可呈假阳性或假阴性。不能单凭心电图运动试验结果来诊断有无冠心病，还需要医生结合病史、症状和其他检查，综合分析。

做动态心电图检查的注意事项

动态心电图是通过胸壁皮肤电极，用一个随身携带的小磁带记录器，可以长时间 24～48 小时慢速记录心电图，之后将记录磁带快速回扫进行分析。

动态心电图在检查时，看不到心电图波形，因此不能即时做出心电图诊断，也不适宜用于监测心脏急症。但它能长时记录心电图，可长达 48 小时，记录心跳多达 10 万次以上。因此，不仅能取得大量信息，且能结合日常生活、工作、劳动、服药，进行动态观察，常能发现心电图难以检得的一过性心电图改变，这是动态心电图的独特之处。

动态心电图常应用于下列情况：

（1）心源性症状的认别：有的病人常主诉心悸、胸痛或胸闷，体格检查和心电图检查无异常发现，拟诊为"冠心病"。也有的病人因眩晕或晕厥发作等拟诊为"脑动脉供血不足"，但究竟为何种病因所致，可用动态心电图鉴别。

（2）心律失常的确诊：各种心律失常的持续性或阵发性，快速率或慢速率，伴有或不伴有症状的，均可就其有无、种类、出现时间、数量与日常生活关系、变化规律以及药物疗效等做出评价。

（3）用于对冠心病的早期诊断，也可观察治疗冠心病药物的疗效。

（4）对心律失常预后的判断和抗心律失常药的筛选。

做动态心电图的病人应注意以下几点：

（1）检查前先做常规心电图一次，以作对照。

（2）用无水乙醇加乙醚混合物，擦去受检者置放电极位置皮肤表面油脂。

（3）医生在病人身上安置好电极和记录器后，切勿擅自拉动电极、导线，或拨动记录器上的开关。

（4）检查期间，勿沐浴、游泳，勿到有放射及高频电磁场的区域去活动，以免记录器受影响。

（5）检查时，一切活动不受限制。记录好自己进餐、睡眠、步行、运动、登梯、抽烟、服药等项目的具体时间，以及出现头晕、胸闷、胸痛、恶心等症状的具体时间。

（6）检查过程中，受检者应远离高压电场所，如放射科、理疗室、高压电线架、高压变压器等。

做脑电图检查的注意事项

脑电图是借助于电子仪器，将脑部微弱的生物电加以放大几百万倍后，描记在记录纸上所成的曲线图。可作为癫痫、脑部肿瘤、脑脓肿、病毒性脑炎、脑血管疾病等的辅助诊断。

检查时，病人头上安置多个电板，但对病人既无痛苦，也无损伤，更不会引起什么后遗症，完全不必顾虑。精神紧张，将会影响检查结果。

病人注意事项有：

（1）检查前24小时停服镇静药、兴奋药和其他作用于神经系统的药物。

禁饮咖啡、浓茶等。如果不宜停药的病人，应该在检查前向医生说明用药的名称和剂量。

（2）检查前，把头发洗净、晾干。忌用发油。

（3）病人应在饭后 3 小时内检查。如不能进食者可服糖开水（白糖 50 克）或者告诉医生可静脉注射 50％葡萄糖注射液 40 毫升，以免低血糖而影响检查结果。

（4）小儿或躁动不安的病人，医生会给予镇静药，待睡眠后再检查。检查时不宜穿着过多，毛衣和化纤类衣服常造成静电干扰，应在检查前脱去。

（5）检查时，病人应全身放松，轻轻闭目。病人要密切和医生配合，按医生要求完成规定的动作。

做针极肌电图检查的注意事项

用针电极或表面电极记录神经和肌肉的生物电活动，放大后于阴极示波管显示波影，进行观察和记录。大多检查附有扬声器，可听到不同电活动的声音变化，并可刺激周围神经，观察肌电活动，以测定神经传导速度。

肌电图检查可协助诊断运动神经元疾病、肌肉疾病、周围神经损害、多发性神经炎等，特别是病变在哪一部位的定位诊断有一定意义。

做针极肌电图检查的病人要注意以下几点：

（1）对重症肌无力患者，一般在停药 18 小时后进行检查。

（2）检查前医生会向病人说明检查时的感觉和配合检查要求。病人需训练用力程度不同的肌肉收缩。

（3）婴幼儿检查常不能合作，应动作敏捷，选择重点，待患儿躁动后休息时准确观察。检查时病人应取合适体位，使肌肉充分放松。

（4）受检肌肉皮肤消毒后，插入针极时，稍有痛感。

（5）避免过度紧张及空腹状态下检查，以免晕针。

怎样做眼电图检查

眼电图检查用于眼球运动检查，及评估视网膜功能的各种疾病，尤其是脉络膜循环障碍和视网膜、葡萄膜疾病。

做眼电图检查时，要注意：

（1）检查前 30 分钟避免病人由亮处突然进入暗处，或者受强光照射。

在暗房适应 15 分钟。

（2）检查前医生会向病人介绍检查程序，以取得配合。检查时病人视线跟随两个小红灯的交替发光做交替注视，两灯变换频率一般为 1 次/秒。

怎样做耳蜗电图检查

电反应测听是利用叠加平均技术记录听觉系统声诱发电位，判断听觉系统功能状态，分析耳科和神经科的某些疾病，客观估价难以合作者的听阈，与其他听力学检查结合，可鉴别耳聋病变的部位。

做耳蜗电图检查必须在隔音屏蔽室内进行。病人平卧，肌肉放松。成人可用外耳道局部麻醉，儿童需要全身麻醉下进行。

怎么做脑干听觉诱发电位检查

脑干听觉诱发电位检查，可测定影响周围和脑干听觉通路的病变，鉴定残余听力和客观测听。检查须在隔声屏蔽室内进行。病人平卧，肌肉放松。儿童不合作时，可服用水合氯醛，入睡后进行。

3 肺功能检查须知

肺功能测定是对呼吸生理的各个环节加以检测，对研究生理功能的改变可提供重要依据和方法，在临床上应用于某些呼吸和循环系统疾病的功能诊断及防治。

肺功能测定主要包括肺容量测定、通气功能测定、气道阻力测定、吸入气分布及混合测定、肺顺应性测定、弥散功能测定、肺泡氧分压与动脉血氧分压差测定。动脉血气分析、酸碱平衡测定等。用于检查有心肺疾病者肺功能损害程度；胸外科手术适应证的选择，及外科手术前后的肺功能考核；内科心肺疾病的辅助诊断和疗效观察，如诊断阻塞性和限制性通气障碍，以及支气管扩张药治疗前后的观察等；呼吸功能不全患者实行监护。

做肺功能检查的病人，检查前要认真听医生作检查过程的介绍。病人检查前，需要安静休息 15 分钟。检查时，受检者需夹鼻夹，与呼吸道相连的接口器必须紧密咬合，防止漏气。一般情况下，每项测定 3 次，取最理想值。较复杂的个别项目，争取 1 次完成。

肺容量测定参考值

（1）潮气量：0.4～0.5 升/次。

（2）补吸气量：男性 2.1 升，女性 1.4 升。

（3）补呼气量：男性 0.9 升，女性 0.56 升。

（4）深吸气量（IC）：占肺总量的 0.50，占肺活量的 0.70。

（5）肺活量：男性 3.47 升，女性 2.44 升。

（6）功能残气量：男性 2.33 升，女性 1.58 升。

（7）残气量：男性 1.53 升，女性 1.02 升。

（8）肺总量：男性 5.02 升，女性 3.46 升。

通气功能测定参考值

（1）每分钟通气量：男性 6～8 升/分，女性 5～6 升/分。

（2）肺泡通气量：约为每分钟通气量的 0.70。

（3）最大通气量：男性(1.74±0.04)升/秒，女性(1.38±0.04)升/秒。

（4）最大呼气流量：男性(5.85±13.36)升/秒，女性(2.77±10.25)升/秒。

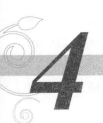

4 活组织检查须知

活组织检查是从有病变可疑的部位上，切下一小部分进行病理切片检查，以明确诊断。此种方法比较准确、可靠，可以及时提供诊断意见，供治疗参考，是临床上常用的诊断方法。

取活组织的方法有：

（1）体表浅层活组织检查：小手术切取体表浅层的肿块或病变组织标本。

（2）内镜活组织检查：在内镜内，用活组织钳咬取标本，如用胃镜、乙状结肠镜等。

（3）穿刺活组织检查：软组织瘤、淋巴结等可用大号针头穿刺抽取组织标本。

（4）体腔穿刺液检查：如胸腔积液、腹水等，经离心沉淀后作涂片检查。

（5）手术切除组织检查：把手术切除的组织，固定后染色，切片做病理细胞检查。有条件的医院，在术中尚可做冷冻切片，马上检查，20～30分钟就可报告。根据报告结果，立即决定手术治疗方案。

小手术活组织检查是临床上常用的方法。检查时，要求病人事先洗净检查部位的皮肤，这样可以减少检查后发炎的机会。一般小手术范围都很小，无多大痛苦，加上要使用麻醉药，所以不必紧张与顾虑。术后最要紧的是及时将获取的组织标本和医生填写好的病理申请单送到病理科。通常5～7天后可知道检查结果的报告。

做活组织检查需注意的事项

在做病理学检查时，病人及家属应注意下列事项：

（1）解除各种思想顾虑，不要精神紧张。

（2）在做活组织切取检查、穿刺及内镜检查之前，应向有关医生了解术前应特别注意的事项，并严格按医嘱做好术前准备。

（3）在术前洗净将要做活切或穿刺的部位，以减少感染的机会。在洗净该部位时，手法应轻柔，不要用力挤压和揉捏，以防止人为地造成充血、出血等病变和促使肿瘤扩散。

（4）去医院前，最好喝一点热牛奶、豆浆或吃一点稀饭，以减少因空腹及紧张而引起的头昏、不适甚至晕厥。

（5）宫颈刮片前2天停止性生活。

（6）术后应遵医嘱服用抗生素。在做内脏穿刺后，不可立即离开医院。须经过观察并征得手术医生的同意后，方可回家。如果发现有局部剧痛伴面色苍白、冷汗不止、恶心呕吐等现象时，应立即到原先做穿刺的医院就医。

怎样看病理检查报告

做过病理学检查后，病人及其家属总希望早知道检查的结果。看病理报告时，对常易混淆的一些问题，现作一简单介绍。

（1）报告上有"瘤"字，不一定都是肿瘤。有不少人在拿到病理报告后，首先找的就是有无"瘤"字。其实，由于长期以来留下来的命名中的混乱，使得病理报告中的"瘤"字的含义也变得复杂。以"××瘤"命名的病，并非都是真性肿瘤，如黄色瘤、动脉瘤、结核瘤、胆脂瘤等，它们是一些炎症、局部结构改变和病因未明的疾病。

（2）有"瘤"字不一定都是恶性的。一般说，病理学中给肿瘤命名的原则是：良性肿瘤以"瘤"字结尾，恶性肿瘤以"癌"字或"肉瘤"结尾。因此，凡无其他形容词作定语而以"瘤"字结尾的肿瘤，基本上是良性肿瘤。但如在病名前加有"恶性"，如"恶性××瘤"，或在瘤字前加有"母细胞性"的定语，如"××母细胞瘤"，则均属恶性肿瘤。

（3）报告上没有出现"瘤"、"癌"和"肉瘤"等字，也不一定不是肿瘤，有的却是真性的恶性肿瘤，如白血病、霍奇金淋巴瘤等。

（4）"未分化癌"不是"未发现癌"。"未分化癌"，是新生癌细胞的形态和其来源的正常组织间毫无相似之处，以致病理医生也难以单凭其形态而推测出其来源的组织，这样的癌就叫未分化癌，其恶性程度很高，低分化癌其恶性程度较高；高分化癌其恶性程度较低。

（5）报告上写"请密切随诊"的意思是病理科医生认为病人的病变具有潜在恶性或不能完全排除其恶性可能。因此，病人及其家属不应掉以轻心，更不要因为目前还未做出恶性肿瘤的诊断而感到万事大吉。应遵医嘱治疗和定期到原就诊医院复诊。

活组织检查会加速癌症扩散吗

许多病人及其家属都认为，活组织检查会加速癌肿的扩散，尤其是当已倾向于诊断为恶性肿瘤时。那么，究竟应该怎样正确地对待这个问题呢？

坦率地说，任何一种活检方法都存在着促使恶性肿瘤扩散的潜在可能性。因为术中的挤、压、切割都可能增加恶性肿瘤细胞脱落入组织间隙、淋巴液和血液中的机会。

但是，也应指出，医生在做出活检的决定前，往往认真权衡过活检的利与弊。固然，活检有可能增加癌肿扩散，但它也同时给病人带来了及时明确诊断和及时又正确的被治疗的机会。若病人因害怕活检而使诊断长期不明，贻误早期和及时治疗的良机，增加病人的痛苦，甚至失去可能痊愈的良机。

根据大量病例的研究，凡按规定程序操作，并在活组织检查后 2 周内，由于明确诊断而得到及时、正确治疗的癌肿病人，均未发现活组织检查给病人带来任何不良的后果。

因此，凡是医生指出须做活组织检查的，病人及其家属都应及时遵照医嘱做好准备，不必存在顾虑。

做淋巴结活组织检查的注意问题

淋巴结分布于全身各部分，在正常情况下，淋巴结直径多在 0.1～1 厘米，不容易摸到。引起淋巴结肿大的原因很多，常见的有淋巴结炎、淋巴结结核、白血病、恶性淋巴瘤、淋巴结转移癌等。淋巴结活组织检查和穿刺检查可以协助诊断和鉴别以上疾病。

病人在做淋巴结活检时应注意以下事项：

（1）准确地诉说病史，特别应当说清哪一个（组）淋巴结最先肿大，当时有无痛感，当时有多大等，应指出哪一个长得最快，可供医生选择活检部位时参考。

（2）检查最好在饭前进行，以免淋巴结中脂肪过多。

（3）术前轻轻洗净局部皮肤，以减少术后感染的机会。

（4）术中应密切配合，特别是当取颈部淋巴结时，由于该部位解剖关系复杂，为减少手术时对其他组织的损伤，病人更应密切配合。

（5）术后，有的病人需要遵照医嘱服用抗生素药物。

做腰椎穿刺需注意的问题

脑脊液产生于侧脑室脉络丛，存在于脑室及蛛网膜下隙内的一种无色透明液体。脑脊液功能为维持神经组织的内环境；给脑和神经组织细胞提供营养物质，运走代谢产物；调节颅内压力；保护脑和脊髓免受外力震荡损伤的功能。当中枢神经系统发生病变时，正常脑脊液可发生各种改变。因此，脑脊液检查有助于中枢神经系统疾病的诊断、治疗和预后的判断。

腰椎穿刺是在病人腰背部应用穿刺针抽吸脑脊液，其目的如下：

（1）实验室检查：这是最主要的，通过检验以明确脑部疾病的诊断，如脑膜炎、脑炎、脑瘤、蛛网膜下腔出血，感染性多发性神经炎、脑寄生虫病等。

（2）注入造影剂，作椎管造影，以确定脊髓蛛网膜下隙梗阻部位。

（3）注入腰部麻醉药，用以达到腰部以下麻醉，有利于腰部以下的手术进行。

（4）鞘内注射药物，用于治疗，如注射抗结核药来治疗结核性脑膜炎等。

有人担心腰椎穿刺抽取脑脊液会影响身体健康，有损大脑记忆，还会有后遗症，是不正确的。一个人的脑脊液大约有 150 毫升，它一方面不断生成，另一方面又不断被重新吸入血液，在体内总是保持着脑脊液的压力平衡。抽掉少量脑脊髓液，马上会得到新的补充。另外，通常腰椎穿刺的部位在第三、第四腰椎，此处只有部分脊神经根和马尾神经，并无脊髓，所以不会因穿刺而造成脊髓损伤。

当脑和脊髓患病时，本身会产生不同程度的损害。治疗后，可能遗留下各种神经症状，而不能误认为腰椎穿刺抽脑脊液所引起的后遗症。只有早期穿刺，才有利于早期诊断，早期治疗，才能最大限度地避免产生脑与脊髓疾病的后遗症。

腰椎穿刺时，病人配合好坏是穿刺成功的关键问题。

病人怎样才能配合得好呢？要做到：

（1）病人侧卧在硬板床上，背部和床边垂直，头向胸前弯曲，背向后弓起，两手抱膝，膝向腹部屈曲，如图 18。

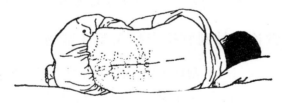

图 18　病人腰椎穿刺的姿势

（2）病人平稳呼吸，不要紧张，切勿憋气鼓劲。医生会使用局部麻醉，并不会感到疼痛。

（3）穿刺后，需要去掉枕头休息 4～6 小时，如坐起后仍觉头昏，须继续卧床休息数小时。病人可以多饮些开水。

（4）有的病人过早起床活动，可以引起头痛、恶心、呕吐。严重的需要马上请医生处理。

（5）穿刺后有 1～2 天腰酸、腰痛感，属正常现象。

（6）脑脊液标本送验要及时。

什么是骨髓穿刺检查

骨髓穿刺术是吸取骨髓液了解造血系统疾病的一种诊断技术。常用于诊断再生障碍性贫血、巨幼细胞贫血、各类白血病、恶性组织细胞增多症、多发性骨髓瘤、转移性癌肿、伤寒等疾病。也可用作败血症的骨髓细胞培养，寻找骨髓中黑热病小体、疟原虫等。

骨髓是制造血液的“工厂”，有人担心骨髓穿刺是否会伤害身体？其实这种担心是多余的。

成人骨髓平均质量为 2600 克，骨髓穿刺仅吸取骨髓液 0.2 毫升，对人体来说是微不足道的。而且骨髓的再生能力很强，骨髓液被抽去后，马上会促使新的骨髓生成。所以不会伤害身体。

骨髓穿刺都在局部麻醉下进行，病人无明显疼痛感，只有极少数病人略有酸胀感。一般术后就可以起床正常活动。

但是，对有明显出血倾向、血友病病人禁忌检查。

骨髓穿刺除用于诊断检查外，有时亦可用于骨髓内输液或注射药物。

某些骨髓病变，如骨髓纤维化、恶性肿瘤等，骨髓内的病理细胞不容易通过穿刺抽取，此时采用骨髓活检就能明确髓组织的病理改变。目前多采用特殊的骨髓活检针，咬取骨髓组织 1～2 个米粒大小。

做诊断性刮宫检查病人要注意的问题

诊断性刮宫的主要目的是刮取子宫内膜活组织进行病理检查，用来明确诊断子宫内膜和宫颈管内膜有关的某些疾病，以指导治疗。

在诊断性刮宫检查时，要注意：

（1）诊断性刮宫的最合适时间，根据每个病人的病情不同而有不同的选择，如对不孕症者，须了解卵巢功能，特别是了解有无排卵而进行刮宫，就必须限定在下次月经来潮前 2～3 天内最好，听从医生的安排。

（2）检查前 1～2 天，应该洗头，洗澡 1 次。去医院随身带卫生巾等。

（3）检查前解净小便。精神过于紧张者，可以服用镇静药。

（4）检查后，在医院休息室卧床休息 1 小时后再回。如第二天有高热或剧烈腹痛，应立即去医院检查。如检查后半个月，仍有阴道流血，也要及时到医院检查。

（5）从登记检查那天起，到检查后半个月内禁止性生活。检查后2周内也禁盆浴。

（6）阴道、子宫颈有严重炎症（包括阴道毛滴虫和真菌性炎症）的病人，则禁忌检查。要待治疗好转后，才能进行刮宫检查。

做阴道脱落法细胞学检查的注意事项

阴道脱落法细胞学检查是妇科常用的检查方法。观察阴道脱落细胞，可间接了解卵巢功能和胎盘功能。此外，阴道脱落细胞还可来自子宫颈和内生殖器，从病人阴道脱落细胞和宫颈刮片中可寻找癌细胞，以早期诊断内生殖器不同部位的恶性肿瘤，并了解治疗效果。一次涂片仅能反映当时的卵巢功能或胎盘的情况，因此必须定期连续观察，才能正确掌握卵巢功能或胎盘功能的动态。

在做阴道细胞学检查时，要注意：

（1）检查前2天，阴道内禁止任何刺激，如性交、阴道检查、阴道内上药或冲洗。

（2）检查当天，要用肥皂水洗净外阴部和会阴部。

（3）检查前排空小便。

（4）月经期不能作检查。

有的产妇为什么要做羊水检查

羊水检查是现代产科学的重要进展之一，是防治遗传性，先天性疾病的诊断措施，因为通过羊水可以研究胎儿的生理和病理情况，如判明胎儿的性别，诊断某些遗传性疾病或畸胎；了解胎儿的成熟度以及母亲胎儿血型不合时，胎儿受累的程度等。

羊水检查通常由专业医生经羊膜腔穿刺取得。

那么，哪些情况需做羊水检查：

（1）对高危妊娠的妇女，医生认为需要引产时，通过羊水检查，可了解胎儿成熟度，结合胎盘功能测定，可决定引产的时间，以保护母亲和胎儿。

（2）曾有过多次原因不明的流产、早产或死胎史的。

（3）大龄及高龄（35～40岁以上）孕妇。

（4）夫妇一方或双方有染色体异常的，或亲代中有代谢缺陷病者。

（5）曾分娩过染色体异常的婴儿，如先天性愚型儿。

（6）妊娠早期曾患过严重的病毒感染性疾病或接触过大量电离辐射的孕妇。

（7）母亲胎儿血型不合的，为了判断胎儿的预后。

（8）妊娠期，医生有计划生育的需要，或有血友病家族史需对胎儿作性别判定的。

此外，胎膜早破、可疑的孕妇可做羊水检查。

羊水检查一般在妊娠中期（妊娠 16～21 周）进行。检查前 3 天，阴道内禁止任何刺激，如性交。检查当天，要用肥皂水洗净外阴和会阴部。术前要排空尿液，两手叉腰，轻轻转动腰腹部。然后仰卧，医生用 B 超诊断仪探测定位，选择好穿刺点，在严格无菌操作条件下进行穿刺。一般抽取羊水 20 毫升左右，放入洁净灭菌的离心管内，立即由家属送检。孕妇在医院休息 1～2 小时后才可回家。回家后，若发现有任何不适或腹痛，阴道流液等情况，应即去医院。

5 其他检查须知

妇科检查要注意的事项

妇女因妇科疾病去医院求医时，或者健康普查时，都需要做妇科检查。那么，妇科检查查些什么呢？在检查过程中与检查前后，病人应注意些什么呢？

妇科检查一般指女性生殖器官的检查，包括外阴部、阴道、子宫、输卵管、卵巢等检查。一般从外阴部开始。检查发育情况，阴毛分布，有否异常炎症分泌物，或不正常的赘生物等。然后扩张阴道，检查阴道内有无充血，分泌物的多少及性质等。同时了解宫颈的大小与炎症等情况。此时，医生还常取分泌物标本，送验检查阴道毛滴虫、真菌等，必要时还找淋病奈瑟菌，并刮取子宫颈或阴道后穹窿的脱落细胞找癌细胞。随后，医生用双手做双合诊检查子宫的位置、大小、形态、质地与活动情况，同时查双侧附件，有无增厚、压痛、肿块等。虽然检查内容较多，但妇科医生会根据病人的具体情况，而有所侧重，如有的以炎症为主，检查有无性传染病存在的迹象；对中老年妇女，则以检查有无肿瘤为主等。根据病人主诉与初步检查，可对病情作一个大致的了解，并决定需要进一步检查的内容。

病人的积极配合是十分必要的。女性内生殖器官的周围，前面有膀胱，后面有直肠，左侧有乙状结肠，如果在这些邻近器官内，存在有一定尿液或粪便，则会影响妇女内生殖器的位置与双合触诊的准确性。因此，病人在作妇科检查前均应排空大小便。检查时，病人退去一侧裤子的裤腿，放松地平躺在妇科检查床上，两腿放在支撑架上，尽量分开，充分暴露会阴部，放松腹部肌肉，配合医生的检查，并及时反映在检查过程中出现的各种感觉，以便医生能发现病变所在部位。

妇科检查一般是不会产生任何不良后果的。但在某些特殊情况下，如月经期、流产后恶露未净，或有其他原因阴道能引起炎症的发生与扩散。有的病人检查后有必要应用一些抗生素。病人检查后，若发现有不正常的阴道流血或阴道分泌物增多等时，则应尽快到医院去作进一步检查，以便及时诊断，及时治疗。

什么是产前检查

妊娠的每一时期是否正常关系到母婴的安全。当你得知自己妊娠后，就应该在妊娠 3 个月内到指定医院做早孕检查，它包括：全面详细的问诊，以确定有无不宜妊娠的全身疾病、家族性遗传性疾病、肿瘤性疾病等；全身体格检查，妇科检查及肝肾功能、淋病奈瑟菌、真菌等性病检查，弓形体、巨细胞病毒、风疹病毒等检查，以确定有否影响胎儿的疾病，如果没有异常，可以继续妊娠，如有不宜妊娠的因素，应果断终止妊娠。

妊娠 3～6 个月应每月到医院检查 1 次，特别是 4～5 个月时，应做 B 超检查，排除胎儿畸形。妊娠 6 个月时，应进行第一次产前检查，测量骨盆，为顺利生产做好准备。以后每 2 周检查 1 次，检查血压、胎位、胎儿大小、尿蛋白等。以早期发现妊娠合并症，特别是妊娠期高血压疾病；妊娠 37 周时，做一次产前鉴定，以估计是否可以顺利生产；产前检查还包括孕产期指导，它是母婴健康的"保护神"，它可以及时发现和处理妊娠期每一个不正常的现象，减少妊娠合并症的发生，减少孕产妇的意外。

每一个孕产妇通过全面完整科学的产前检查，一定能生一个优质的好宝宝。

做 24 小时动态血压监测检查的注意点

24 小时动态血压监测（ABPM）是通过血压监测仪对受试者的血压进行 24 小时动态观察，受试时应以正常生活状态为准，避免剧烈活动和情绪过度波动，不饮烈酒及过量咖啡，不嗜烟。在医院门诊检查时，带好检查单和身份证。

实施 ABPM 具有以下临床意义：

（1）排除"白大衣性高血压"现象。"白大衣性高血压"通常是指有些人在医院就诊测压时由于情绪紧张使血压升高，达到了高血压诊断标准。

（2）有助于高血压病人个体化的用药原则。人的血压一般是上午 9～11 时和下午 3～6 时最高，因此高血压病人服用降压药的最佳时间是在高峰前半小时，即上午 8 时 30 分，下午 2 时 30 分，但并非千篇一律。所以对高血压病人来说，如果条件允许，最好在用药前进行一次 ABPM 检查，以便选择最佳服药时间，避免降压过度引起心、脑、肾等重要脏器供血不足，产生"降压灌注不良综合征"。

（3）有助于判断血压治疗的效果。由于血压自身波动，加上患者很难在用药前、用药后的同一时间测量血压（自备家用测压仪者除外），所以要准确判断降压疗效，应在用药前、用药后一段时间做 ABPM 检查。当然在目前情况下，评估降压药疗效以常规测压辅以 ABPM 为宜。

做 24 小时动态血压监测的病人需要注意：

（1）动态血压监测多采用无创性携带式动态血压监测仪。测压间隔时间白昼一般 15 分钟或 20 分钟，夜间为 30 分钟或 60 分钟。应连续观察 24 小时。监测结束后，数据通过计算机处置。

（2）监测时，受检者佩戴袖带的上臂要尽量保持静止状态。袖带位置移动或松脱可导致较大误差，或测不出来。

（3）睡眠时上臂位置变化或躯干压迫，可影响血压读数正确性。

做妊娠试验的临床意义

妇女受孕后，由胎盘绒毛膜滋养层细胞分泌产生人绒毛膜促性腺激素（HCG），60～70天达高峰，以后逐渐降低，维持至分娩后。利用孕妇尿中存在 HCG 进行检测，提供妊娠依据，以及帮助诊断某些疾病，如葡萄胎、绒毛膜癌、睾丸畸胎瘤等。

心导管检查要注意的事项

心导管检查是使用特制的心导管经周围血管（通常是股动脉或股静脉）送入心脏或者血管的指定部位进行检查和介入治疗。可测量心房、心室等不同心腔或动静脉内的压力及血氧含量；可以做心脏电生理检查；可以采取血标本或心肌标本供化验分析；可以在导管内注射造影剂，对心脏某些部位或血管进行造影检查等。心导管检查对心脏血管疾病的诊断具有重大意义，如先天性心脏病、心血管畸形、冠状动脉和周围血管狭窄部位与程度做出正确判断、心外科手术前必做的检查。另外，检查也能以介入治疗为主要目的。

做心脏插管检查病人的注意事项有：

（1）受检者检查前要做血、尿常规，肝，肾功能，X 线胸片，心电图，超声心动图等检查。

（2）检查前口服或肌内注射地西泮（安定）5～10 毫克。

（3）拟做造影者，应做碘过敏试验。

（4）检查前禁食 12 小时。做局部皮肤清洁。病人进入导管室，仰卧检查床上后，身上接上心电监测导线，医生通过病人手腕或腹股沟等部位的外周动脉在局部麻醉下插入导管，给心脏冠状动脉注射入造影剂，在 X 线透视机下即可看清冠状动脉的病变。

（5）听从医生指挥，按医生要求做深呼吸、憋气、用力咳嗽等，与医生密切配合。

（6）检查后，每 30 分钟测血压、心率各 1 次，共 3 次。检查结束后，拔出导管，需要局部按压止血 15～20 分钟，然后加压包扎。局部保持干燥、清洁。

（7）应用抗生素防止血行继发感染。

碳-13 呼气试验

幽门螺杆菌可以导致胃炎、胃溃疡、胃癌，与冠心病的发病也有关系，可以作为常规体检项目。碳-13呼气试验是了解是否现患幽门螺杆菌感染的检查方法，优点是安全、准确、无创伤。做该检查之前需要停抗生素4周，停胃药1周，空腹检查，在检查等候30分钟期间不能进食、饮水、吸烟及剧烈运动。一旦检测结果为阳性，需要到门诊接受正规诊治。

骨密度测定

随着人口老龄化，骨质疏松已成为常见病和多发病。骨质疏松多见于老年人，尤其好发于绝经后的妇女。因此，绝经前期的妇女（45岁左右）和50岁左右男性，无论有否症状，都应该每年到正规医院做一次骨密度测定，了解自己目前的密度情况。每年测定的数据都应妥善保管，并与自己第一次测得的密度值（初始数据）作比较，以便掌握自己每年骨量丢失的速度，医生也会根据不同的骨密度值给予预防指导。当骨密度值达到骨质疏松的标准，并在进行相关检查后确诊为骨质疏松症时，就需要在医生的指导下进行正规的药物治疗，以最大限度地提高骨密度，降低骨折的发生率。

目前最好的骨密度检测设备是双能X线吸收仪，俗称骨密度仪。但用双能X线吸收仪测定骨密度的技术目前在国内尚未普及，只有在大多数的三级甲等医院拥有该仪器。骨密度测定是安全且无创的，扫描时间仅需2分钟，患者接受的射线量相当于摄一次胸片的1/30，因此除孕妇外，其他人都可以进行检查。

传统的X线检查，如摄腰椎或骨盆X线片等，对发现骨质疏松有一定帮助。但是，X线摄片只能发现骨矿量丢失30％以上的骨质疏松，不能作为早期诊断。通过骨密度仪测得的骨密度值是目前诊断骨质疏松的金标准，同时也能预测将来发生骨折的危险性，骨密度值愈低，发生骨折的危险性愈大。

第六篇

用药须知

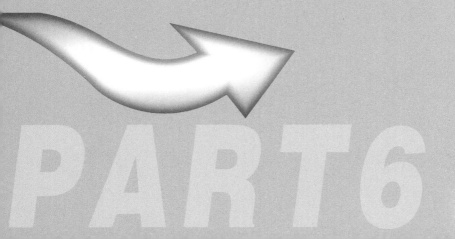

PART6

药物是人类同疾病作斗争的有效手段之一，临床上治疗疾病很多疗效是通过药物治疗来实现的。但是，药物的不良反应也不容忽视，除了开药的医生要重视外，用药的病人更应该需要了解正确用药的知识，让药物发挥更好的治疗作用，尽量避免药物的不良反应。2005年百姓安全调查报告显示，不合理用药情况占用药者的32%。目前，在我国每年约有250多万人次因为药物不良反应而住院。

明明白白配药

配药、用药是一种性命攸关的事情，病人和家属要慎重对待，不能掉以轻心。

识读医生的处方

去医院看病，医生少不了要给你开一张处方。如果你稍加注意，便会发现在处方笺的左上角，有一个"R"符号。R是拉丁文"取"、"拿"一词的缩写，它的含义是取用以下药物。在处方中医生都写明了每种药物的使用方法，病人在取药时应记住各个药物的使用方法和注意事项。

许多人用药，常把1天3次的1天，理解为白天这段时间。把用药时间定在上午、中午和下午，或是三餐前后。其实不然，1日3次是指一天24小时而言。1天3次，是根据24小时内药物在人体血液中的浓度变化制定出来的。因此，1天3次，正确的服药时间是每隔8小时用药1次。两次服药间隔时间过长，会影响疗效；两次服药间隔时间过短，会增加药物的毒副作用。考虑到人的作息规律，每天3次用药时间可以这样安排：早上7点，下午3点，晚上11点。同样的道理，每天2次、每天4次都应以24小时来安排用药时间，具体情况请务必遵医嘱用药。

处方中的常用外文含义：qd为每天1次，bid为每天2次，tid为每天3次，qid为每天4次，qod为隔天1次，qm为每晨，qn为每晚，qh为每小时，sos为需要时，prn为必要时，hs为临睡时，pc为饭后，ac为饭前，

am 为上午，pm 为下午，im 为肌内注射，iv 为静脉注射，id 为皮内注射，ih 为皮下注射，iv gtt 为静脉滴注，po 为口服；μg 为微克，mg 为毫克，kg 为千克，mL 为毫升，U 为单位。

医院配药需要注意的事项

凭医生开的处方，在医院收费处付款后，药房就可以配到药。需要到药店外买的，医生会在处方上注明。

配药的病人或者家属需要注意几点：

（1）本院处方到医院付款或记账处盖收款章，然后去药房领药。

（2）领药时，要核对一下药袋上的姓名，用法，以及药物的品种，数量是否正确。防止多拿，少拿或者错拿。用法不清楚的，要当面问清。同时，要看一下药品是否有变质、过期、破损等，一旦发现立即向药房退换。

（3）配取较多药品或中药时，最好带上一只手提包或者网袋，便于携带，避免针剂跌碎，药袋遗漏或中药包纸破损。

（4）注射的针剂都要发给注射单，凭单才能注射，切勿遗失。针剂忌用手摸弄，容易把瓶面上印有的药名、剂量、批号擦掉，而无法使用。

常用药物的剂型

常用药物的剂型有很多种，各有一定的特点。现将一些主要的剂型简介如下：

（1）汤剂：是我国中医学中应用最多的一种剂型。它有很多优点，如可以根据病情变化加减，灵活使用药物；汤剂多为复方，药物之间能相互促进，相互制约，可达到增强、缓和药性的作用，而且制备简单，吸收较快。但容积较大，味苦，且易于变质或发霉。

（2）药酒：是用黄酒或白酒将中药浸出的一种剂型。有时还加入蔗糖或蜂蜜来调味着色。常用于祛风活血、止痛散瘀，效果颇佳，且久储不宜变质，如舒筋活络酒等。但小儿、孕妇及心脏病、高血压病人不宜服用。

（3）膏滋：又称煎膏剂。为我国中医习用的一类膏状的口服剂。它以滋补为主，兼有缓慢的治疗作用，且因含有蔗糖、蜂蜜而味美，为病者所乐用。如枇杷膏、益母草膏等。

（4）软膏：药物与凡士林等混合制成一种半固体剂型，涂于皮肤或黏膜上，能起到保护、滑润及局部治疗作用。如烫伤软膏、醋酸肤轻松软膏等。

（5）膏药：一般分为硬膏药和橡皮膏药两种。其中硬膏药俗称黑膏药，是将药物用油熬炼后制成，能扩张血管，促进局部血液循环，从而起到消肿、拔毒、去腐、生肌等作用，常用于治疗跌打损伤、风湿疼痛等症。如宝珍膏、狗皮膏及万应膏等。另一种橡皮膏药，俗称伤筋膏药，是将药物与橡胶、松香及油脂性物质混合制成的，携带、使用都很方便，而且不污染衣服，但膏层较薄，药效维持时间一般没有黑膏药长。常用的有伤湿止痛膏、香桂活血膏等。

（6）栓剂：又称塞药，为古老的剂型之一。如人们熟悉的甘油栓和痔疮锭呈鱼雷形，塞入肛门后，经括约肌收缩易压入肠内，发挥局部治疗作用。以后人们又发现栓剂通过直肠黏膜吸收，还可起到全身作用，如治疗哮喘的氨茶碱栓等。

（7）散剂：俗称药粉。根据医疗用途的不同，可分为内服或外用两种。它比片剂或丸剂容易吸收，起效较快，但有的刺激性较大，而且容易吸湿变质，需要密闭储存。

（8）囊剂：一般分为硬胶囊剂和软胶囊剂两种。其中硬胶囊剂是将固体或半固体药物填充于大小不同的两节圆筒形硬胶囊中，紧密套合而成。软胶囊剂，常称为胶丸，是将油类或液体药物封闭于软胶囊中，而成为一种圆形或椭圆形的内服剂型。前者如速效伤风胶囊，后者如鱼肝油胶丸。它们不仅外表整洁美观，容易吞服，而且可以掩盖药物的不良气味，服用后迅速崩解释放药物。

（9）丸剂：俗称丸药，为古老的剂型之一。由于它具有服用、携带方便，借助包衣掩盖药物的不良气味以及作用缓和、持久等特点，因而常用于慢性病的治疗及调和气血。按所用的辅料不同，丸剂又可分为水丸、蜜丸、糊丸、蜡丸等类型。

（10）滴丸：是20世纪60年代发展起来的高效、速效的口服剂型，多用于难溶性的、不易吸收的或有刺激性的药物，是丸剂的革新。服用后辅料迅速溶解，而使药物呈微粒析出，吸收较快。如苏冰滴丸、芸香油滴丸等。

（11）冲剂：呈颗粒状，临用时用温开水冲服。它是汤剂的新发展，既保持了汤剂药效发挥快的特色，又克服了汤剂体积大，容易腐败变质的缺点。有的则加入多量糖粉，具有糖浆剂的特点，对小儿尤为适宜。如感冒冲剂、止咳冲剂等。有的是无蔗糖型，体形小，便于携带。

（12）片剂：它具有剂量准确、成本较低以及服用、储存、运输方便等优点。也可在药片上压成凹纹，以利于折成两半服用，但儿童及老年人不易吞服。

（13）纸型片：它外表像一张纸，撕一格即可服用。这是将一定量的药物吸附在一定大小的特制的可食性纸上而制成的一种内服剂型。它体积小、疗效高、包装简单、便于携带。但由于纸的吸附量有限，只适用于小量药物。如口服避孕纸片、胃疡平纸片、硫酸阿托品纸片等。

（14）膜剂：为近年来发展的一种新剂型，是将药物溶解在一定材料中制成薄膜状的剂型。它的含量准确，质量轻、体积小，既可口服，也可外用。如硝酸甘油膜、毛果芸香碱眼用膜及避孕膜等。

（15）注射剂：俗称针剂。针剂具有很多优点，其药效迅速，适于急救；不受消化液和食物的影响；还可产生局部定位作用。缺点是使用不便，注射疼痛和价格高。常用的有水针和粉针两类，前者如葡萄糖注射液、氯化钠注射液；后者如青霉素、辅酶 A 等。另外还有油针如雌乙醇、丙酸睾酮等。

（16）气雾剂：由喷雾剂发展而来，主要是将药物与液化气体或压缩空气同装于带有门的封闭耐压的筒内，使用时借助容器的压力，使药物呈雾状自动喷射出来，让微粒直达呼吸道或被皮肤吸收，以发挥作用，其吸收速度并不亚于注射，而工序却比注射剂要简便得多。如喘息定气雾剂、芸香草气雾剂。其特点是剂量较小、奏效迅速，能保持药物的无菌状态，并能减少局部涂药的疼痛与感染，不良反应较小，但制备麻烦，价格较贵，而其应用受到一定的限制。

综上所述，任何药品的治疗作用，固然取决于本身的化学结构、性质和组成，然而剂型是药物应用的必要形式，它可以调节药物作用的快慢和持续时间，减少不良反应。可见，只有将药物制成相应的剂型，才能适应各种不同的情况，达到治疗的目的。

自己检查药品的质量

一旦发现药品有变质情况，就绝对不能使用。简易的检查方法有：

（1）片、丸剂：观察是否有崩碎、松软、变色、斑点、虫蛀、发霉等变质现象。如有变质可疑，而外形又分辨不出时，可做下面试验：取 1 片

（丸）药放在盛温水的玻璃杯内，摇动几下，药片（坚质的糖衣片除外）在10分钟左右就崩解化开。超过此时间的，便不能服用。

若糖衣药片有外观颜色不均匀，而糖衣内的药品色泽、味道没有异样，仍可服用，反之则不能服用。没有糖衣的药片，变色就不能服用。如维生素C变色后，就成了没有生理作用的古洛糖酸。

纸型片有分格不匀、缺损，受潮、发霉时不能服用。

（2）水剂：水剂面上如浮有异物、碎屑、霉花，或者有絮、片状物体沉浮都说明已经变质，不能使用。但有些药品因配料、浓度等关系，静放时会有些沉淀，这类药物不能看成变质。对此，药瓶的瓶贴上常注有"用时摇匀"说明。

（3）针剂：将针剂放在光线充足处，摇晃几下，再仔细观察。检查是否有异物、霉花或絮状物（注意与微气泡和药物结晶的区别），再看一下针剂瓶子是否完整无损。发现以上任何一种情况，都不能使用。油针剂如有油剂混浊、沉淀分层，粉针剂有异物、色点等都不可使用。

未标上药名、剂量，或者已失效的针剂均不能使用。

药品的保存

有的药品容易受到外界环境中空气、湿度、温度、光线等影响而变质失效，甚至会引起毒性。

有时医院里配到的药品是散装的。为了保证疗效，防止药物变质，避免浪费，药物必须妥善保管。方法是：

（1）将药品存装在密闭的容器中，置于湿度较低的阴凉干燥处。药品随吃、随拿、随盖。

（2）避免阳光照射。凡遇光易变质的药品，应储存在有色的瓶子中，或外包黑纸置于暗处。

（3）有特殊气味或有毒的药品，应分别储存。不同品种的药物也不宜在同一瓶内混合存放。

（4）已经霉变、潮解及过期失效的药物不可应用。注射制有变色或混浊，更不能使用。

如何阅读药盒内"药品说明书"

目前，医院内配的药品都是整合包装，盒内会附有药厂的说明书。说明书一般包括对这个药品各方面的简单介绍，病人服用前应该认真地阅读，特别要认真阅读其中有关药品适应证、禁忌证、用法用量、不良反应、药物相互作用、注意事项等方面的介绍，服用药品一定要遵守说明书的规定。

说明书上列出了用药方法，如肌内注射、静脉注射、一天几次等，一定不要弄错；一次用药的剂量是指大多数人的安全有效剂量，有些人因为个体差异，对药品的作用特别敏感，很低的剂量就可能出现不良反应。这种情况在药品上市前不一定能发现。所以用药前，即使认真地阅读了说明书，按说明书的规定服用，也还要经常发生药品的不良反应。

当药品说明书与医生医嘱不一致时

药品说明书是指导医生正确开处方，指导病人正确用药的重要资料。有时候，您会发现医生开出的医嘱可能有与药品说明书不一致的情况。

作为病人究竟该以哪个为准，听谁的呢？

不论是按说明书，还是听医生的，作为病人您都得多留个心眼。应该说，药品说明书在药品申报过程中经过了众多专家的考核认可，而且在法律上具有一定的权威性。医生也只能是药品说明书的使用者之一，因此，也可能存对说明书理解上和记忆上的一些偏差，甚至是工作疏忽。因此，一旦两者出现不一致，首先要向医生提出质疑。如果医生能够解释这是特殊的用法并表示对此负责，则可以相信医生，因为医生是有法律义务对其医疗行为负责的。

从另一个角度讲，药品的使用是在实践中不断发展着的，而说明书不可能非常及时地更新。有一些药品的临床实际用法也是在不断发展的，因此可能在一定的范围内，对说明书的用法有所拓展。从这个角度讲，只要其有理论依据，有能证明有效安全的证据。可以在某些方面有新发展，我们应该尊重医生的医嘱。如给胆绞痛病人开了硝苯吡啶，说明书标明该药是钙拮抗药，能扩张冠状动脉，增加冠状动脉血流量，提高心肌对缺血的耐受性，用于心绞痛。但硝苯吡啶用于胆绞痛也能解痉止痛，且不会诱发老年人青光眼发作和尿潴留。

当然也不排除个别药品企业对病人缺乏责任心，在制作和印刷药品说明书时产生一些错误。发现类似的情况，我们必须立即向医生，甚至有关部门提出质疑。

2 正确用药

正确用药可使药物的治疗作用事半功倍。

常用的用药方法

用药方法又称给药途径，用药方法不同及正确与否，对药物疗效影响很大。不同的用药方法有不同的特点。

（1）口服：绝大多数药物进入胃肠道后，能为胃肠道黏膜所吸收。因此口服给药是一种最常用的方法。其优点是服用方便、安全，要求的药物制剂比较简单，易为病人所接受。其缺点是药物易受食物影响，并需经过胃的排空进入小肠后才被吸收，发挥作用慢（一般口服半小时后才显效）。有些药物，如胰岛素、苄星青霉素等，口服后会被消化酶破坏。卡那霉素口服不易吸收。依米丁等口服刺激性大，极易造成恶心、呕吐，无法口服给药。

（2）注射：其优点是剂量准确，作用快，但要求严格，要有给药器械（注射器等），要严格消毒以及使用不同的注射技术。此法适用于病情严重或不能口服用药的病人。常用的注射方法有如下几种：

1）皮下注射：适用于剂量为1毫升以内而没有刺激性的注射剂。皮下注射比口服给药吸收快而安全，注射后5～15分钟即生效。

2）肌内注射：药量在10毫升以内。由于肌肉血管丰富，药物的吸收比皮下更迅速完全。

3）静脉注射或静脉滴注：要求使用的药物澄明，无浑浊、沉淀，无异物和致热源。油溶液或不能与血液混合的其他溶液或者会引起溶血、凝血的物质，均不可采用静脉注射。为了使药液在血液中维持较长时间或不断补充大量液体，可采用静脉滴注，这就是平时所说的"打吊针"、"打点滴"、"输液"等。此外，还有鞘内注射、关节内注射，就是所说的"打封闭针"。

（3）舌下给药：常用的有硝酸甘油、硝酸异山梨酯、异丙肾上腺素片等。

（4）直肠给药：直肠给药比口服给药吸收更快，如治疗细菌性痢疾时采用大蒜液灌肠，治疗慢性结肠炎时用庆大霉素、地塞米松等灌肠局部。

（5）局部用药：有涂擦、撒粉、喷雾、含漱、熏洗、滴入等。其优点是在用药部位保持高药物浓度，产生局部作用，但应注意发生过敏反应。此外，还有皮下埋藏药物等方法。

（6）雾化吸入：如用于治疗哮喘的硫酸特布他林（喘康速气雾剂）、沙丁胺醇（舒喘灵气雾剂）等，此法的优点是药物作用快速，使用方便。

不同给药途径的药物吸收速度不同，一般为静脉注射＞（快于）吸入＞肌内注射＞皮下注射＞口服＞直肠＞外敷。

增进药效的用药方法

治疗不同疾病的药物，采用不同的剂型和服药方法，以增进疗效，减少不良反应。治疗咽喉炎的药物，如六神丸、甘草片、喉症丸等含化效果最佳；止咳糖浆、甘草合剂、竹沥水可在咽喉部停留时间长一些，最好服后暂不饮水；治疗消化性溃疡的氢氧化铝、复方氢氧化铝（胃舒平）、盖胃平、乐得胃等应嚼碎后或研碎后温水送服；治疗心绞痛的硝酸甘油，则舌下含化作用最快；解热镇痛片、去痛片等应嚼碎（研碎），温水送服，这样止痛作用快，可减轻对局部胃黏膜的刺激；乌洛托品片最好用少量温水溶化后服用，以防止浓度过高而刺激胃引起疼痛；包有糖衣的黄连素、红霉素、氯霉素、铁剂等不能嚼碎，应整片吞服；对牙齿有腐蚀作用或是牙齿染色的药物，如酸类或铁剂，服用时可用吸管吸服，避免与牙齿接触，服药后及时漱口。

另外，还有一些有利于提高药效的服药方法：

（1）早晨服：抗结核药（如异烟肼）和糖皮质激素（如泼尼松）等，早晨8时左右服用，可提高疗效并降低不良反应。

（2）空腹服：空腹服西咪替丁、胃仙-U等抗胃溃疡药，可使药物更多地分布在胃黏膜表面，使药效提高。

（3）餐后服：四环素和抗生素类药物，可减少药物对胃肠的刺激，提高药物的利用率。

（4）糖水服：驱虫药左旋咪唑用糖水送服可增加药效；用于治疗肺燥、肺虚、肠燥、便秘等疾病的中成药用蜜糖水送服，可提高药效。

（5）茶水服：降压、利尿的西药和用于治疗心血管疾病的中成药，用绿茶水送服，可增强疗效。

（6）脂餐服：维生素 E、维生素 A 等脂溶性药物在食用油性食物后服用，更有利于药物吸收。

（7）米汤服：补气、养肠胃的中成药用稀粥送服；补气、健脾、利膈、止咳、利尿的中成药用米汤送下；需口服的中药粉末最好也用稀粥送服，以减少药物对胃肠的刺激。

（8）黄酒服：治疗气滞血瘀、风湿痹症病的中药丸，用黄酒送服为佳。

（9）站立服：服用丸剂、片剂等，立姿服比坐姿和卧姿服效果好。

正确服用、使用各种片剂、散剂

片剂系指药物原料与辅料混合后经压制而成的片状或异形片状制剂，可内服和外用，是目前临床应用最广泛的剂型之一。主要的片剂剂型服用、使用方法有：

（1）压制片：指普通片剂，应用最广，也最为常见。外观可压制特有的光泽，可与薄膜包衣片相区别。一般情况下片剂均要整个吞服，温水送下。有的药片中间有一道刻痕，可以很容易地掰开服用半片。有时也可以研碎服用，但一定注意是普通片剂。

（2）包衣片：指在压制片（片芯）外包上衣膜的片剂，可分为糖衣片及薄膜衣片。糖衣片半透明的感觉，多有色泽，不同于普通片剂。片剂包衣的目的是消除异味、防潮、避光等以增加稳定性、避免胃液破坏等，如阿司匹林肠溶片、红霉素肠溶片、麦迪霉素肠溶片等。它们具有一个共同特点：在胃中保持药物的原型，不被溶解，而在肠液中崩解吸收。它们是在胃酸中不稳定、易分解失效的药物（如胰酶片），对胃黏膜有刺激性的药物（如红霉素片）。对胃黏膜有刺激性的药物，包上肠溶衣后，可保护它们不被胃酸破坏，减少不良反应。因此，包衣片一般应整片吞服，温水送下，有破碎不应服用。

（3）多层片：指由两层或多层组成的片剂，各层含了不同的药物或各层药物相同而辅料不同。在包装和说明书上应标记是多层片。制成多层片的目的：①避免复方制剂中不同成分之间的配伍变化。②制成缓释片剂，例如由速释和缓释两种颗粒压成的双层片，也有两层片，也有两层均由不同缓释颗粒制成的双层片。因此多层片只能整个吞服，温水送下，有破碎不应服用。

（4）泡腾片：指含有泡腾崩解剂的片剂。泡腾片遇水可产生二氧化碳气体使片剂迅速崩解。多用于可溶性药物的片剂，可供口服或外用，如乙酰水杨酸泡腾片。口服应先加水溶化后服用，外用可直接放入用药部位（如阴道）。

（5）咀嚼片：指在口中嚼碎后咽下的片剂，这类片剂较适合于儿童或吞咽困难的病人。咀嚼片在缺水的情况下也可按时用药。一些营养药如维生素、钙剂以及治疗胃部的疾病氢氧化铝、三硅酸镁等多制成咀嚼片应用，可加速药物溶出，提高药效。咀嚼片应在口中嚼碎后咽下。

（6）口含片：又称含片，是指含在口腔或颊膜内缓缓溶解而不吞下的片剂。含片多用于口腔及咽喉疾病，起局部消炎作用。药效发挥迅速，可产生持久的治疗作用。如含碘喉片、华素片等。这类片剂硬度一般较大，不应在口腔中快速崩解，也不应破碎。服用方法是含在口腔或颊膜内缓缓溶解而不是吞下，紧急时可以嚼碎，但不要随唾液咽下，更不可整片吞下。

（7）舌下片：舌下使用的片剂。药物经舌下黏膜直接吸收，有速效，有可防止胃肠液 pH 值及酶对药物的不良影响等。如血管扩张药、甲基睾丸酮等激素类药物常制成舌下应用。最有代表性的药物是硝酸甘油片，必须舌下含服，2～3 分钟可起良好作用，迅速缓解心绞痛症状，若吞服则可能在 30 分钟后才能起效，延误急救治疗。另外该药吞服后经过肝脏会有 90％以上被代谢掉，因此吞服硝酸甘油疗效甚微，故一定要舌下含服。舌下片应放在舌下含服，紧急时可以嚼碎，但不要随唾液咽下，更不可整片吞下。

（8）溶液片：又称调剂用片。为临用前加适量水溶解使其成一定浓度溶液的片剂。所用药物和辅料都应是可溶性的，一般供漱口消毒、洗涤伤口等用。为避免口服中毒，此类片剂多制成特殊形状或着色，以便于识别，如复方硼砂漱口片。此类片剂的使用方法是临用前加适量水溶解，漱口消毒、洗涤伤口，切勿吞下。

（9）缓释片：系通过适宜的方法延缓药物在体内的释放、吸收、代谢以及排泄的，从而达到延长药物作用的一类片剂，具有血药浓度平稳、服药次数少、治疗作用时间长等特点，如硝苯地平缓释片、氨茶碱缓释片、硫酸亚铁缓释片等。一般应整片吞服，用水送下，一定要整片服。

（10）控释片：系指药物从制剂中能迅速释放到体内而发挥治疗作用的一类片剂。具有药物释放平稳，接近零级过程；吸收可靠，血药浓度平稳，不良反应小和药物作用时间长，可减少服药次数等特点。如氯化钾控释片等。一般应整片吞服，用水送下，注意一定要整片服。

缓释或控释片剂的外观可能与普通片剂相似，但是缓释或控释剂型的每一片的剂量大于普通型药物的一片剂量，掰开后破坏了特殊工艺结构，可能使大剂量药物一次进入体内，产生严重的不良反应。但是也有的缓释或控释剂型可以分开服用，如盐酸曲马多缓释片（奇曼丁）可以分为两半服用，请注意看说明书，必要时可以咨询药剂师。

（11）分散片：系遇水可迅速崩解均匀分散的片剂。分散片吸收快、生物利用度高。如罗红霉素分散片、雷尼替丁分散片等。分散片可口服或加水分散后吞服，也可咀嚼或含吮服用。

散剂指一种或多种药物均匀混合制成的粉末状制剂，又称"粉剂"，有内服散剂，也有外用散剂。内服散剂较适用于小儿，便于调整剂量，以消化道用药为多，服用时应加适量水润湿或制成稀糊状后服用，以便起到保护消化道黏膜作用，如蒙脱石散剂。外用散剂可以起到保护、吸收分泌物、促进凝血和愈合的作用，一般直接撒在患处即可。

服药的正确体位

服药时所采用的体位对药物的吸收作用有着较大影响。英国科学家对口服能在 X 线下清晰可见的钡元素的病人进行研究观察，结果发现，病人采用站立或坐位服，只需 6 毫升的水冲服，药物在 5 秒之内就能全部到达胃里；但如果躺着服用同样的药物，用了多达几倍的水冲服，有一半药物在长约 25 厘米的食管里就逐渐被溶化吸收，并不能全部到达胃里，致使药物没有完全发挥作用，有些药物还会刺激食管黏膜。另外，躺着服药也易使药物和水误入呼吸道，引起呛咳。所以，在口服用药时，最好采用"站位"或"坐位"，切勿躺着服药。

服药的时间有讲究

由于病情不同，药物不一，加之药物的吸收、排泄各异，所以，掌握时间用药，可以使药物发挥最佳治疗效果，减少药物治疗带来的不良反应，有利于使用药物安全、有效。

（1）餐前服药（饭前 30～60 分钟）：此时服药，胃肠道内无食物，不会干扰、影响药物的吸收，药物的作用也能完全、有效的发挥，因此凡要求药物充分吸收、奏效快而无刺激性的药物，均可在餐前服，如助消化药。胃动力药多潘立酮，用于消化不良症，宜在餐前10分钟左右服用，必要时可在睡前服。健胃药龙胆大黄合剂在饭前10分钟左右服用，可促进胃液分泌，增进食欲。止泻药如药用炭、碱式碳酸铋等，为了尽快发挥其作用，也可在餐前服。助消化药如多酶片、酵母片、大神曲、谷麦芽，乳酶生等均需在餐前或餐时服，以便药物与食物充分拌和而发挥最大效果。治疗胃溃疡的药物，如氢氧化铝、复方氢氧化铝、复方铝酸铋、甲氧氯普胺等，可以中和胃酸，保护胃黏膜免受食物刺激，也应在餐前服用。

（2）餐后服药（餐后15～30分钟）：胃肠道内有食物时，可以减轻药物的刺激。凡是刺激性大的药物，宜在餐后服用。刺激性强、容易损伤胃黏膜的药物，如硫酸亚铁、三溴片、阿司匹林、吲哚美辛、氯丙嗪、稀盐酸等，服后易产生恶心、呕吐、嗳酸等胃肠道反应，甚至引起胃肠道出血，所以宜在餐后服用。维生素 B_2 空腹不易吸收，普萘洛尔餐后用药比空腹用药利用度高，所以这些药物也直在饭后用。

（3）睡前服药（睡前15～30分钟）：滋补药品，如人参、蜂乳、十全大补膏、阿胶、龟鳖胶等，不宜在餐后服用，最好在晚上睡前或早晨空腹用药，以利于人体速吸收和充分利用。镇静催眠药也应在睡前服。缓泻药，如果导片等，因其作用缓慢，应在睡前服，翌晨即可排便。作用快的导泻药，如硫酸镁等，对肠壁有较强刺激性，服用后4～6小时有催泻作用，适宜在早晨空腹时用服。利尿药应在清晨或白天服药，夜晚服用则影响睡眠。

（4）清晨服药：抗结核药如异烟肼、利福平等，常清晨一次性给予，这样可使药效增强，不良反应减少。肾上腺皮质激素类药物，如氢化可的松、泼尼松等，对人体作用与服药时间关系极大。肾上腺皮质激素在人体内的分泌呈昼高夜低节律性，清晨其分泌量高，下午减少，夜晚几乎无分泌，负责调控皮质激素分泌的脑垂体促肾上腺皮质激素的分泌，皮质激素在人体中的结合与运载也呈这种节律。这种节律对人体白天活动、夜晚休息所需能量多少进行适当调控。因此通常把每天3次或4次给药方法改为早晨一次给药。这样不干扰肾上腺皮质激素的分泌节律，又使药效增强，不良反应减少。

（5）定时服（间隔一定时间用药）：多为一些吸收快、排泄快的抗菌消炎药，如头孢克洛等。因排泄或破坏较快，为维持有效浓度，需每隔一定时间服用一次。

（6）必要时服：多为解痉止痛药，如颠茄、阿托品、普鲁本辛等在胃肠痉挛疼痛时服；感冒发热时服复方酚氨咖敏片；头痛时服用去痛片；心绞痛发作时，舌下含化速效硝酸甘油片等。

近年来，随着医药科学的发展，专家们发现许多药物的疗效与用药时间密切相关。这是因为人体的生理和病理变化与昼夜节律波动现象有关。故此，应根据疾病的昼夜节律波动规律，选择最佳服药时间，达到最佳疗效。

（1）铁剂：贫血患者补充血剂，晚上 7 点服用与早上 7 点服用相比，在血中铁的浓度增加 4 倍，疗效最好。

（2）钙剂：人体的血钙水平在午夜至清晨最低，故临睡前服用补钙药可得到充分吸收和利用。

（3）降血压药：根据人体生物钟的节律，服降血压药每天 3 次，宜分别与早上 7 时，下午 3 时和晚上 7 时服用，早晚两次的用药量比下午用量要适当少些。晚上临睡前不宜服用降压药，以防血压过低和心动过缓，致脑血栓现象出现。

（4）抗生素和消炎镇痛药：抗生素药物排泄较快，为了在血液中保持一定浓度，每隔 6 小时应服药 1 次。消炎镇痛药，如风湿性关节炎、类风湿关节炎病人，多于每天清晨和上午关节疼痛较重。如服消炎镇痛药，可在早晨加大剂量服 1 次，效果最好，且可免去中午的 1 次服药。

（5）降血糖药：糖尿病病人在凌晨对胰岛素最敏感，这时注射胰岛素用量小，效果好。甲磺丁脲上午 8 时口服，作用强而且持久；下午服用需要加大剂量才能获得相同的效果。

（6）强心药：心脏病患者对地高辛和毛花苷 C 等药物，在凌晨时最为敏感，此时服药，疗效倍增。

（7）抗哮喘药：氨茶碱在早上 7 时左右服用，效果最佳。

（8）抗过敏药：赛庚啶于早上 7 时左右服用，能使药效维持 15～17 小时，而晚上 7 时服用，只能维持 6～8 小时。

（9）激素类药：人体对激素类药的反应也有时间节律。由于人体肾上腺皮质激素的分泌高峰在上午 7 时左右，故在每天上午 7 时一次性给药疗效最佳。

（10）解热镇痛药：如阿司匹林在早上 7 时左右（餐后）服用疗效高而持久，若在下午 6 时和晚上 10 时服用，则效果最差。

（11）降胆固醇药：由于人体内的胆固醇和其他血脂的产生在晚上会增加，因此病人宜在吃晚饭时服用降胆固醇的药物。

（12）催眠药、驱虫药、避孕药：一般宜在晚上临睡前半小时服用。抑制胃酸的雷尼替丁、法莫替丁可以选择每晚睡前服用，因为胃酸的分泌有昼少夜多的规律。

除了西药，中药对服用时间也很有讲究。我国古代的《本草纲目》记载道："病在心腹以上者，先卜食而后服药；病在心腹以下者，先服药而后食；病在四肢血脉者，宜空腹而在旦；病在骨髓者，宜饱满而在夜。"足见古代人们已经总结出了许多与时间相关文献用药问题。

（1）空腹服用：驱肠虫药，如乌梅丸、驱蛔丸等，需清晨空腹给药。

（2）餐前（10～60分钟）服用：滋补药或贵重药如人参酊、鹿茸精、人参再造丸、十全大补膏等；健胃药如健胃散、龙胆大黄片等；制酸止痛的胃药：如乌贝散；某些刺激性祛痰药如远志糖浆、橘红丸等。

（3）餐后（15～30分钟）服用：助消化药如六神曲、健脾丸、香砂枳实丸等，对胃有刺激性的药物如盐酸小檗碱（黄连素）等。

（4）睡前（15～20分钟）服用：安神药如枣仁安神胶囊、养血安神胶囊、五味子糖浆等；缓泻药如通便润肠丸、麻仁丸等。

（5）定时服用：调经药应在临近经期前数日服用。

（6）酌情服用：对于急病可不拘泥于时间，不分昼夜地给药，以求迅速缓解病情。如苏冰滴丸、冠心苏合丸等通常早、晚各服一次，但在心绞痛发作时可及时加服。

"餐前服用"则是指此药需要空腹（餐前1小时或餐后2小时）服用以利吸收。如果你在吃饭前刚吃进一大堆零食，那此时的"饭前"不等于"空腹"。

而"餐后服用"则是指饱腹（餐后半小时）时服药，利用食物减少药物对胃肠的刺激或促进胃肠对药物的吸收。同样，如果你在餐前刚吃进不少零食，也不必非要到饭后才服药。

以下是一些需要在空腹或饱腹时服用的常用药：

（1）空腹：氨苄西林、苄星青霉素、阿莫西林、红霉素、利福平、阿司咪唑、复方氢氧化铝、大部分中药或中成药等。

（2）饱腹：阿司匹林、地西泮、复方磺胺甲噁唑、磺胺吡啶、环丙沙星、马来酸氯苯那敏、帮助消化的胃蛋白酶等。

常见的错误用药观点和现象

由于很多人缺乏医学知识，常有一些错误的用药观点和现象。

（1）打针比吃药好：随着竞争的激烈，节奏的加快，有些人患病后，总喜欢打针，不愿意吃药，认为这样既可节省时间，又可使疾病尽快痊愈，其实不然。是否打针，需要医生根据病情决定。一般情况是能吃药的尽量不打针，能肌内注射的尽量不静脉注射。而且，静脉注射也会引起诸多不良反应。所以，患病后不要盲目打针。

（2）硬胶囊不好吞，去壳服用。有些病人嫌胶囊不好吞，老人和小孩更觉胶囊难吞，于是干脆把胶囊打开，将其中的药粉倒出来服用，这样做是不对的。

因为把药物制成胶囊的目的有二：一是为了掩盖某些药物中的不良气味；二是药物不需在胃中而必须在肠中溶解，所以制成肠溶胶囊剂以保证药物效力充分发挥，如果把药粉倒出来服，不但影响疗效，还会产生一些不良反应。

（3）药品研粉后给孩子或老人吃：老人或孩子口服药片、药丸时由于体积过大不易吞服，家属往往会把药片研碎后再给老人或孩子服用。其实，有些剂型的药片研碎服用将达不到应有的治疗效果，还会产生很大的不良反应。一此特殊功能的口服药在分割时会破坏药物的特殊结构，使药物的疗效及毒副作用发生变化，甚至会造成中毒。

为此，医生建议以下这些药不能研碎服用：

1）肠溶制剂：这类药剂要求药性到了肠道才能释放出来，一旦药物被分割后，肠溶衣就被破坏了。失去了肠溶衣的保护，片心药物在胃中就会释放出来。如果是多酶片等就会被胃酸破坏而失去疗效；如果是红霉素肠溶片、阿司匹林肠溶片，因片心药物的提前释放会损伤胃黏膜，引起口腔溃疡和食管炎。

2）控释缓释制剂：这类药物应在体内逐渐地慢慢释放出来，以连续补充体内的药量。缓释片是用特殊的高硬度材料做成骨架，药物包藏于骨架中缓慢释放。若研碎则会破坏骨架影响药效，还会引起不良反应。

（4）干吞药或用茶水、饮料、牛奶、酒送服。有些人为了省事，不喝水，直接将药物干吞下去，这也是非常危险的。一方面可能与躺着服药一样损伤食管，甚至更严重；另一方面，没有足够的水来帮助溶解，有些药物容易在胃内形成结石，如复方磺胺甲噁唑等磺胺类药物。

服药时不宜用酒类送服，因酒中的乙醇可与多种药物相互反应，增加药物的毒性。不可用饮料服药，因果汁中的酸性物质可使药物提前分解或糖衣溶化，不利于吸收，并使药效下降。也不宜用茶水或牛奶服药，茶叶中含茶碱、鞣酸等，可使药品周围形成薄膜包裹而降任吸食收；牛奶中的钙磷酸盐与药物反应形成难溶性物质沉淀，而影响药物的吸收。一般服药都用温水送服，服药时饮水量应有 200 毫升，且服药后不宜立即卧床。有些药物不能用热水送服，如助消化类药物多酶片、酵母片等，此类药中的酶是活性蛋白质，遇热后即凝固变性而失去应有的催化剂作用；维生素 C 是水溶性制剂，不稳定，遇热后易还原而失去药效；而止咳药溶解在糖浆里，覆盖在咽部黏膜表面，形成保护膜，能减轻黏膜的炎症反应，阻断刺激而缓解咳嗽，若用热水冲服会稀释糖浆，降低黏膜稠度，不能生成保护性薄膜。

（5）舌下含服麻烦改为吞服：有些人将舌下含服的药物让病人口服，结果疗效大大降低，如抗心绞痛药硝酸甘油片，舌下给药吸收迅速完全，血药浓度高，能迅速缓解心绞痛；而口服给药则吸收缓慢，且易在肝内失活，血药浓度极低，疗效仅为舌下含服的 1/10。

舌下用药时身体应靠在座椅上取坐位或半坐位，直接将药片置于舌下或嚼碎置于舌下，药物可快速崩解或溶解，经过舌下黏膜吸收而发挥速效作用。如口腔干燥时可口含少许水，有利于药物溶解吸收。应注意切不可像吃糖果似的仅把药物含在嘴里，因为舌表面的舌苔和角质层很难吸收药物，而舌下黏膜中丰富的静脉丛有利于药物的迅速吸收。

舌下含服常见的药物有：

1）硝酸甘油：用于防治各种类型的心绞痛，口服无效，发作时舌下含服 1 片，2～5 分钟即发挥作用；初次用药可先含半片，以减轻头胀、心跳加快的不良反应；心绞痛发作频繁的病人在大便前含服可预防发作。

2）硝酸异山梨酯（消心痛）：作用与硝酸甘油相似，舌下含服后 2～3 分钟见效，药效持续 2 小时；口服 30 分钟见效，药效持续 4 小时；病人用于急救时应舌下含服，用于长效时应口服。

3）硝苯地平（心痛定）：用于高血压和变异型心绞痛，舌下含服降血压效果较口服迅速。

4）复方丹参滴丸和速效救心丸：用于胸中憋闷、心绞痛，舌下含服。

5）异丙肾上腺素（喘息定）：用于支气管哮喘，口服无效，舌下含服宜将药片嚼碎含于舌下，否则达不到速效。

6）克仑特罗：用于哮喘，先舌下含服，待哮喘缓解后，改为口服。

（6）用药"三天打鱼、两天晒网"：有的病人用药，想起来就服几片，一忙起来就忘到脑后。这样时断时续、用用停停，会有什么害处呢？

要使药物效果达到最佳状态，必须维持药物在体内的有效浓度，这就需要定时服药。所谓每天 3 次，是指每隔 8 小时用药 1 次；每天 2 次，是指每隔 12 小时用药 1 次。断断续续地服药不能保证体内药物的有效浓度，必定影响治疗效果，更严重的是会产生耐受性，使得致病微生物产生抗药性。

有些疾病经过治疗后病情得到了控制或缓解，但仍需较长时间的巩固治疗。例如，肺结核一般需 1 年的治疗时间，糖尿病、高血压以及癫痫病人则可能需常年服药。如突然停药，一方面可使原有病情恶化，另一方面可引起药物"反跳"现象，甚至危及生命。如突然停用降压药可乐定可致血压升高、脑出血等；类风湿关节炎病人骤停激素类药物，可出现全身无力、血压下降、皮质功能不足等症状，使病情迅速恶化。

因此，用药时断时续害处多，服药还是定时定量为好。

（7）擅自改变用药途径：有些人认为注射剂的质量标准高，故可以用作口服（如庆大霉素）、外用（如氯霉素）或滴眼（如去氧肾上腺素）。殊不知，针剂用作口服首先是很不经济的，因为针剂的价格均明显高于同种片剂和外用剂；其二，它们的吸收途径各不相同，故将针剂口服或外用往往徒劳；其三，还不能排除针剂附加剂对胃肠道的刺激。眼睛是人体娇嫩的器官，眼用制剂有很高的质量标准，有些标准如 pH 值、渗透压等甚至高于注射剂。因此使用注射剂滴眼也是不可取的。

由于临床上阴道泡腾片的品种有限，有些人便将口服片剂如复方新诺明、甲硝唑（灭滴灵）、制霉菌素等用于阴道给药。因口服片剂不含发泡剂，故在阴道内很难崩解释放，疗效甚微。有人将甲硝唑泡腾片和口服片进行比较，结果前者体外灭滴虫效果远远高于后者。

（8）药片已变色还服用：有很多药品（药片）如果放的时间久了，就会出现颜色的变化。有的由白色变成黄色或黄褐色，还有的变成淡棕色。其实，这些现象均说明药片已发生了某种化学变化。这些变化可由空气中的氧气，日光的照射及其他原因引起。在阳光下，药片如果放置时间过长或保管不当均能与空气中的氧及其他物质发生化学反应，使药物变色变质从而失去疗效，甚至出现不良反应。

那么，哪些药物变色以后就不能再服用了呢？这需根据具体情况而定，如维生素C，本来是白色，时间稍长可变成淡黄色，此时它已变成去氢抗坏血酸，在胃酸的环境条件下还可转变成维生素C，所以还能作用，但如果颜色过深，变成棕黄色，这说明去氢抗坏血酸已进一步水解生成了酮古罗酸，就不能再服用了。胃蛋白酶、健脑合剂也是如此。属于这类情况的药片还有维生素B_6、复方芦丁片、索密痛片、异烟肼片、安乃近片等。

有些药片颜色稍有改变，就说明已经变质，有的甚至生成有毒的物质，此时就不能再服用了。这类药片有叶酸片、盐酸麻黄碱、对氨基水杨酸钠等。

有些药片由于保存时不注意密闭，在空气中暴露时间过长，因风化作用也可乏生变质失效。如枸橼酸钠、阿托品、奎宁等。还有的受潮后药片上易出现黑点，如丁维钙糖片、甲状腺片、复方五味子片、黄连素（糖衣片）、土霉素（糖衣片）等，无论变质还是发霉均不应再服用。

（9）随便停药：一些患慢性疾病的病人需要长期甚至终身服药，如果在未征得医生同意的情况下突然停药往往会引起"反跳"现象。这是因为长期或反复使用某药物后，机体的正常功能会在一定程度上有所改变，适应了在该药物存在下的神经、内分泌、代谢等方面发生的相应变化。擅自突然停药，原来的平衡被打破，从而出现生理功能紊乱，使已被控制的疾病复发甚至加剧。

可能发生"反跳"的药物很多，如治疗癫痫需长期服用苯妥英钠及苯巴比妥。如果病人突然擅自停药，可诱发严重的癫痫持续状态，需立即急救。长期服用地西泮、巴比妥类等镇静催眠药，突然停服会出现激动不安、震颤、恶心、呕吐，甚至癫痫发作、精神失常。降压药可乐定、甲基多巴突然停服，会使血中儿茶酚胺浓度升高，出现血压骤升，并伴有剧烈头痛、失眠等，甚至可并发脑出血。肝炎病人服用联苯双酯，突然停服，病人会发生谷丙转氨酶反跳，应在医生指导下逐步减量。乙醇及乙醇制品长期服用造成依赖性，其戒断症状虽比吗啡轻，但也可出现谵妄、定向障碍和幻觉等。

要避免和防止"反跳"现象出现，首先必须遵医嘱用药，不可擅自增量、减量或停服。按治疗常规需停服或因毒性反应被迫停服时，也一定要在医生指导下进行。对已经发生反跳现象的，轻者不需处理，机体本身会调节和适应，重者应立即送医院进行救治。

不能突然停用的药物主要有以下几种：

1）抗癫痫药：癫痫病人经长期治疗病情稳定后，不能突然停药，否则会引起癫痫大发作或癫痫持续状态。

2）镇静安定药：如地西泮、甲丙氨酯、舒宁、甲喹酮等，长期使用后突然停药都可能引起暂时性的睡眠障碍、激动不安等。

3）抗精神病药：氟奋乃静、氟哌啶醇等需长期使用达 2 年左右才能巩固疗效。如果不是缓慢地减少药量而是突然停药，会出现头痛、恶心、呕吐、心动过速等症状。

4）抗震颤麻痹药：左旋多巴常与安坦合用，长期服用后不能突然停用安坦，否则会出现流泪、流涎、幻视、睡眠障碍等症状。

5）肾上腺皮质激素药：包括可的松、泼尼松、地塞米松等，长期使用后突然停药，会出现原来疾病所没有的戒断症状，如疲乏、肌无力、恶心、厌食、关节痛、低血糖、低血压等。

6）普萘洛尔：冠心病病人长期服用，突然停用时，反倒可能引起心绞痛发作或诱发心肌梗死。

合理停药

一般来说合理停药应注意以下 4 个方面：

（1）及时停药看疗程：药物都有一定的不良反应，如果不是疾病本身的需要，当达到预期疗效后，就应及时停药。所谓"及时"，主要取决于疾病的疗程。一般而言，急性疾病疗程较短，而慢性疾病疗程较长，用药时间也相对长一些。任何疾病在进行药物治疗时均应有足够的疗程，这样才能完全消除或抑制病原微生物或致病因子，帮助和促进脏器功能的恢复，直至痊愈。如果过早停药可导致病原微生物的复活与繁殖，而如果过晚停药则会出现不良反应和耐药性。

（2）长期服药须坚持：对于一些疾病，如高血压、糖尿病、心律失常以及精神病等，目前尚无特效药，用药只能治标而不能治本，即使用药后能减轻症状，可一旦停药，症状又会恢复。这类病人大多需要长期服药，甚至终身服药。即使病情好转，也不应自作主张，随意停服，否则，症状不仅会反弹，而且会比服药前加重。

（3）适时停药不滥用，一些疾病，如流行性感冒、病毒性肝炎、扁桃体炎等。使用药物治疗可减轻症状，增强病人机体的抵抗力，消灭体内的病毒。但如果长期滥用不仅是一种浪费，还会给肝脏增加负担，甚至产生许多不良反应。而一些对症治疗的药物，如疼痛时使用的去痛片、发热时使用的解热药、失眠时使用的镇静药等，一般均在症状发作时使用，症状消失后即可停用。

（4）维持治疗不要断：有些疾病病情复杂，治愈后容易复发，如胃和十二指肠溃疡、癫痫、结核病、类风湿关节炎和某些慢性病等。这类疾病在治愈后为了巩固疗效，防止复发，一般均要维持一段时间的治疗。以胃及十二指肠溃疡病为例，如溃疡愈合后立即停药，一年内的复发率可高达80%，故溃疡病治愈后，应该再作2～4个月甚至1年的维持治疗，方可停药。特别是抗癫痫药、肾上腺皮质激素类药物，在疾病的症状得到控制后，不仅需要继续使用一段时间作维持治疗，而且还要用逐渐递减药量的方法来停药，否则会加重病情。因为这些药物在长期的使用过程中，已经参与了机体的新陈代谢，如果突然停药，机体很难在短时间内调整过来。

万一服错药、漏服药怎么办

万一服错药，应该做到：

（1）如果错服的是一般药物，如维生素、滋补药、抗生素等，其不良反应小，不必做特殊处理（除非大量服用），但应观察病情变化。

（2）误服或多服了巴比妥、氯丙嗪、阿托品、颠茄、东莨菪碱等药物易造成中毒。若量在正常用量范围内，则只需多饮开水促进其排泄即可，但必须注意观察病情变化。

（3）如果误服毒、剧药品，不可忙乱，应及时采取措施。其原则是：及时排出，针对解毒，对症治疗。

1）催吐：病人错服药后当即被发现，首先应尽快将胃内毒物吐出，这是抢救成功与否的关键。可用手指、汤匙柄或筷子刺激咽后壁（舌根）引起呕吐，从而将误服的毒物吐出。接着喝下500毫升凉开水（或加入25克食盐）。再用上法催吐，然后迅速将病人送往医院抢救。

2）洗胃：在催吐的基础上，如病人清醒，可以大量服用茶水，然后刺激舌根部诱发呕吐。洗胃后，最好给病人服点牛奶或生鸡蛋清，以吸附药物，减少吸收和保护胃黏膜。

3）进行上述初步处理后，送病人去医院时，要把剩余的毒、剧药品收集起来，同时带上药瓶或药盒，以便医生抢救时参考。

如果病人已有神志不清的症状，应注意解开病人衣领，清除口腔积物，保持呼吸道畅通。如病人已发生心跳、呼吸停止，应立即持续进行胸外心脏按压、人工呼吸，并及时送医院抢救。

漏服药物后，一般应补服，但有些药漏服后不要在下次吃药时加大剂量，以免引起药物中毒。

1）解热镇痛药：这类药通常是6小时服1次，每天不超过4次。如果在3小时想起漏服时，应马上补服。但超过3小时就不必补了，只需注意下次务必按时服药即可。

2）止咳药：在3小时内想起漏服时，可以补服。如超过3小时，则应在下次按时服药。

3）泻药：超过服药时间2小时后则不要加服，下次按时服药即可。

4）降压药：在2小时内漏服可以补服。若超过2小时应立即补服，并适当推迟下次服药时间。

5）抗生素类：不按时服抗生素，不但影响药效，还会使细菌严生耐药性。一旦漏服应立即补服，但不可离下次服药时间太近。

正确使用外用药

常用的外用药有霜剂、软膏、凝胶剂、洗剂、栓剂、膏药剂、膜剂等。

（1）霜剂、软膏：这些剂型的使用方法是将患处洗净，按需要治疗的患处大小，挤出适量药膏于患处，用手指轻轻涂用。对于局部有鳞屑或皮肤变厚的病人，可以适当消除后涂用，可能效果更好。必要时某些部位可以用绷带或塑料膜包裹。

（2）洗剂：如果医生同时开有溶液、洗剂等液体剂型时，应先涂用液体剂型，等液体晾干后再涂用膏体，有利于延长药效。

（3）凝胶剂：凝胶涂用后，能产生一层膜，应等晾干后再活动。

（4）栓剂：栓剂系指药物与适宜基质制成的，有一定形状可供人体腔道给药的固体制剂。它属于局部给药剂型，在体温下不能立即熔化或溶解释放药物，既能产生局部作用，又能发挥全身作用。常见为阴道栓和肛门栓，也有尿道栓、鼻栓等。

1）阴道栓使用后主要在局部起止痒、抗菌、杀虫等作用。阴道栓剂的正确使用方法是将手洗净，并洗净外阴部，撕开栓剂的包装，用拇指和示指拈出一枚栓剂，平躺或采取适当体位，弯曲双膝，分开双腿，栓剂尖端向内用中指将栓剂缓慢推入阴道深处，合适的深度为站立时腹部无异物感。

2）肛门栓多用于局部止痛、消炎、通便作用，如痔疮宁栓具有镇痛消炎作用；甘油栓用于清泻、通便。肛门栓的使用方法是将手洗净，并洗净肛门，撕开栓剂的包装，用拇指和示指拈出一枚栓剂，侧躺或采取适当体位，弯曲双膝，栓剂尖端向内用中指将栓剂缓慢推入直肠深处，合适的深度为站立时直肠内无异物感。

有些肛门栓通过直肠给药后，药物通过吸收进入血液循环起到全身作用。与口服药相比，栓剂中的药物不受胃肠内环境的影响，适用于不能或不愿吞服药物的病人与儿童，且可避免肝脏对药物的清除作用。如消炎痛栓、布洛芬栓用于治疗发热、疼痛。使用产生全身作用的栓剂时应该注意，塞入距肛门口2厘米处为宜，此距离药物可避免首过效应。当塞入较深（6厘米处）时，药物仍受首过效应的影响。

为了使药物在体内能保留足够的时间，在使用栓剂前应尽量将便、尿排净。

（5）膏药剂：膏药系指药物加入适宜基质制成的贴敷在皮肤上的外用制剂。膏药种类很多，在常温下为半固体，加热软化可贴敷在皮肤上。常用的有黑膏药，如狗皮膏药、追风膏药、拔毒膏药等；还有橡皮硬膏，如伤湿止痛膏、消炎镇痛膏等。具有携带方便，黏性大，不污染衣服等优点。

贴用黑膏药时应先用热毛巾或生姜片擦净局部，然后微火将膏药加热贴敷患处。一贴膏药可连续用1～2周后再揭下。需注意的是局部红肿时不宜贴。贴后出现皮肤过敏，如痛痒或红肿时，可将膏药揭开，两三天后再贴，如反应严重应停用；孕妇忌贴脐、腰、腹部；必要时用绷带、胶布将膏药包裹固定，防止移动和污染衣物。

局部已溃或未溃，疼痛不止者，可贴拔毒膏，用法同黑膏药。

贴用橡皮膏时应先将患处擦洗干净，撕去药膏上的纱布或衬膜，裁剪成合适的面积和形状，贴于患处，药效可持续 1～2 天。如气候冷，贴不紧，可把膏药贴上后热敷一下。未用完的橡皮膏应装入原袋内，放凉爽干燥处保存。

（6）膜剂：系指药物溶解或分散于膜材料中制成的膜状制剂。可供口服、口含、舌下给药，也可用于阴道内，外用可作皮肤和黏膜创伤、烧伤和炎症表面的覆盖。最常见的是口腔溃疡膜。

膜剂的使用方法是将手和准备贴膜的部位洗净，取出膜剂，视患处大小将膜剂裁剪成合适的面积和形状，贴于患处，必要时用胶布将四角固定，如果对胶布过敏也可用绷带或弹力绷带固定。贴用口腔溃疡膜时，还应注意有些膜遇水后的卷曲方向，内曲贴向创面有利于贴牢。

另外，有种贴膜剂贴敷于皮肤，使药物经皮肤吸收进入血液循环，实现治疗和预防疾病的一类制剂，或称为经皮吸收制剂。如硝酸甘油贴片、东莨菪碱贴膜等。

使用方法是将手和准备贴膜的部位洗净，撕开包装，取出贴膜剂，将贴膜剂背面的保护层揭掉，把药膜贴在适当部位，用手轻轻按牢。发挥全身作用的贴膜剂不一定要贴在患病的部位，如硝酸甘油膜不应贴在前胸，而应该贴在四肢的内侧，该部位皮肤薄，吸收好且又不易脱落；另外，贴膜剂都有准确的剂量表示，不要随意裁剪，否则剂量不准确。

正确使用眼药

眼用制剂是直接用于眼部的外用制剂。常见的有滴眼液（眼药水）和眼膏及洗眼液。

使用眼药水前必须先将双手清洗干净，平躺或向后仰，一只手撑开上下眼皮，眼向外看，从内眼角滴入 1～2 滴眼药水，每次滴入眼内的药水量不宜过多，然后闭上眼睛 1～2 分钟，眼珠转动一两圈，使药物分散。滴管（头）不要碰到睫毛或其他物品，以免污染药液。因病情需要同时使用几种滴眼液时，应分开滴入，两种药间隔时间 15 分钟以上。

如利福平滴眼液、白内停滴眼液等。有些眼药与溶液是分开包装的，需要使用时才把药放入溶液中溶解。故使用前一定要认真阅读说明书，按操作方法做，一定要加药溶解后再滴眼，空白溶液无任何药效。眼药水、眼药膏打开包装后，要在一定时间内用完，时间长了药物效价会降低或失效。如利福平滴眼液加入药物后在室温下储存只可用两周，白内停滴眼液溶入药物后应在 1 个月内用完。

使用眼药膏前必须先将双手清洗干净，平躺或向后仰，一只手撑开上下眼皮，眼睛向外看，用消过毒的点眼棒蘸取适量的眼膏，涂在内眼角（也可将适量的眼膏直接挤在内眼角），闭上眼睛 1～2 分钟，眼珠转动几圈，使药膏分散。由于眼膏较黏稠，影响视觉，并且药物释放慢，持效长，一般多为临睡前使用。

正确使用滴鼻剂

滴鼻剂系指将药物加入适宜于鼻腔的溶媒中所制成的供滴入鼻腔内的液体制剂。滴鼻剂的使用方法是：

头后仰伸位法：病人仰卧，头伸出床缘，向后仰，使鼻孔朝天，将药液滴入两侧鼻，使药液充分和鼻黏膜接触，然后保持此体位 2～3 分钟，成人每侧滴 3～5 滴，儿童每侧滴 1～2 滴，每日 3～4 次。

头仰侧向位法：病人靠在椅背上，头部仰起并转向一侧肩部，将滴鼻液滴入，然后转向另一侧，再滴药，此法适用于没有卧床条件时。当病人头侧向一侧肩部时，作为鼻腔的主要结构——鼻甲组织及鼻窦开口，均位于鼻腔的外侧壁，处在最低位置，滴入药液后"水往低处流"，药液能充分与鼻甲及鼻窦开口处黏膜接触，促使鼻道通畅，窦口开大，有利于通气和副鼻道通畅，以取得较佳治疗效果。注意，每滴一侧要保持原位 2～3 分钟。

正确使用滴耳剂

滴耳剂系指将药物加入适宜于耳腔的溶媒中所制成的供滴入耳腔内的外用液体制剂。滴耳剂的使用方法是向耳内滴药前，先用棉签轻轻擦净外耳道内的分泌物，以防药液被分泌物阻挡或冲淡而达不到治疗的目的。滴药时，病人头部倒向一侧，病耳在上，因外耳道有一定的弯曲度，所以成年人要向后上方、儿童向后下方牵拉耳朵，把耳道拉直，方可滴药。可用一只手牵拉耳朵，另一只手持药瓶，把药液滴在耳腔内，使药液沿耳道壁慢慢流入耳底。滴完药后，再用消毒棉花轻轻堵住耳道口。滴药时，瓶口不要接触耳部，以免污染药液。滴入耳内的药量不宜过多，一般每次 3～4 滴，每天 3 次。

正确使用气雾剂

气雾剂系指药物经特殊的给药装置将药物喷出，吸入呼吸道深部发挥全身作用和在皮肤等体表发挥局部作用的制剂。以吸入气雾剂较为常见，如沙丁氨醇气雾剂、异丙肾上腺素气雾剂等。近年，也有外用气雾剂，可用于跌打损伤、瘀血肿痛等，如云南白药气雾剂等。

（1）吸入气雾剂：取下保护盖，将药瓶上下摇动几次，尽量吸气后将出药口对准口腔，在慢慢吸气的同时揿压气雾剂阀门，然后闭上嘴，屏住呼吸10秒以上，使药物被充分吸入，并附着在支气管和肺泡上，以便更好地发挥作用。

（2）鼻用气雾剂：取下保护盖，尽量吐尽气，将药瓶摇动几下、对准鼻孔喷一下，随着喷药缓缓吸气。

（3）口腔喷雾剂：打开保护盖，将药瓶上下摇动几下，按压阀门下至喷出均匀的喷雾，然后对准口腔揿压一下或数下。如果揿压数次，每次应间隔30秒，喷药时尽量屏住呼吸。

（4）止痛气雾剂：如云南白药气雾剂。外用喷于伤患处，有活血散瘀、消肿止痛作用，每天3～5次。孕妇禁用。

伤口换药的频率

伤口换药频率要视具体情况而定，一般伤口每隔1～4天换一次药即可，切不可换药过勤。

经验丰富的外科医生指出，肉眼可见的伤口上有一层粉红色的小突起为肉芽组织，其创面的愈合速度决定于肉芽组织的生长状况。新鲜肉芽的组织坚实而富有弹性，触碰易出血。换药时不可避免的擦洗与药水涂抹都会损伤"幼芽"，影响其生长。如果换药次数过多，更会使瘢痕组织增生过多，从而不利于伤口创面愈合。

使用皮肤病外用药须知

皮肤病主要依靠外用药治疗，通过局部药物作用，不仅可以减轻病人自觉症状，同时也可促使皮肤损害好转，以致消退。

皮肤病外用药有多种类型：

（1）水剂：用于有大量渗液和脓性分泌物的急性皮炎。取4～6层纱布浸于药中，挤至不滴水，紧贴患处，或用绷带固定。要注意经常保持纱布潮湿和创面清洁。

（2）粉剂：适用于无渗透液的急性、亚急性片及皮肤皱褶部位病变。每天多次用药。注意使用时，不要使药粉扬起，误入眼睛。忌用于糜烂、渗液处。

（3）洗剂（水粉剂）：适用于无渗液的急性、亚急性发炎及瘙痒症。使用前充分摇匀，用毛笔或棉签涂药，每天多次。注意毛发部位不宜用，冷天少用。

（4）油剂：适用于急性、亚急性皮炎及渗液甚少的糜烂面。先将油剂搅匀，用毛笔蘸药，均匀涂于患处。每天2～3次。

（5）酊剂：用于无糜烂、皲裂的表浅皮肤病损，慢性皮炎、癣、瘙痒症等。用棉签或毛笔涂药，每天2～3次。注意口腔、眼睛周围不宜用。

（6）涂膜剂：适用于干燥的慢性皮肤病如神经性皮炎、慢性湿疹、银屑病、鸡眼等，亦可涂于正常皮肤做防护剂。用玻璃棒蘸药薄涂患处，使之成膜，每天1～2次。药液应密闭保存，切勿近火。

（7）乳剂：适用于无渗液的急性、亚急性或慢性皮炎、瘙痒症。冬季及皮肤干燥的病人宜用油包水型（香脂型）；夏季宜于水包油型（雪花膏型）。每日数次，薄搽患处。

（8）软膏：用于慢性皮炎，角化过度或鳞屑性皮肤病。先去除患处痂屑，再涂药。每天2次。急性皮炎忌用。去除患处痂屑，再涂药。每天2次。急性皮炎忌用。

（9）糊剂：适用于亚急性及慢性炎症病变。将糊剂均匀地涂予纱布上，敷于患处，每天1～2次。换药时先用油类将原有糊剂轻轻拭去，不可用水洗。注意毛发部位不宜用。

（10）硬膏和膏药：适用于慢性或较深在的皮肤病，如神经性皮炎，鸡眼及疖等。稍加温后，贴于患处，要防止烫伤。用于毛发部位，须将毛发剪净。

皮肤病外用药的用药原则是：正确选择药物，正确选择剂型，使用方法正确。对病人来讲，遵照医嘱正确使用是最重要的。在治疗过程中，如发现局部过敏或有刺激，应立即停止使用，去医院检查。

糖尿病病人应用降血糖药物须知

糖尿病是中、老年人的常见病。它是因病人体内膜岛素相对不足所致的血糖增高的疾病。对糖尿病的治疗，轻者控制饮食即可，较重者尚需加用降血糖药，如口服格列苯脲（优降糖）、甲苯磺丁脲（D860）等，更重者注射胰岛素。这些药物的用量要因人、因时而异，差别较大，有时较难掌握。

如用量过大或病人对药物作用较敏感，就可引起血糖过低，病人感到饥饿、心慌、出汗、手抖、严重的可导致低血糖性休克、昏迷。

因此，病人在治疗期间，可随身带糖果或白糖等食物，以便在发生低血糖反应时，立即服下。另外，病人最好在衣袋里放一张便卡或纸条，上面写有自己的姓名、地址、疾病名称等。这样，万一在路上病人昏倒发生意外，可被送进医院，医生也可及时进行适当治疗，并通知家属及单位。

给精神疾病病人用药须知

精神疾病病人的药物治疗一般采用口服、肌内注射和静脉注射。口服法最方便，但病人家属必须看到病人吞咽下去。由小剂量开始，逐步增加以达到治疗目的。药量较小的可每天1次，而剂量加大时，以每天3次，饭后服用为宜。儿童、体弱和老年精神疾病病人药量宜小，加量要慢。

除长效抗精神病药物外，如果病人并非极不合作，则一般不作肌内或静脉注射。即使注射也须尽量缩短时间，并争取病人合作，及早改为口服。对老年体弱的病人，注射后应休息片刻，观察血压有无改变，以防止直立性低血压。

用药期间对病人要观察细致，注意有无药物反应和并发症，如有无黄疸、皮炎、血压下降等发生。每2～4周查一下白细胞总数及分类，注意肝脏情况，必要时作肝功能检查。

在用药期间，如果病人发生高热、剧烈腹泻或其他严重疾病时，抗精神病药应减量或立即停药。

会使小便变色的药品

正常新鲜的小便，因含尿色素呈浅黄色，有的病人服用某些药品后，可能使小便变色。变色的原因与药物本身颜色，药物分解产物颜色、小便的酸碱度等有关。变色的小便需与病理性小便等加以区别，如血尿、乳糜尿。

可使小便变色的药品有：

（1）使小便变红色：利福平、水杨酸、覆盆子、酚酞和酚磺酞（在碱性尿中）。

（2）使小便变粉红色：苯妥英钠。

（3）使小便变深黄色：呋喃唑酮（痢特灵）、黄连素、甲基多巴、四环素、番泻叶、芦荟。

（4）使小便变黄橙色：维生素 B_2、利福平、大黄（在酸性尿中）。

（5）使小便变蓝色：美蓝、氨苯蝶啶、靛胭脂。

（6）使小便变淡绿色：吲哚美辛（消炎痛）。

（7）使小便变棕色：呋喃坦丁、伯奎、氯喹、对氨基水杨酸。

（8）使小便变浅黑色：硫酸亚铁、非那西汀、甲硝唑。

（9）使小便变淡棕黑色：奎宁。

在服用以上药品后，可能使小便变色。一般病人无任何不舒服，且在停药 1～2 天后，尿色又可转为正常，所以不必惊慌。

用药后常见的不良反应

在应用药物治疗疾病时，常会出现一些对身体不利的反应，所以应正确地了解药物的性能，才能做到合理用药，避免或减少不良反应的发生。常见的不良反应有：

（1）副反应：一种药物往往有几方面的作用，若按常用剂量应用时，所出现的与治疗目的无关的其他反应就称为副反应。因此有的副反应可加以利用，起一药两治的功效；有的则可使身体产生不适或使原已存在的其他疾病加重。对不良的副反应轻的可以耐受，重的就应停用，或换用其他药或加用其他抵消副反应的药。如异丙嗪（非那根）既有抗过敏作用，又有抑制神经中枢的作用，因此用来抗过敏时，嗜睡就成为其副反应。

（2）毒性反应：是指药物引起的器官功能紊乱或组织病理改变，是一种比较严重的不良反应。除个别因为体质过敏外，大多是因药物剂量过大或用药时间过久所产生。如氯霉素可抑制骨髓使血细胞减少。磺胺类药、卡那霉素对肾脏有毒性可引起蛋白尿、血尿及肾功能减退等。所以用药是要准确掌握剂量和疗程，出现毒性反应应及时停药或改用其他药物。肝脏和肾脏是药物代谢和排泄的重要器官，所以肝和肾原已有疾病时药物容易在体内蓄积产生毒性，用药时应特别注意。

（3）过敏反应：常发生于少数对某些药物特别敏感的特异体质病人。一般人既使用药到中毒剂量也不会发生过敏反应，而特异体质的病人虽然用药剂量很小也会发生过敏反应。

过敏反应实际上是一种"抗原"和"抗体"在病人体内斗争的反应。许多药物都属于一种抗原，这种抗原进入人体后，对具有过敏体质的人，就会产生抵制这种抗原的相应抗体。人们经常使用这类药物，会刺激抗体不断地增加，积累到饱和数量时，抗体再碰到抗原就会引起过敏反应。

有哪些药物可以引起过敏反应呢？除了人们所熟悉的青霉素外，对于一部分体质过敏的人来说，下列药品常常容易引起过敏反应：血制品、链霉素、磺胺类药、呋喃唑酮、苯巴比妥（鲁米那）、氯丙嗪、维生素 B_1、破伤风抗毒素、普鲁卡因、解热镇痛类药物（如吲哚美辛）、抗结核药（异烟肼、对氨水杨酸钠）、奎尼丁、碘剂、博来霉素等。

过敏反应的症状大多在皮肤上出现红斑、荨麻疹，有时出现低热、关节痛、头痛、全身淋巴结肿大等。严重的可出现剥脱性皮炎和大疱性皮炎。较少见的出现过敏性休克。不同的药物过敏反应发生的时间不定，同一种药物，在不同的个体，也可以在不同时间出现过敏反应。有的在用药后，即刻出现过敏性反应，有的可在 2～3 天内发病，有的则在用药后 1～3 周发生。

出现过敏反应怎么办呢？应该立即停药，赶紧去医院。病人自己首先要尽快地把进入体内引起反应的药物排泄出去。最简便的方法是大量喝水，使药物通过小便排出。在医院里，必要时可以静脉输液，稀释药物在血内的浓度，加快排泄。同时在医生指导下，使用适当的抗过敏药。使用多种药物时，引起的过敏反应，一定要弄清楚究竟是由哪一种药物所引起的。从此，凡是同类制剂（包括注射、口服、外用），以及含有这种成分的复合制剂都不能再使用。同时，在自己门诊卡封面的过敏史一栏上，注明过敏药物的名称和过敏日期，并在以后看病时告诉医生。

对一些容易发生过敏反应的药物，在用药前要做皮肤试验，用药后最好观察半小时，以便发生过敏反应时立即采取措施。

（4）二重感染：有些激素、广谱抗生素、抗肿瘤药等长期应用后会使寄生在人体内的菌群也受到抑制，破坏了菌群之间的相互平衡，于是本不致病的细菌或真菌就会趁机繁殖起来，因而引起新的感染。这种情况称为"二重感染"。因此用药时必须严格掌握适应证及疗程，必要时要增加身体的抵抗力，以防二重感染的发生。

用药后的自我监测

在口服、注射及其他方法使用药物后，应当进行自我监测。一方面了解药物是否有效及疗效高低；另一方面了解药物是否产生毒副作用，以决定是继续用药还是更换药物。

药物的治疗效果一般可以从两方面反映出来：一是自我感觉来判断；二是通过仪器检查或化验的方法来判断。例如，痢疾病人服用复方磺胺甲噁唑等抗菌消炎的药物后，腹痛、腹泻、发热、恶心的症状减轻或消失，大便中的红、白冻减少或消失，说明药效良好，可继续使用。同时可以通过化验大便，看看脓细胞是否减少，还要看大便中的痢疾杆菌是否消失。

口服药因需经胃吸收后才会发挥作用，一般需 0.5～1 小时。注射药物发挥作用快，一般 2～5 分种即可。治疗心绞痛的硝酸甘油类药物，通过鼻吸入或舌下含服，会立即发挥效果。

另外，对药物疗效的判断还要结合具体病情。例如，感冒发热，服用退热药后体温会很快降下来；而癫痫常常是服 1～2 个月的药仍不能完全控制症状。但这并不能说明药物无效，更不能据此随便停药、换药。

药物的不良反应是指在正常剂量下，伴随药物的治疗作用而发生的有害反应。如阿托品可治疗肠痉挛引起的剧烈疼痛，但同时也可引起口干、视物模糊、眼压升高等不良反应。毒性反应是指药物引起身体功能和组织结构的病理改变，常由用药剂量过大引起。后遗反应是停药后出现的反应，如长期使用肾上腺皮质激素，一旦停药，由于肾上腺皮质萎缩，数周内难以恢复正常，故而出现功能低下现象。特异质反应是指少数人出现的与药理作用完全无关的反应，主要是由体内缺乏某种酶而引起的，使人出现的与药理作用完全无关的反应。致癌、致畸、致突变作用可使病人及胎儿发生畸形或癌症，这一点要进行长时间的自我监测。成瘾是长期服药而产生的依赖性，一旦停用便发生戒断反应。

要了解自己有无上述药物反应，必须从开始服药至停药后的一段时间内进行细致的自我观察。一旦出现与疾病无关的症状，应及时向医生说明，请其进行必要的诊治，以免给身体带来更大的危害。

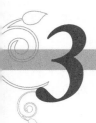

3 吃中药的学问

中医中药在我国已有几千年悠久历史，是救死扶伤的宝贵"财富"。

配中药缺药怎么办

中医处方是根据不同的病情需要，按"君、臣、佐、使"的组合原则，并根据各个药物的性味、配伍禁忌，在辨证施治的基础上选择合适的药物组方的，且方中的每一味药都起着特殊的治疗作用。如果在配药时某些药物有改动，则会直接影响疗效，甚至造成严重的后果。因而，配方缺药时切不可随便用其他药物替换，如果实在不能配齐，应带原处方由医生进行调整，以保证治疗效果，切勿自作主张。

煎中药有讲究

中药的煎煮有许多值得注意的地方。煎药容器以沙锅、搪瓷器皿最好，忌用铁锅、铝锅煎药，以免发生化学反应。目前国内专家一致认为搪瓷器皿为理想的煎药工具，其优点是化学性质稳定、导热均匀缓和、保温性强。

水对中药材有较强的穿透力，可溶解中药材中生物碱苷类、有机酸、鞣质、蛋白质、糖类和无机盐等有效成分，是煎煮中药最常用的溶媒。

中药煎煮前应充分浸泡，因为中药大多是干品，浸泡可使中药湿润变软，细胞膨胀，使有效成分溶解在水中。但浸泡时间也不宜过长，一般在室温下，冷水浸泡20～30分钟即可，否则会酶解或酸败。

有关实验证明，中药煎煮两次能煎出药物所含成分的$80\%\sim90\%$，因此，一般中药都以煎两次为好。煎药时水的用量直接关系到汤剂的质量。传统的经验头煎加水超过药面3～5厘米，二煎加水超过药面1～2厘米。煎中药要用凉水，不可用开水代替。煎煮时间因药而宜，一般来说头煎从沸腾开始计算时间 20～25 分钟，二煎则为 15～20 分钟。一般药煎好后，药液应保持在 200～300 毫升为宜。如有矿物贝壳类等质地坚硬的药物，必须打碎先煎 30 分钟。

煎煮中药的特殊方法有：先煎、分煎、包煎、后下、同煎、空煮、浸渍、烊化等。

（1）先煎：一般指矿物贝壳类质硬或有效成分难以煎出的药物；有毒物也需先煎，如乌头、附子。或是根据药物本身的需要及病症情况，对方剂中的部分药物先煎，如葛根汤中的麻黄、葛根。

（2）分煎：为避免药物同煎降低疗效或减少同煮引起的不良反应，有时方剂采用分别煎煮再合起来服用或再煎煮的方法，如百合知母汤。

（3）包煎：某些具有毛茸或体积微小或黏液量较多或煎后易成糊状的中药，采用包起来煎煮的方法，如旋覆花、车前子、葶苈子等。

（4）后下：含挥发油或有效成分久煎失效的药物，如薄荷、木香、大黄、番泻叶等，一般是在快煎好时再加入共煎 4～5 分钟，如煎甘草麻黄汤要后下甘草。

（5）与酒、醋、蜜同煎：如甘遂半夏汤，将药汁与蜜同煎，以缓甘遂之毒性。

（6）空煎（煎汤代水）：将某些药物或辅料先煎去渣，再以此药液煎煮其他药或送服其他药。

（7）浸渍：大黄泻心汤、附子泻心汤均以开水浸渍片刻，是取其气之轻扬宣散，以清上部无形之邪热而消痞。

（8）烊化：一些凝固制剂如阿胶、鹿角胶等，其主要成分为胶性蛋白质、氨基酸、钙质，在与其他药共煎时，容易先溶化黏附他药或煳锅，故入汤剂应烊化兑服。即取规定量的胶类药材加入适量水炖烊，再冲入已煎好的药汁内搅匀同服。

有不少病人在煎服从医院取来的中药时，用水洗药，以除去上面的污垢、尘土等物，其实这是极不科学的，有以下几点害处：

（1）失去辅料的作用。因为有些药材在炮炙时会加蜜、酒、醋、胆汁、鳖血、朱砂等，如果用水洗，必然会失去这部分辅料的作用。

（2）导致药物遇水膨胀，使沙锅煳底而造成药物失效，甚至改变原来的性味。

（3）引起药材中水溶性有效成分的丢失。

（4）造成粉类药物流失。因为中药中有不少粉末类，或在配伍时捣研成末的，如果水洗，必然会使这类药物流失而失效。

煎中药，掌握火候很重要。煎药温度的高低，一般称为煎药的火候。家庭煎中药一般用直火加热，加热时火力的强弱、时间的长短，与汤剂的质量有密切的关系。火力过强，水分蒸发得快，使药材的煎煮时间不能保证，药中所含的成分不易被煎出，而且容易把药煎干煎煳；火力过小则温度不足，不容易达到将药材中的有效成分煎出的目的。为了保证汤剂的煎煮质量，一般采取先用武火煎后用文火煎的办法。

一般可根据药物性质来选用以下不同的火候。

（1）武火：武火是指旺火，具有温度上升快，水分蒸发也快的特点，武火适用于以下性质药物的煎煮：

1）散寒解表药、清热芳香类药宜选用武火煎煮，以免挥发性有效成分因煎煮时间过久而丢失。

2）矿物类、质地坚硬的药物宜选用武火，以充分煎出药物中的有效成分。

3）大多数饮片煎煮时，在沸前用武火，沸后改用文火。

（2）文火：是指小火、弱火，具有温度上升得慢，水分蒸发得也慢的特点。文火适用于以下情况：

1）滋补类药物应选用文火慢煎，使所煎的药物保持微沸状态，以便使药中的有效成分被充分地煎出。

2）用武火煎沸后多采用文火煎药，汤剂的第二煎也多用文火。

（3）先武后文：所谓煎药的先武后文，是指所煎药物在未沸之前用武火急煎，煮沸后改为文火慢煎。绝大多数汤剂都是采用这种火候煎煮。因为先用武火加热，能增加药物的溶解度，促使有效成分的溶出，此时药物溶出主要与温度相关。待煮沸后，温度恒定时，药物成分的溶出主要与水量和煎煮时间呈正比例关系，所以这时就用文火煎煮。

中药煎干、煎煳怎么办

汤药煎干了一般是因对加水量估计不足，加水太少而被煎干；另一种情况是火候过大，煎煮时间过长，致使药液被煎干。对于煎干的中药只要没有烧焦、煳锅底，就可以加水再煎，一般不会影响疗效。如果煎干的中药出现以下情况时，就不能再加水煎服了。

（1）所煎的药材已烧焦，并已煳锅底，此时中药的许多有效成分已被破坏，故不可再煎服。

（2）具有解表行气作用的方药，多属含挥发性成分的饮片，如荆芥、麻黄、薄荷、香薷、藿香、桂枝、陈皮、香附、木香等，因煎煮时间过长而煎干，药物的有效成分大部分会随水蒸气挥发而损失掉，如加水再煎服，疗效也会大大降低，不如另煎新药。

（3）具有滋补功效的方药，多含有糖、酶、氨基酸类成分，如党参、人参、茯苓、白术、山药、甘草等，因加热时间过长，药材中的有效成分就会被分解破坏，如加水再煎，疗效也会大大降低。

因此，煎中药时要随时观察，搅拌药汁，不可因干别的事情忘了煎药，把药煎干而造成浪费。

另外，中药在煎煮过程中稍有疏忽就容易煎煳，其原因是药材中含淀粉、黏液质较多，且煎煮时间过长或火候过大所致。

药材被煎煳后，其本身所含的化学成分及原有的药效都会随之改变。因为将药材炒煳本身就是对药物加工的手段，如生大黄具有泻下作用，把生大黄炒成炭则具有止血作用，用于各种出血症。因此煎煳的中药不能服。为防止把药煎煳，应在药液煮沸，改为文火，并注意观察药液，如果药液黏稠，说明所煎药材中含有较多淀粉、黏质类成分，煎煮时要注意随时搅动药液。含淀粉多的药材有山药、茯苓、白芷、薏苡仁等，含黏液质较多的有车前子、知母、白及等，这些药材极易煳锅，在煎煮时应格外注意。

正确服用中药汤剂

（1）服药时间：一般情况下是进食前2小时服用，每天2次服用。还可根据病情择时服药。肺病多宜饭后服药，肾病、下肢疾病多宜饭前服药。肝病病人则以中午、晚上睡前服用为宜。

（2）服用方法：

1）热服：即趁热服用，用于寒症流感。

2）温服：即药液不热不冷服用，一般服药采用此法。

3）冷服：药液放冷后服用，适用于热症。

4）顿服：即多量一次服完，适用于病情危重者。

5）频服：即多次服用，适用于婴幼儿或服药不受者。

6）冲服：即用药液将不易溶于水或不宜煎煮的药末冲服。

7）含服：即将丸、锭、丹药含在口中，让其慢慢发挥药效。

（3）注意事项：

1）服用中药应注意忌口，以保证药物更好地发挥作用，避免不良反应。一般来说均忌生冷、油腻食物。服用解表发汗、清热凉血、解毒消肿、安神、清咽、明目、降压、平肝、利湿、止血、润肺的药物时，忌酒、姜、椒等辛温刺激之物。用于疮疡时，忌鱼、虾等发散之物。服用温经、补阳、涩精止泻、祛风湿、止寒痛等药物时，忌食梨、柿、螃蟹等寒凉之品。

2）在喝中药汤时，有的人习惯向药汤中加糖以冲淡苦涩味，却不知这样一来就降低了药物的疗效。中药汤加糖有以下弊端：首先，有些汤药的苦味能够刺激消化腺体分泌消化液，这对于充分发挥药效是极有好处的。如果嫌药味苦而加糖，就会影响药效的发挥。其次，苦味药多用于祛热，盲目加糖后，有效成分会发生降解反应，从而减弱药性。第三，糖中的铁、钙等离子与汤剂中的某些有效成分会发生化学反应，出现沉淀、混浊等现象，降低药物的疗效。而且因汤剂是多味药组成的，化学成分复杂，极容易因加糖而使药物失效。所以，服用中药应避免加糖。

3）有的病人喜欢把汤药留到第2天服用，这是极不可取的。因为中药中的淀粉、维生素、蛋白质、挥发油及各种酶、微量元素等成分，在煎煮时大部分留在药汁中，如果存放过久，不但药效会降低，而且会因为空气、湿度、时间和细菌污染等因素的影响，而使药汁发馊变质，服用后，对病情无益，甚至还会有损健康。

但是如果采取真空包装，并存放在冰箱中，则另当别论，还可免除每天煎煮中药的麻烦。许多医院开展代煎业务，确实方便了病人，尤其受到上班族的欢迎。这样的煎服方法虽然与传统的煎服方法有一定差异，但治疗上比纯粹应用中成药的针对性要好得多，值得推广。

4）中药方剂是由多种中药配伍组成的，每种中药都具有苦、辛、酸、麻、咸、涩等不同味道，所煎出的煎剂将这些味道汇集到一起就会形成难以下咽的气味。特别是一些味觉神经敏感的病人，很容易出现恶心、呕吐等现象。对此，可采取以下方法：

方法一：遇到这种情况，应叫病人暂时将药液放下，待药液凉了以后再喝就会好些；喝药时要屏住呼吸，一口气将药液喝完，不要停顿，以免勾起药味而诱发呕吐。饮完药液后立即用凉开水漱口，也可嚼块口香糖以去除药味。

方法二：对于服中药经常发生呕吐的人，可在饮中药前先喝少量鲜姜煎成的水，药后再温服中药，以防止呕吐。或采用半夏 5 克、竹茹 15 克、生姜 5 片、陈皮 15 克，水煎后于服药前先服入，10 分钟后再服中药煎剂，也可起到止呕吐的效果。

正确服用中成药

服用中成药也要讲究方法，如用法不当，不但会影响疗效，而且还会对身体造成危害，具体应注意以下几点：

（1）严格按量服用：中成药治疗，药量有一定的灵活性，有时不易准确掌握，在服用时，一定要看清药品标签或说明书。有些中成药小粒丸剂的说明书只写每次服多少克，没有标明多少粒为 1 克，遇到这种情况，应向药剂师问明换算方法或每次服用的粒数。另外，中药不是绝对无毒的，有些烈性药物多服会伤身体。因此，对中成药的服用量必须认真对待，特别是对药物的禁忌证丝毫不得马虎。小儿或年老体弱者，凡服药性猛烈的成药，必须减量慎用。

（2）掌握服药时间：中药服用的时间，按古医书规定"病在胸膈以上者，先食而后服药，病在心腹以下者，先服药而后食"。对没规定特殊服药时间的，通常宜选在饭前或空腹时服，有利于药物的吸收和药效的发挥。对于慢性病需长期服药者，宜养成定时服药的习惯，对特殊病症，无须强调空腹或定时服，可随时服药，安神药则应在睡前服用为宜。

（3）注意服药方法：中成药的服用方法也有讲究，大粒丸剂，应禁止一口将其吞下，因为这有可能造成药丸卡在喉咙里上下不得。正确的服法是：应用清洁的小刀将药丸切成小粒，分几次用温开送服；对于质地较软的大粒丸剂，可用清洗过的手直接将其分成小丸服下，如果为了加快药物的吸收，也可采取少许温水将药丸捣碎调成糊状后用温开水送服。

（4）当心服用中成药后的毒性反应和过敏反应。

吃中药怎么忌口

中医治病讲"忌口"，所谓忌口有两个意义：一是所吃食物与中药性味相矛盾；二是所吃食物对疾病有不良反应。

感冒初期，正在服用解表散寒的中药，应当禁食生冷及油腻食物。肠炎腹泻，也要忌食生冷及油腻，饮食应清淡。此外，还有一种忌口，称为忌"发物"，即能引起疮毒、风疹、咳嗽、哮喘等病症发作或加重的食物，多为水产品，如带鱼、黄鱼、鲤鱼、鲫鱼、蟹、虾等；肉类中的牛、羊肉、狗肉、鸡肉、驴肉、马肉等；蔬菜中的韭菜、香菇、香菜等。这些食物多数甘温性质，具有香燥的性味，吃后容易上火。

还有一种忌口是食物与药物、食物与食物之间的禁忌，如鳖甲忌苋菜；荆芥忌鱼蟹；天冬忌鲤鱼；白术忌桃、李子、大蒜，土茯苓、威灵仙忌蜂蜜；服滋补剂后禁服莱服子及大寒大凉食物；鳝鱼忌狗肉；鲫鱼忌鹿肉；芥菜、鲤鱼忌猪肝等。

最后一种忌口是根据每个人的体质而定的，如平素脾肾虚的应忌食生冷黏滑性的食物；脾胃虚的忌辛辣香燥食物，有热症的忌油煎、炒煨食物；肺病忌食辛辣；水肿忌吃咸食；黄疸忌食油腻等。

中成药同样存在毒性反应和过敏反应。随着中成药的广泛应用，不良反应会越来越多，服后一定要有所警惕。凡服药后出现皮疹、瘙痒、发热等过敏反应，应立即停药，严重者应去医院诊治。对某些中成药有过敏史者，应牢记不可再用该药。

中西药可以同时服用吗

有许多西药最初是从天然药用植物中提取的有效成分制成，两者效用是一致的。因此，一般情况下中西药可同时服用。但有些中药与西药是不能同时服用的，以免降低疗效，甚至出现中毒或其他不良反应。

（1）降低疗效：如四环素类药物与含钙的物质如乌贼骨、海螵蛸、牡蛎、山楂、牛黄解毒片等合用则降低两者疗效；保和丸、六味地黄丸和胃舒平、氨茶碱等合用，会影响酸碱平衡而失去作用；麦芽、神曲等与抗生素类合用，会使酶的活性降低而丧失药效。含有鞣质的中成药感冒片、七厘散等与乳酶生、四环素、富马铁等同服，鞣质会使这些西药产生沉淀失去作用。

（2）增加毒性：如磺胺类药物与山楂丸、五味子糖浆等酸性中成药合用，易在酸性环境中析出结晶，对肾脏产生损害；含有碱性成分的行军散、疹气散等与链霉素、庆大霉素等合用，可对听觉神经的毒性大大增强；地高辛与含蟾酥的中成药如喉症丸等合用，可导致心律失常及洋地黄中毒；朱砂安神丸与硫酸亚铁合用，易导致汞中毒；益心丹、保心丸、六神丸与心律平、奎尼丁合用，可导致心搏骤停；蛇胆川贝液与吗啡、哌替啶合用，会导致呼吸衰竭；防风通圣丸、止咳定喘膏、麻杏石甘片与复方降压片、优降宁等合用，可抵消降压作用；贝母与氨茶碱同时使用能引起中毒；小活络丹、香连丸、川贝枇杷露与阿托品、山莨菪碱、咖啡因合用会增加生物碱的毒性，引起中毒。

（3）增加不良反应：阿司匹林与鹿茸、甘草同时服用会大大增加对胃黏膜的刺激。

以下几种中西药忌混吃：

（1）蜜炼川贝枇杷膏与感冒清片：蜜炼川贝枇杷膏中含有大量蜂蜜，感冒清片中的退热成分与蜂蜜能形成复合物，减缓药物的吸收速度，使退热作用减弱。

（2）羚羊感冒片与复方阿司匹林片：羚羊感冒片系碱性中成药，复方阿司匹林片系酸性药，两者合用后疗效降低。

（3）复方丹参片与藻酸双酯钠片（PSS）：两者都具有活血化瘀，降低血脂，扩张血管，改善微循环的作用。两者联用，尤其是血小板减少有出血倾向的病人，极易诱发内脏，自发性出血。

（4）消渴丸与格列本脲片：消渴丸由黄芪、生地黄、天花粉、格列本脲组成，与格列本脲片同服，若每日3次服用，格列本脲超剂量，易导致低血糖休克。

（5）炎得平片与螺旋霉素片：中成药炎得平的主要成分是穿心莲，其抗感染作用是通过促进白细胞吞噬功能而达到消炎目的，而螺旋霉素能抑制穿心莲的促进白细胞吞噬功能，也就抑制了穿心莲的疗效。

（6）藿香正气水与苯妥英钠片：藿香正气水中含有乙醇。乙醇是一种药酶诱导剂，能曾加肝药酶活性，加速苯妥英钠在体内的代谢，使其半衰期缩短，临床疗效降低。

（7）大山楂丸与麦迪霉素片：大山楂丸中的神曲、麦芽中含有多种消化酶，麦迪霉素可使之失活。同时，中药神曲、麦芽中的消化酶也能明显降低麦迪霉素的抗菌疗效。

（8）六味地黄丸与利福平片：六味地黄丸中含有山茱萸，内含有机酸，与利福平同服，能增加利福平在肾脏的吸收，从而加重对肾功能的损害。

还有许多中药和西药的相互作用尚不清楚，故中药和西药最好分开服用，其间隔时间 1 小时为宜。

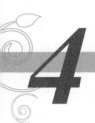

4 特殊人群用药须知

儿童、妇女、老人的生理状态与常人有所不同，药物的作用和反应也会发生与常人不同的变化，因而他们用药也要有特殊的调整。

用奶瓶、奶嘴给宝宝喂药

介绍一种简单有效的给婴儿喂药方法——奶瓶奶嘴给药法，不防一试。具体操作方法如下：

（1）洗净双手及奶瓶，将药片碾碎成粉末放于纸上。

（2）将瓶内放入少许糖水或果汁水，然后将奶嘴取下，奶嘴向下，用左手拇指、示指捏住奶嘴出孔，右手持药粉缓缓倒入奶嘴内顶端（奶嘴内湿时更好，药物易贴于壁上）。

（3）奶瓶倾斜 10°左右，然后将奶嘴轻轻拧到奶瓶上。此时，要注意两点：第一，不要把奶嘴内的药粉掉入瓶内；第二，不要使瓶内的水流入奶嘴。

（4）让患儿平卧后，将奶瓶奶嘴放于患儿嘴角处，患儿即张口。

这时将奶瓶尾部慢慢抬高，使水流入奶嘴内。随着患儿的吸吮，奶嘴内的药粉随水被患儿咽下。喂药后，将孩子抱起，轻拍背部，驱除胃内空气，避免因哭闹时吞下空气在喘气时将药液吐出。

这种给药方法简单易行，无任何不良作用，尤其适合小儿夜间发热时及时服药，但是有两点应注意：

（1）奶瓶内的甜水不要太多，以 20 毫升左右为宜。

（2）患儿吸吮后，应注意观察奶嘴内的药粉是否已完全吸净。

给宝宝喂药的"三要三不要"

小孩服药困难，而新生儿服药更有千难和万难。"三要三不要"是人们在实际生活中总结出来的经验，现介绍给大家。

（1）三要：一要在喂服药液时出现呛咳立即停服。二要用塑料吸管代替汤匙，使小儿将药液徐徐吸入。三要在服药液时注意患儿的吞吸速度。应该将吸管口放在小儿口腔黏膜处和唇齿间慢慢挤滴，若出现呛咳立即停止挤滴。

（2）三不要：一不要将中药和乳汁混在一起喂服。因为很多中药含生物碱，两者混合后易产生凝结现象，降低药物疗效。二不要"过奶"。有的人认为，妈妈吃药，药物会通过乳汁"传"给孩子，孩子吃奶就等于治疗了。此想法很好，但从乳汁中到达患儿体内的药液有效成分（药物有效浓度）微乎其微，根本达不到治疗目的。三不要加糖调味。因为糖能抑制退热的药效，也能与某些中药中的蛋白质、鞣酸等成分起化学反应，可分解某些药物的有效成分。

给幼儿喂药

对于 3 岁以上的孩子，要尽量说服他们吃药，而对那些年龄小的孩子需要家长喂药时的方法是，先把孩子抱起来并让头部直立，而后用汤匙或干净而光滑的木条压住下颌部，迅速灌下药物，待药物完全吃下后再取出喂药的汤匙或木条，千万不能捏鼻子或用异物探咽部的方法给孩子吃药，以免发生危险。

有时孩子服不下整片药，或者每次吃的剂量不足整片药时，除糖衣片和肠溶片外，一般可先将药片研碎后再用水送服。吃糖衣片和肠溶片时，注意不可研碎服，以免影响疗效或发生不良反应。

为了转移孩子对药物厌恶的注意力，家长在给孩子吃药前做准备事宜时，应尽量避开孩子的视线，对大点的孩子应尽量说服使其自己服药，不可用恐吓、打骂的方法硬逼着吃药，否则即使吃下的药也容易又吐出来。对于哭闹或不愿吃药的孩子，在喂药时要特别注意，在其大声哭叫或正在吸气时。不能喂药，防止呛着。

在一般情况下，宜在孩子空腹或半空腹时吃药，免得孩子将服下的药呕吐出来。对于需要在饭后服的药，也应在饭后半小时至 1 小时再吃。

药吃下后，还应让孩子喝足水，以免药物停留在食管部位，产生刺激性。千万不可叫孩子干吞药片。在给孩子吃汤药时，宜将汤药煎成浓汁并按量服下。吃冲剂或散类药物时，所加入的水量要适中，不宜过多，以免增加吃药的容量。在喂药前要先看药名和剂量，如果是水剂要摇匀后再喂。

小儿打针后不宜用手揉按

许多孩子都害怕打针，打针后都不免痛哭一场，而父母们心疼孩子，便用手不断揉按刚刚注射过的部位，以减轻孩子的疼痛。其实，这种做法是不妥的。

对局部组织的不断揉按，会破坏这些部位的止血作用。当针刺破皮肤或血管时，人体有一种物质能自动将破裂处的血液凝聚成血块，阻止其继续出血。如果不停反复揉按，血块不易凝聚，会加重皮下出血。另外，用手抚按针眼，会使手部病菌沿着尚未闭合的针眼进入皮下组织或血管，引起局部组织的感染、发炎，重者会并发菌血症、败血症。因此，孩子在打完针后，请不要用手揉按。

月经期妇女用药的注意问题

大多数女性都知道，妊娠期应慎用药，而对月经期也有用药禁忌则很少了解。在经期间，甚至月经来潮前，应该避开的一些用药禁忌，其类型大致为：

（1）外用药：治疗妇科感染性疾病的局部用药；如治疗阴道毛滴虫或真菌感染的洗液、阴道片剂、丸剂、栓剂、胶囊等，常用的如制霉菌素、甲硝唑等，以及中药（如蛇床子）制成的外用制剂，应暂停使用。因为月经期子宫黏膜充血，宫口开放，容易招致病菌感染。

（2）内服药：

1）不可在经期使用激素类药物，以免失去平衡。如雄激素能导致月经紊乱，抑制排卵；黄体酮能导致乳房胀痛或阴道流血不规则；口服避孕药能导致乳房触痛或突破性出血；肾上腺皮质激素能导致闭经或发生腹胀。

2）甲状腺制制：有可能造成月经紊乱，出现怕热、出汗、心律失常、体重减轻，经期也不应使用此类药物。

3）减肥药：减肥药如在月经期应用，可能导致月经紊乱、性欲改变、多尿或排尿困难，或发生焦虑、心悸、精神紧张等。

4）泻药：泻药中的容积性泻药，如硫酸镁可刺激肠壁而引起盆腔充血，故月经期应禁用。其他能促进肠蠕动的药物，如肠胃动力药，亦应慎用或忌用。

5）抗凝血药：为防止子宫出血增加，月经期应避免使用抗凝血药，如香豆素及某些中药溶血栓制剂。

6）止血药：这类药因能降低毛细血管的通透性，促使毛细血管收缩，可能引起经血不畅。此外，还须慎用具有较强止血作用的中药或中成药。

可以引起月经失调的药物

月经失调是临床常见妇科病，有时候药物也可引起。其主要表现为服药后出现，停药后多可自行恢复，部分病人再次用药后症状重现。常见的引起月经不调的药物如下：

（1）性激素类药物：不论是雌激素还是雄激素，都影响月经，其影响程度因用量及用药时间长短而不同。

（2）肾上腺皮质激素类药物：用药时间较久之后，可以引起闭经；或者先发胖，然后闭经。曲安奈德穴位注射后可引起月经失常（月经提前、延长）。

（3）中枢神经抑制类药物：如地西泮，主要有镇静、抗焦虑和松弛肌肉的作用。若过多服用，可导致月经不调和排卵损害等。长期大量服用苯巴比妥、异戊巴比妥、司可巴比妥等，会抑制垂体促性腺激素的释放，引起月经失调、闭经。

（4）抗精神病药：使用后常常发生闭经，或者发生闭经泌乳综合征。氯丙嗪具有很强的肾上腺能受体阻滞作用，并能抑制促性腺激素的分泌，引起月经不调和闭经等。

（5）解热镇痛药：布洛芬缓释胶囊等可致月经失常。

（6）抗过敏药：阿司咪唑可导致月经提前十几天。停药后恢复，再次用药后又出现。

（7）胃动力类药物：多潘立酮可导致月经失调、月经过多或月经稀少、溢乳、闭经等。最短者服用 2～3 次后出现，长者 1 个月后出现。西沙比利可致食欲增加，引起停经。

（8）心血管系统类药物：氟桂利嗪服用 2～4 周后出现月经提前、量多、有血块，可持续 8～10 日。利舍平可引起闭经。地奥心血康服用 1 周后可出现功能失调性子宫出血、月经周期提前等。

（9）抗真菌类药物：伊曲康唑可使月经周期延长达 40 多天至 2 个月。酮康唑也可使月经提前、经血量明显增多。

（10）抗肿瘤药：用药量大时，可以抑制卵巢功能，或因全身情况受损而发生月经稀少或闭经。

（11）H$_2$ 受体阻滞药：雷尼替丁服药后半个月可出现阴道内少量流血，并持续 10 余日。

（12）利尿药：氢氯噻嗪、呋塞米、依他尼酸、螺内酯等，长期服用可引起月经不调。

（13）其他药物：止吐药、阿片类等均可引起闭经。

不能擅自停服雌激素类药物

近年，绝经期前后的女性，为防治围绝经期综合征（更年期综合征）和骨质疏松症，应用雌激素替代疗法的越来越多。随着该药的广泛应用，其并发症也日渐增多。除体内激素失调症候群、子宫内膜增生出血之外，由于突然停用雌激素而引起突发心脏病者也屡屡发生。国外有人报道过 107 例有胸痛症状的妇女，其中多数人雌激素水平低于 25 微克/毫升以下（绝经后水平），最初未被医生诊断出来，曾用硝酸甘油、β受体阻滞药、钙通道阻滞药等心血管疾病药物治疗无效，服用雌激素，症状很快缓解了。目前已知雌激素可起扳机作用，使机体释放精氨酸，再转而释放扩张血管的一氧化氮。当雌激素水平突然下降时，血管便会收缩，以致引发心血管危象。因此，凡长期服用雌激素的人，绝不可突然停药。需要停药时，应逐渐减量后停用。

另外，服用时间不要太长，还应去医院做些检查（包括乳房、妇科检查等），要在医生的指导下用药，尤其是不要自己随便服用雌激素。

药物对孕妇的影响

（1）流产或早产：在妊娠期间不能应用具有收缩子宫平滑肌的药物，如麦角、脑垂体素、催产素、奎宁等；剧烈的泻药如硫酸镁、番泻叶等也不应使用。因为这类泻药也可引起子宫和盆腔充血，以致子宫收缩；利尿药如氯噻嗪、呋塞米、氨苯蝶啶等亦在此范围内。有些毒性大、药性猛的中药，如巴豆、黑丑、白丑、大戟、斑蝥、商陆、麝香、三棱、莪术、水蛭、虻虫等；具有活血化瘀、行气破滞和辛热滑利作用的中药如大黄、枳实、附子、桃仁、红花等，都应忌用。因为上述中西药品常可引起流产或早产。

（2）胎儿畸形：因为孕妇用药后，药物可从血液中通过胎盘影响胎儿。由于胎儿器官发育未全，对药物分解、解毒能力很差，排泄缓慢，再加上发育中的胎儿敏感性强，尤其是妊娠的最初 3 个月胎儿最容易受影响。

在妊娠期间对以下有致畸作用的药应禁用，如氯丙嗪、奋乃静、苯巴比妥、氯氮平、甲丙氨酯等镇静安眠药，都能引起胎儿畸形。甲氨蝶呤、白消安、苯丁酸氮芥、环磷酰胺等抗肿瘤药，也可导致胎儿畸形；己烯雌酚、睾酮、孕酮、可的松类激素药也能致畸，如己烯雌酚可引起胎儿内脏畸形和脑积水，生殖腺癌，使男胎女性化，使后代永久性不育；口服避孕药也可引起胎儿先天性心脏病；甲苯磺丁脲、氯磺丙脲等降血糖药，可导致胎儿多发性畸形；四环素类抗生素，服后可通过胎盘进入胎儿体内，不但造成四环素牙，还能抑制胎儿蛋白质合成，使胎儿手指和肢体短小，还能导致先天性白内障甚至死胎。另外，抗过敏的美克洛嗪（敏克静），抗癫痫的苯妥英钠和扑米酮，抗凝血的双香豆素和苄丙酮双香豆素，抗疟疾的氯喹、乙胺嘧啶和奎宁，缩瞳药毛果芸香碱，拟肾上腺素类药麻黄碱和萘甲唑啉（鼻眼净），兴奋药丙米嗪和苯丙胺等，都可导致胎儿畸形。

（3）对孕妇本身的损害：妊娠后孕妇体内的酶系统有一定的改变，因此对某些药物的代谢过程有一定的影响，所以有些药物可损害孕妇的健康。如在妊娠晚期应用四环素类药，可导致严重的肝损害，严重者还可造成死亡，所以孕妇要禁用四环素类药。

（4）胎儿的不良反应：药物除对胎儿有致畸作用外，还可造成不良反应。如孕妇连续应用链霉素、卡那霉素，可造成胎儿听神经损害而发生耳聋；应用磺胺类药，如复方磺胺甲噁唑、新霉素，则可导致胎儿黄疸；临产前应用吗啡，可使胎儿呼吸中枢麻痹，造成新生儿窒息；患高血压的孕妇应用含利舍平降压药以后，大约有 10％ 的新生儿出现昏睡、心动过缓、鼻黏膜充血和呼吸抑制等不良反应。

虽说许多药物对孕妇和胎儿有不良影响，但也不能说妊娠期间生病什么药都不能用，这样就会形成养病如养虎，对母子的安全危害更大。因此妊娠期孕妇生病后，应及时找医生诊治，以便选择毒性小、作用明显的药物进行治疗。如因疾病的治疗需要，必须应用以上药品时，应在医生指导下选择恰当的用药时机和给药方法，必要时可终止妊娠。另外，妊娠后应格外注意饮食起居，劳逸结合，争取少生病，不吃药。

孕妇应禁用或慎用的西药

妊娠期妇女应禁用或慎用下列药物：

（1）抗生素：氯霉素、甲砜霉素、两性霉素 B、四环素、土霉素、多西环素、红霉素、新生霉素、链霉素、卡那霉素、紫霉素、头孢噻吩、各种磺胺类药、利福平、乙胺丁醇、呋喃妥因、甲硝唑、万古霉素等。

（2）抗精神病药：氯丙嗪、奋乃静、三氟拉嗪、氟奋乃静、氟哌啶醇、碳酸锂、丙米嗪（米帕明）、苯丙胺等。

（3）镇静催眠药：地西泮、氯氮䓬（利眠宁）、巴比妥类、水合氯醛等。

（4）抗癫痫药：苯妥英钠、扑米酮、三甲双酮、丙戊酸钠、卡马西平。

（5）解热镇痛药：非那西丁、对乙酰氨基酚、吲哚美辛（消炎痛）、水杨酸钠、阿司匹林、安乃近等。

（6）性激素类药物：己烯雌酚、甲羟孕酮、达那唑、睾酮、口服避孕药、炔诺酮、蛋白同化激素。

（7）糖皮质激素：醋酸可的松、醋酸泼尼松。

（8）抗肿瘤药：包括所有抗肿瘤药，如环磷酰胺、甲氨蝶呤、秋水仙碱、巯嘌呤、氮脲嘧啶等。

（9）心血管药物：利舍平、神经节阻滞药、奎尼丁等。

（10）抗甲状腺药：硫氧嘧啶、甲硫咪唑（他巴唑）、卡比马唑（甲亢平）。

（11）抗凝血药：双香豆素、华法林等。

（12）其他：咖啡因、吗啡、阿托品、东莨菪碱、呋塞米、噻嗪类利尿药、维生素 K_3、维生素 K_4、维生素 A 类化合物、缩宫素、前列腺素、各种泻药、抗组胺药（如氯苯那敏）、口服降血糖药（如甲苯磺丁脲）、奎宁、氯喹、各种驱虫药、麻醉药、苯环利定、同位素碘盐、干扰素、病毒唑、阿昔洛韦。

孕妇不宜使用的中药和中成药

中药并非都是绝对安全的。特别是各味中药相互配伍以后产生的作用差异较大，有的可直接或间接影响到胎儿的生长发育。因此在妊娠的最初 3 个月内，孕妇除慎用西药外，亦应慎用部分中药，以免造成畸胎或导致早产、流产。

（1）大毒大热药物：如生南星、朱砂、雄黄、大戟、附子、商陆、斑蝥、蜈蚣等，本身就是具有一定毒性的药物。中药雄黄已肯定有致畸胎作用，孕妇应绝对禁止内服。朱砂含有可渗性汞盐（即水银），可在孕妇体内蓄积，导致新生儿小头畸形、耳聋、斜视、智力低下等。

（2）活血化瘀药物：如桃仁、红花、枳实、蒲黄、益母草、当归、水蛭、虻虫、穿山甲、乳香、没药等，可使孕妇血液循环加快，具有刺激子宫、反射性引起子宫强烈收缩的作用，导致胎儿宫内缺血缺氧，使胎儿发育不良及产生各种畸形，甚至引起流产、早产和死胎。

（3）滑利攻下药物：如滑石、木通、牵牛子、冬葵子、薏苡仁（根）、巴豆、芫花、大戟、甘遂等，多有通气、利尿、下泻的作用，可通过刺激肠道及消化系统，兴奋子宫并引起反射性收缩，使胚胎或胎儿着床不稳，而导致流产、早产。

（4）芳香走窜药物：如丁香、降香、麝香等，可通过神经系统引起子宫收缩，容易导致胎儿早产或流产。不少人工流产或引产药物中，麝香均为其中的主要成分之一。

同时应当注意的是，中成药之中是否含有上述各类中药。对注明有孕妇禁用或慎用的中成药，应避免服用。

孕妇不宜服用的中成药有：

（1）泻下类：有润肠通便等作用的中成药，如十枣丸、舟车丸、麻仁丸、润肠丸等，因攻下之力较强，有损胎气。

（2）祛风湿止痹痛类：即以祛风、散寒、除湿止痛为主要功效的中成药。如木瓜丸，因其中的牛膝有活血下行的作用，而川乌药性辛热，会损伤胎儿。类似的中成药还有：大活络丸、小活络丸、天麻丸、追风酒、华佗再造丸、伤湿止痛膏等。

（3）消导类：有消食导滞、消痞化积作用的中成药，如槟榔四消丸、九制大黄丸、清胃和中丸、香砂养胃丸、大山楂丸，都具有活血行气、攻下之效，易导致流产。

（4）消热类：具有清热解毒、泻火燥湿等功效的中成药，如六神丸在妊娠早期服用可引发胎儿畸形，妊娠后期服用则易致儿童智力低下等。含有牛黄等成分的中成药，因其攻下之力较强而易致孕妇流产，如牛黄解毒片、败毒膏、消炎解毒丸等。

（5）理气类：具有疏畅气机、降气行气之功效的中成药，如木香顺气丸、气滞胃痛冲剂、开胸顺气丸、十香止痛丸等，因其下气破气、行气解郁之药性较强而易引起流产。

（6）活血类：即有活血祛瘀、止血功能的中成药，如七厘散、小金丹、三七片、云南白药等。因其祛瘀活血力过强易致流产。

（7）开窍类：即具有开窍醒脑功效的中成药，如冠心苏合丸、苏冰滴丸、安宫牛黄丸等因为含有麝香，孕妇使用容易致堕胎。

（8）驱虫类：具有驱虫、消积、止痛功能，能够驱除肠道寄生虫的中成药，多为功伐有毒之品，易致流产、畸胎等。如驱虫片、化虫丸等。

（9）利湿类：治疗水肿、泄泻、痰饮、黄疸、淋浊、湿滞等病症的中成药，如利胆排石片、胆石通、结石通等。因具有化湿利水、通淋泄浊功效，故孕妇不宜服用。

（10）治疗疮疡的药剂：即以解毒消肿、托里排脓、生肌敛疮为主要功能的中成药，如去腐生肌散、疮疡膏、败毒膏等，含有大黄、红花、当归，为活血通经之品，百降丹、百灵膏等含剧毒药品，均易致流产。

哺乳妇女用药的注意事项

几乎所有存在于母亲血液中的药物都可进入母乳中。药物从母亲血液进入乳汁须通过血-乳屏障。在乳母使用药物的情况下，能否继续哺乳是人们所关心的问题，但常常是众说纷纭，令人无所适从。一般情况下，母乳中的药物含量很少超过母体用药剂量的 $1\% \sim 2\%$，其中部分被婴儿吸收，故通常对婴儿不会造成明显危险，除少数药物外可不必停止哺乳。然而为了尽可能减少或消除药物对婴儿可能造成不良的潜在危险，应注意以下一些事项：

（1）就诊时，必须向医生说明，自己是哺乳的母亲。

（2）乳母用药时间可选在哺乳刚结束后，并尽可能将下次哺乳时间相隔4小时或4小时以上。为有利于婴儿吸吮母乳时避开药物高峰期，还可以根据药物的半衰期来调整用药与哺乳的最佳间隔时间。

（3）乳母必须用药，又不能证实该药对新生儿是否安全时，可暂停哺乳。

老人服药，家属须知

老年病人本人以及身边的子女，对老年人口服用药方法与注意事项都需要科学掌握。

（1）首先对老年人，特别是高龄老人能否自己服药进行评估。评估包括以下内容：

1）以老人的理解力、记忆力能否说出服药方法；能否区别各类药物；能否坚持服药。

2）老人的身体条件，如视力、听力、吞咽能力、口腔状态、手足功能等是否有能力自己准备药物，如从药袋或药瓶中取出药物、计算用量、开关瓶盖、辨认刻度等；有吞咽困难情况；有无义齿引起的障碍。

3）老人饮食是否有规律，进食时间、饮食种类、饮食习惯与服药方法及药物疗效是否协调一致。

4）老人对药物的心理反应状态：是否期待药效；是否依赖药物作用；是否对药物持反感情绪或恐惧心理。

5）老人的经济状况：是否由于经济上不宽裕而自行节省用药或减量服用。

（2）老人具有自己服药能力的协助工作：针对老人用药的不同特点，家属或子女向应协助做好以下工作：

1）要把各种药物的名称、药效、用量、服用时间向老人做详尽的讲解，并用老人看清楚的大字做好标识。每次用药后，家人应检查药物是否确已服用。

2）可使用闹钟或其他方法加强老人的时间观念，并将药物放在固定的、老人容易看到的地方，提醒其准时用药，以防止间歇性服用或漏服。

3）服用药物以前，家人应检查药物是否过期、变质。服药过程中如需加服或减量都要经过医生许可，并且要注意配伍禁忌。如麻黄碱不能与呋喃唑酮合用，红霉素与阿司匹林不可同服，服用磺胺类药物时禁止服用维生素C等。

4）若每次服用药物种类过多或者老人处理能力较低，家人可将药物从包装袋里取出，配好每次服用的药物量，放置在有明显颜色标识的药袋中：如有红色标识的药袋为早晨服用药物，有白色标识的为午间用药，晚间用药以绿色做标志等。

5）对每次服用药物种类较多的老人要协助其分次吞服，防止发生误咽。服药后要多饮水。如果医生允许，片剂可研碎，胶囊剂可去除胶囊将粉状物溶于水后饮用。但需注意糖衣片不可碾碎服用。

6）服用刺激性或异味较重的药品时，可根据药物性质将药物溶于水中，用吸水管饮服。服用后饮用果汁以减轻不适感。

7）面部肌肉麻痹的老人口内可能会残留药物，服药后应让老人张口确认有无残留。患脑血管病的老人多有四肢瘫痪或手指颤抖及吞咽困难等症状，应由家人喂药，平时可协助老人做肢体的功能锻炼，练习自己从药袋中取药。

8）若老人理解力尚好，家人应将服药后可能出现的作用或不良反应，通俗易懂地讲述给老人听，同时在服药期间应关心老人，并经常与其沟通，了解老人是否有不适或异常感觉。如果家庭经济条件允许，应备有体温计、电子血压仪等物品，可以动态地监测老人的生命体征（脉搏、呼吸与血压）。

9）服药期间，家人应根据老人所服药物的药性特点调节饮食。值得注意的是，牛奶忌加钙剂；患高血压、肾脏病、心脏病的老人忌食盐过多；骨折的老人忌食醋；服用雷米封抗结核病治疗期间，忌食含组氨酸较多的鱼类；而服用丹参片时，忌食用具有降低药效作用的黄豆、牛奶等食品。尤其重要的是，服药期间的老人必须忌烟及酒、浓茶等刺激性强的饮品。

10）老年人的床头桌上不要放各种药瓶药盒。以防当老人睡意蒙胧之际，吃错药或服药过量。服药时应开灯，不要凭借自信或手摸而服用，以免发生错误。

11）老人都有储藏药的习惯，将各种各样的药堆放在药柜中，这样做有弊无益，应该只保留老人正在服用的药物，以及常用的药物，如抗组胺药或阿司匹林，而将其他已部分用过的药全部弃之。如果药物过了储存期，其效力不仅减低，甚至对人体有害。

12）老人服药期间，一旦出现异常症状应立即停止用药，保存好残药并及时到医院就诊。

帮助老人用药

（1）帮助老人使用吸入药：老人如患支气管炎、支气管哮喘等，常常使用吸入药物。应根据老人的症状，医生选择不同的吸入药物，家属要严格执行医嘱规定的吸入次数，如果使用不当，就会发生危险。家人应向老人详细说明使用方法，在确认老人能够正确使用的情况下，方始交老人使用。若老人不能独自使用，应由家属保管，协助老人使用。

使用吸入药物的老人，呼吸时要注意深吸缓呼，即吸气时胸部、腹部同时运动。呼气时，时间维持于吸气时间的 2 倍，以保证药物的有效吸收。吸入药要避免长期反复地使用。如临床常用于治疗哮喘的异丙肾上腺素吸入剂，如果使用间隔时间过短，而且是长期、反复地使用，可致老人动脉血管张力下降，或出现心动过速，严重时可导致猝死。

（2）帮助老人使用外敷药：使用前观察老人的皮肤情况，注意局部皮肤的清洁卫生。使用过程中若局部出现皮肤发红、肿胀等异常表现或全身发痒等不适感，应立即停止用药并轻柔地擦除皮肤表面的残余药物。必要时，到医院进一步处理。

皮肤状态尚佳的老人必须使用药贴时，可以在药贴表面放一块薄纱布，再用绷带固定，不宜使用胶布，以防皮肤过敏。

使用外敷药时，要注意贴用时间不可过长，防止皮肤通气不良、汗液排出受阻从而导致感染。

（3）帮助老人使用肛门栓剂：经肛门给药的栓剂有缓泻药、镇静药及解热药等。具体操作方法如下：

先嘱咐老人排便或进行人工排便，以保证直肠内不残留粪便，并协助老人采取左侧卧位，双腿屈曲。操作者戴好橡胶手套或指套，用食用油润滑手指后轻柔地从肛门插入直肠，以确定药物的插入方向，然后将药物前端（钝圆状）经润滑后插入肛门。

由于老年人肛门括约肌松弛，插入后应按压肛门 5～10 分钟以防药物脱出：如果老人有便意感或不适感，嘱咐老人做深呼吸，放松腹肌。

直肠给药一般 15～30 分钟出现药物作用，用药后应及时观察全身状态。

由于解热、镇静可使血压下降，严重时甚至引起休克。因此，用药后应平卧休息，监测生命体征（脉搏、呼吸和血压）及全身状态。

药物与饮食密切相关

适宜的饮食是发挥药效的保证，不当的饮食不但会影响药效，还会危及健康。

服用各种药物对饮食的要求

药 物	有益食物	限食或禁食
苯乙肼、异唑肼、苯环丙胺等		干酪、酸牛奶、酒类、蚕豆等
红霉素、磺胺类药		酸性水果、醋、肉、禽类及白糖
抗贫血铁剂	酸性含维生素C的水果、蔬菜	花生、葵花籽、核桃、茶叶、豆制品
抗高血压（排钾）药	香蕉、橘子、葡萄、杏、西瓜、冬瓜、土豆	咸菜、腌制品
糖皮质激素类药（可的松、地塞米松等）	奶酪、脱脂奶粉、黄豆及豆制品、花生、葵花子、牛肉、鸡肉、蛋、鱼、虾	淀粉、脂肪、盐
维生素A、维生素D、维生素E、维生素K	脂肪类、牛奶及奶制品	
四环素、土霉素、维生素C		牛奶、咸鱼、豆腐、猪肝、黄瓜、胡萝卜、黄瓜、甲壳类
维生素K		黑木耳
硫酸亚铁		肝脏、海带、芝麻酱
健胃散、碳酸氢钠		糖类
钙剂		菠菜

服药期间吃什么好

药物疗效与服药期间的饮食有很大的关系，配合得当，可促进药物的吸收，增强药效；否则，会降低药效，甚至产生毒副作用。因此服药时应合理配餐。

（1）服用排钾利尿药如呋塞米（速尿）、氢氯噻嗪（双氢克尿噻）时，要多食些含钾的食物。如西瓜、香蕉、杏脯、橘子、葡萄、冬瓜、土豆等，以补充体内丢失的钾盐。

（2）服用铁剂（如硫酸亚铁、富血铁等）时，应食富含维生素 C 的蔬菜、水果，如茄子、芹菜、大枣等，以增加铁盐的溶解度，有利于铁盐的吸收。

（3）服用驱虫药物后，应食含纤维素多的蔬菜。如萝卜、胡萝卜、地瓜、土豆、黄瓜、番茄、青椒、莴苣、豆芽类、叶菜类、海菜类等，以增强肠蠕动，促使虫体排出。

（4）服用维生素 D 或甲状腺素时，应多食含有钙质的食物。如牛奶、乳制品、蛋黄、黄豆、海带、黑木耳、芹菜、田螺等。还应多食含磷较多的食物，如花生米、葵花子、核仁、水产品等，以增强疗效。

（5）服用脂溶性药物（如维生素 A、维生素 D、维生素 E 等）期间，应进食脂肪类食物，如肉、鱼等，以促进药物的吸收，增强药物的疗效。

（6）服用避孕药物期间，应多食些新鲜蔬菜、动物内脏和水果，特别是含叶酸和维生素 B_6 的食物。

（7）服用促胃液素时，应多食酸性食物，如富含维生素 C 的水果、酸性果汁、酸性饮料、食醋等。

（8）服用苯巴比妥（鲁米那）和苯妥英钠（大仑丁）期间，应多食含维生素 D 的食物，如牛奶、鸡蛋、动物肝等。同时，还应适当多吃些钙质丰富的食物。

（9）服用呋喃妥因、乌洛托品、四环素类药物治疗尿路感染时，应多食偏酸性的食物，如肉、鱼、鸡、白扁豆、玉米、咸肉、面包等，以提高尿液内药物浓度，增强药物效果。

（10）服用皮质激素期间，应食低盐或无盐的饮食，这样可减轻皮质激素所致的水肿和血压升高。

服西药要忌口

服药期间不合理的饮食会降低药效，严重的还可能危及生命。所以，不是只有中药才讲究饮食禁忌，西药也一样。常见的降低药效的食物如下：

（1）使用抗抑郁药、呋喃唑酮、抗结核药、抗肿瘤药时，忌吃奶酪、香蕉、油梨、豆浆、啤酒等含酪胺较多的食物。抗抑郁药的作用机制是抑制体内的单氨氧化酶——MAO。但这种 MAO 抑制药容易与酪胺发生反应，产生去甲肾上腺素。去甲肾上腺素聚集过多将使血压异常升高，表现出恶心、呕吐、腹痛、腹泻、呼吸困难、头晕、头痛等不良症状，而且抗抑郁的目的也无法完成。

（2）服用四环素类药物、红霉素、甲硝唑、西咪替丁时应忌食牛奶、乳制品、豆制品、黄花菜、黑木耳、海带、紫菜等。因为这些食物中的钙离子可以与以上药物发生反应，生成难以溶解的化合物而使药物效果降低。

（3）服用小檗碱、四环素类、红霉素、复合维生素 B、铁剂、利福平、双嘧达莫、胰酶、淀粉酶、胃蛋白酶、乳酶生等药物时应忌饮茶，因为茶中的鞣酸会与上述药物起反应而降低药物效果。

（4）服用激素类及抗凝血药期间应忌食动物肝脏，否则会使激素失效。

（5）服有氨基比林及索密痛片、优散痛片、散利痛等含氨基比林成分的药物应忌食腌肉，以防药物中的氨基比林与腌肉中的亚硝酸钠生成有致癌作用的亚硝胺。

（6）服用帕吉林等药物时，不宜同时吃动物肝脏、鱼、奶酪、巧克力、香蕉、腌鱼、豆腐、白扁豆、牛肉、香肠或饮葡萄酒等。因为帕吉林等药物能抑制单胺氧化酶，倘若同时吃以上食物可引起血压升高，甚至可以发生高血压危象和脑出血。

（7）服用磺胺类药和碳酸氢钠时，不宜吃酸性水果、醋、肉类、禽蛋类及饮茶等。否则容易因磺胺类药在泌尿系统形成结晶而损害肾脏，或降低碳酸氢钠的药效。

（8）服用异烟肼时不宜同时吃鱼类，因为鱼类含有大量组氨酸。使组氨酸在肝脏里能变成组胺。而异烟肼能抑制组胺的分解，使其在体内聚积而发生中毒，出现头昏、头晕、结膜出血、皮肤潮红、心悸、面部麻胀等症状。

（9）服用螺内酯、氨苯蝶啶和补钾时，不宜同时吃香蕉、香椿芽、红糖、菠菜、紫菜、海带、土豆、葡萄干、橘子等。因为这类食物含钾量很高，容易引起高钾血症，出现腹胀、腹泻及心律失常等。

（10）服用氨茶碱、茶碱等药物时，不宜同时吃牛肉、鸡蛋、奶制品等高蛋白质食物，否则会降低药物的治疗效果。

（11）服用维生素K时不宜同时食用富含维生素C的山楂、辣椒、鲜枣、茄子、芹菜、西红柿、苹果等，因为维生素C可分解、破坏维生素K，从而减弱其药效。

（12）服用维生素C时不宜吃猪肝，因为猪肝中含有丰富的铜，而铜的存在会使维生素C氧化为去氢抗坏血酸，使维生素C失效。

（13）服用保泰松时忌食高盐类食物。因为保泰松能抑制钠离子和氯离子从肾脏排出，因此高盐饮食易导致血钠升高而引起水肿和血压升高。

（14）服用甲状腺素时宜少吃或不吃黄豆、豆油、萝卜、白菜等，因为这些食物能抑制甲状腺素的产生。

服药要多喝水

服药时增加饮水量，不仅加速毒素的排除，降低由高热引起的体温升高，有利于疾病康复，而且还可加速药物通过咽部、食管而进入胃，增加胃的排空度，使药更快到达小肠而吸收，这样有利于提高药物的吸收速度。另外，增加饮水量还可对溶解度小而剂量大的药物增加溶出量，提高血液中的药物浓度，增加药效。因此，建议服药时不仅要多饮水，还应采取站立体位1～2分钟，切忌干吞药片，以免药物附于食管壁。造成对黏膜的损伤，甚至引起溃疡出血。口服药品一定要多喝水。

不宜用热开水送服的药品

一般人服药时，都是先把药含在嘴里然后用热水送服。但有些药，遇到热水后能够发生化学变化，因此不可用热水送服。概括起来，不能用热水送服的药有以下几种：

（1）止咳糖浆类药：这类药一般是将止咳药溶解于糖浆内制成。糖浆可以覆盖在发炎咽部黏膜表面，形成一层保护薄膜，阻止其他刺激接触发炎部位，从而达到止咳目的。倘若使用热水服用糖浆，会溶解部分药物并使糖浆稀释，降低糖浆黏度。使其在咽部发炎处形不成薄膜保护层，因而也就达不到止咳的效果了。

（2）助消化类药物：如胃蛋白酶合剂、胰蛋白酶。它们所含的酶是一种活性蛋白质，其"脾气"非常娇嫩，遇热吞即会变性，完全失去催化活性，起不到助消化作用，所以不能用热水送服。

（3）金银花露：此药有一定的挥发性，倘若用热水送服，可使其有效成分挥发，大大降低药效。

（4）维生素 C 类：是水溶性制剂，不稳定，遇热后易还原而失去药效。

总之，吃药前要仔细阅读服药说明，切不可自作主张，以免造成不良后果。

饮料对药物的影响

一些常见饮料对某些药物的效果会产生一定影响，有时甚至导致较为严重的不良反应。究其原因，亦很简单，因为饮料不是单纯的水，往往含有可能会与药物发生相互作用的多种组分。

常见饮料中含有药理作用的成分

饮　料	具药理作用成分
咖啡	咖啡因、维生素 K
可乐	咖啡因
汽水	碳酸氢钠
果汁	维生素 C
酸牛奶	酪胺

虽然饮料与药物可能产生相互作用，但并非服药期间，就必须禁止饮用饮料。

某种药物往往是与某些特定的饮料可能发生相互作用，所以我们需要了解哪些饮料会对相应的药物产生影响。

饮　料	药　物	饮料与药物相互作用
酸性饮料橘汁、健力宝、雪碧	磺胺类药	磺胺类药在肾、膀胱、尿路析出结晶，引起结晶尿、血尿、管型尿或尿痛、尿少症状
	阿司匹林类	加重药物对胃黏膜刺激
	碱性药物（红霉素、氨茶碱、复方氢氧化铝、氢氧化铝、碳酸氢钠等）	酸碱中和、药效减弱
酸牛奶	苯乙肼、异烟肼、茶环丙胺等（单胺氧化酶抑制药）	引发高血压
碱性饮料（如汽水）	胃蛋白酶、多酶片、酵母片、呋喃妥因	药物活性低
	巴比妥类药物	药物排泄加快，疗效降低
	阿司匹林、四环素类、铁剂	药物降解或结合，吸收减少
高糖饮料（如果汁等）	碳酸氢钠、健胃散等	药物疗效减弱

不能用牛奶送服的药品

有关专家研究表明，用牛奶送服药会影响某些药物的治疗效果，在服用以下药物时应注意不能用牛奶同服。

（1）服用四环素类药，如四环素、土霉素、金霉素、强力霉素、二甲胺四环素等，如用牛奶送服就可使这些药物疗效降低，甚至失去疗效。

（2）心脏病病人服用的洋地黄、地高辛或强心灵等，如用牛奶送服易产生蓄积中毒反应，有时还会发生意外。

（3）高血压病人服用优降宁时，如用牛奶送服，轻者可使优降宁降压效果下降，对严重的高血压会造成血压升高，而发生高血压危象。

（4）其他：在服用抗精神病药和降血糖药时，同服牛奶或奶制品，可使药效降低或毒性增加。佝偻病患儿在服用钙片时，如用牛奶送服或吃母乳、酸奶，都会使钙片的疗效和奶类的营养价值同时降低，最好两者服用食用相隔1小时。

喝茶对药物的影响

茶叶中的鞣酸能和许多药物产生化学变化并生成难以被人体吸收利用的

沉淀物质。一旦发生这种肉眼看不到的变化，轻者会使药效大大地降低或完全消失。重者使人体产生严重的不良反应，如心脏病人服用的洋地黄片，用茶水服用时，有时表现为用药无效，而又可出现毒性反应。治疗贫血病的药物硫酸亚铁能与茶水反应形成几乎不被人体吸收的物质，其结果必定会影响这类药物的疗效。因此，医生们多提醒人们，不宜用茶水送服药物，有的强调服药期间不宜饮茶水。具体药物分述如下：

（1）阿司匹林：作为最常用的解热镇痛药，由于遇到茶中鞣酸可发生沉淀，而使解热镇痛作用大为降低。

（2）硫酸亚铁等铁制剂：贫血病人服用硫酸亚铁、枸橼酸铁胺等抗贫血药期间，如果饮茶或用茶水送服硫酸亚铁药片，那么茶时中的鞣酸遇铁则生成鞣酸铁，不仅示铁剂失效（达不到补铁、抗贫血作用）。还刺激胃肠黏膜，引起腹泻与腹痛。

（3）助消化药：胃蛋白酶、淀粉酶、胰酶、酵母片、乳酶生、多酶片等消化酶属于蛋白质，茶中鞣酸可与蛋白质结合形成沉淀，这样就使消化酶的作用大为减弱，不仅达不到消化酶的助消化作用，还浪费了药物。

（4）呋喃唑酮：常用于治疗肠炎、细菌性痢疾的呋喃唑酮属于单胺氧化酶抑制药，可使脑细胞功能活跃，而茶中的咖啡因和茶碱也能使人兴奋，两者相加，使人兴奋、失眠，甚至血压上升。

（5）催眠药：如地西泮、利眠宁、苯巴比妥等，用此药意在镇静、催眠，然而如上所述，茶中的咖啡因和茶碱可使人兴奋，两者相抵消，则减低了催眠作用。

（6）含生物碱的中药：如党参、黄连这些含生物碱的中药，遇茶水发生沉淀而影响中药的吸收，进而影响疗效的发挥。人参或含人参的中成药，包括人参汤、人参养荣丸、人参归脾丸、人参健脾丸和人参精等，也不应在服药期间饮茶水，以免降低药效。中草药中的枣仁、知母、朱砂、柏子仁、磁石、琥珀、远志、茯苓、珍珠母、首乌藤、合欢皮、五味子、龙骨、蒲黄与灵芝，以及含有这些成分的中成药，如朱砂安神丸、柏子养心丸、磁珠丸、补心丹、宁心片、养血安神丸、枕中丹、灵芝片与脑立清，由于茶水与这药物作用相反，所以不能用茶水送服。

饮酒对药物的影响

患病服药时过量饮酒危害很大（当然，中医中利用适量白酒或黄酒作为药引、催发药性等情况除外）。事实上，服药期间饮酒，酒中所含的乙醇以及其他多种物质（如酪胺等）可能在体内发生相互作用，不仅会影响某些药物的疗效，而且可能加重药物不良反应或乙醇对机体的损害。故服药前后不应当饮酒，更不应过量饮酒，就是含乙醇度数低的啤酒、果料酒和滋补酒，在服药时也不宜饮用。

（1）酒对交感神经和血管运动中枢有抑制作用，使心肌收缩力减弱，血管扩张，因此，与硝酸甘油、磷酸异山梨酯（消心痛）等抗心绞痛药同用时可使血压显著下降。

（2）服用苯乙肼、异卡波肼、反苯环丙胺等抗抑郁药（单胺氧化酶抑制药）时，如同时饮酒（红葡萄酒、啤酒等），酒中酪胺无法代谢，会引起头痛、血压急升、心跳加快等严重症状。

（3）严重失眠病人在服用治疗失眠药物水合氯醛后，如果大量饮酒，由于两者之间可产生强烈的神经抑制作用，病人很容易昏迷不醒。癫痫病人服用苯妥英钠、三甲双酮和扑米酮等治疗药物，如同时喝酒，会使其抗癫痫功效骤减或完全失效。

（4）服用氯丙嗪、奋乃静或氟奋乃静等药物而又同时喝酒，可急剧加重原有病情或产生脑部严重缺血。

（5）应用胰岛素或服用降血糖药时，病人如同时喝酒，会产生严重低血糖症和突然晕倒，有时还可使病人产生难以治疗的终身性神经系统病变或残疾。

（6）阿司匹林、吲哚美辛（消炎痛）等解热止痛药物：服用此类对胃肠道刺激性较大的药物时，如果同时喝酒会加速破坏胃黏膜，阻挡胃黏膜对酸的屏障作用，使胃病加重或引发胃出血。患有胃和十二指肠溃疡病人，以及有凝血功能障碍的人，尤其容易发生这种并发症。

（7）利尿药及降压药：服用这两种药的病人如果同时喝酒，可使机体水分排泄过多，致严重低血压。肾炎、严重高血压、冠心病或心肌梗死病人尤其容易产生这样的危象或意外。

（8）抗肿瘤药：服用抗肿瘤药的癌症病人同时喝酒，有时甚至是少量喝酒，不但可以完全抵消药物杀灭癌细胞的功效，而且还容易促使癌细胞发生转移和扩散。

（9）安眠药、镇静药及抗过敏药：如地西泮（安定）、氯丙嗪、氯苯那敏（扑尔敏）等如果与乙醇同服，药性便会增强，协同对呼吸中枢神经产生抑制作用，重者可使人血压降低、昏迷。

（10）服用磺胺类药物或地高辛、洋地黄或利福平、灰黄霉素、呋喃唑酮（痢特灵）等药物时，如果饮酒会产生不良反应，增加毒性，影响疗效，甚至危及生命。

（11）服用西咪替丁（甲氰咪胍）等药物后，饮用少量酒即可能引起急性酒精中毒。因为此类药物可抑制胃内乙醇脱氢酶的作用，影响乙醇代谢，从而使血液中乙醇浓度持续保持在高水平。即使饮少量酒也可使血中乙醇浓度达到醉酒的程度。

吸烟对药物的影响

吸烟可加速药物的代谢和排泄：

（1）镇静催眠药：如利眠宁、地西泮等，吸烟者服后其血药浓度和疗效均降低。

（2）解热镇痛药：服用去痛片的吸烟者疗效仅为不吸烟者的10％。

（3）平喘药：如茶碱、氨茶碱等，吸烟者的清除速度比不吸烟者快3倍，作用减弱。

（4）抗心绞痛药：如心痛定、阿替洛尔等，吸烟者服用后血药浓度较低，且排泄量增加，以致加剧病情。

（5）降血糖药：吸烟可减少胰岛素的吸收约30％，通常这类病人使用胰岛素需相应增加剂量15％～30％，方可达到疗效。此外，吸烟者还可使口服降血糖药甲苯磺丁脲、苯乙双胍的疗效降低。

吸烟对药物吸收的影响：

（1）H_2受体阻断药：如雷尼替丁、法莫替丁等用于治疗胃和十二指肠球部溃疡及上消化道出血时，常因吸烟使血管收缩，加之延迟胃部的排空时间，减慢药物在小肠内的吸收速度，而延迟溃疡愈合。

（2）维生素C：吸烟影响其吸收，血药浓度较不吸烟者下降约30％。

此外，吸烟增加雌激素类避孕药的不良反应发生率。女性吸烟同时用雌激素避孕药时易患心脏病，因为这类药物本身有引起血栓性疾病的可能，加之吸烟使体内儿茶酚胺释放增多，增加血小板的黏附性。据报道：这类妇女心肌梗死的发生率和死亡率比同年龄不吸烟者高10倍，35岁以内的年轻人危险性更大。

油、盐、酱、醋、糖对药物的影响

食用油：植物类食用油，如花生油、豆油、芝麻油等，为不饱和脂肪酸，可增强降血脂药的效果。动物油，主要是猪油、羊油、鸡油等，为饱和脂肪酸，能增加体内脂肪储存，而降低了降血脂药的功效。所以在服降血脂药时，不宜吃动物油，应吃植物油，以利增强降血脂药的功效。

食用盐：主要成分是氯化钠，主要起着调整体液和细胞液之间酸碱平衡的作用，摄入盐过多可导致高血压。限制和减少食盐摄入可起到降压作用，尤其是对盐过敏体质的人更是如此。现代技术已可检测出对盐过敏的基因，只是费用昂贵。因此限制盐的摄入可增加降压药、利尿药、肾上腺皮质激素等药物的疗效。所以在服用降压药、利尿药、肾上腺皮质激素等药物时，病人应尽量少吃盐，以利药效的发挥，否则会加重病情。

酱油：是烹炒菜肴必不可少的佐料，但有的病人在服用利舍平、优降宁等治疗心血管疾病及胃肠道疾病时，不可吃酱油，不然会引起恶心、呕吐等不良反应，不仅降低药物效果，还会增加不必要的痛苦。

食醋：由于食醋为酸性食物，在服用碳酸氢钠、碳酸钙、氢氧化铝、胰酶素、红霉素、磺胺类药等碱性药物时，食醋会使药物中和而失去药效。所以服用上述药物时须忌食醋。

食用糖：有些人吃中药汤剂怕苦，常加糖调味。其实吃中药不能滥加糖，这是由于糖会抑制某些退热药物的药效，干扰矿物元素和维生素在人体内的吸收。某些健胃药就是靠其苦味刺激消化腺，促进消化液的分泌而达到治病目的，这就是"良药苦口利于病"的道理。又因中药的化学成分很复杂，其中的蛋白质、鞣质等成分能与糖，特别是含铁、钙等元素和含杂质较多的红糖起化学反应，使药剂中的某些有效成分凝固、变性、混浊、沉淀，这样不但会影响药效，而且还可能危害健康。另外糖还可以分解某些药物的有效成分，失去药物的治疗效果。服用西药，也同样如此，不能因其味苦而随意加糖。

维生素类药不宜饭前服药

为了使人体组织能够更充分地使用，为了使人体组织能够更充分地吸收各种维生素，维生素类药一般应在饭后服，而不宜在饭前服。其原因如下：

维生素 B_1、维生素 B_2、维生素 C 等口服后主要经小肠吸收。若饭前空腹服，维生素较快通过胃肠，很可能在人体组织未充分吸收利用之前，即从尿中排出。而饭后服，因肠道有食物，可使维生素缓缓通过肠道，并被完全吸收，从而起到理想的治疗效果。食用油类食物有助于吸收脂溶性维生素 A、维生素 D、维生素 E 等。

此外，有些矿物质利于维生素的吸收；相反，有的维生素也能促进一些矿物质的吸收，人们的饮食中含有许多矿物质，因此需要补充维生素时最好在饭后服用，或配吃一些含矿物质更丰富的食物，这样效果会更好。

服用维生素要忌口

维生素 C：维生素 C 易氧化，如果遇到铜离子，氧化速度可比平常增加 1000 倍以上。动物肝脏含有丰富的铜元素。若在服用维生素 C 期间，再吃些动物肝类食物，维生素与动物肝内的铜相遇，便会迅速氧化而失去生物功能。因而，在服用维生素 C 期间应少食动物肝脏。实际上，除了服用维生素 C 需要忌口外，服用其他的维生素时也需忌口。

维生素 A：服用维生素 A 时需忌酒。维生素 A 的主要功能是转化为视黄醛。而乙醇在代谢过程中会抑制视黄醛的生成，严重影响视循环和男性精子的生成功能。

维生素 AD：服用维生素 AD 时需忌粥汤。粥汤又称米汤，含脂肪氧化酶，能溶解和破坏脂溶性维生素，使维生素 A 和维生素 D 流失。

维生素 B_1：蛤蜊和鱼类含有一种能破坏维生素 B_1 的硫胺类物质，因此服用维生素 B_1 时应忌食鱼类和蛤蜊。

维生素 B_2：高纤维类食物可增加肠蠕动，并加快肠内容物通过的速度，从而降低维生素 B_2 的吸收率；高脂肪膳食会提高维生素 B_2 的需要量，从而加重维生素 B_2 的缺乏。所以，服用维生素 B_2 应忌食高脂肪食物和高纤维食物。

维生素 B_6：食物中的硼元素与人体内的消化液相遇，若再与维生素 B_6 结合，就会形成络合物，从而影响维生素 B_6 的吸收和利用，因此服用维生素 B_6 时应忌食含硼食物。含硼丰富食物有南瓜、胡萝卜、茄子等。

第七篇

常见手术须知

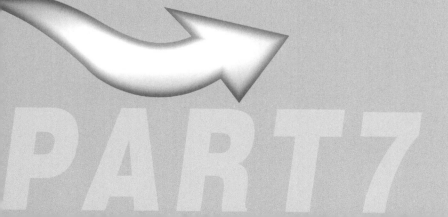

PART7

大手术前家属签字的意义

外科手术是治疗许多疾病的重要手段，一些大手术在术前需要病人家属签字。手术知情同意书上签字是大手术前必须履行的手续，这不是医生借故推卸责任，而是让医患双方对疾病进行再认识，得到相互理解，避免不良后果，而且一旦出现意外情况，也有利于医疗事故鉴定委员会进行公正裁决。

手术的主要目的是救治病人的生命，但从另外一方面来说，它又是一种人为的创伤，使人的机体和精神受到一定的损伤，有时还会发生意外，达不到理想的效果；有的还会发生并发症和给患者生活带来不便。为了取得病人及家属的理解，医生会在术前就病人为何需要手术治疗、怎么手术、术中可能出现哪些意外，向患者家属说清楚，一旦发生不测，让家属有思想准备，保证手术继续进行，防止术后发生医疗纠纷，有利于医护与家属互相配合协调关系，以取得最佳医疗效果。

病人和家属的术前准备

手术不论从生理上还是心理上都给病人不同程度的压力，因此在术前病人和家属都要做好各种准备。

（1）心理准备：病人对手术效果的担忧、对疼痛的恐惧都会带来很大的情绪波动，进而影响血压、脉搏、呼吸以及神经-内分泌等方面的变化，而这些变化将会削弱病人对麻醉、手术的耐受力。应该知道，当前麻醉技术能充分地保障病人的手术顺利进行，而且能主动对病人的重要生理功能进行监测和调控，从而在最大限度上保障了病人的无痛及安全。病人首先要相信医院的医疗能力，增加信心，病人家属也要对病人给予心理上的支持。

（2）营养准备：术中的失血、术后的禁食以及消化功能减退，这些都会影响创口愈合，抗感染能力也会降低。因此术前病人要尽力改善营养状况，增加营养，尤其要多摄入一些高蛋白食物，并要积极治疗可能影响手术的一些其他病。

（3）胃肠道、膀胱的准备：正常人胃排空要 4～6 小时，术前情绪波动，胃排空时间更长，因此常规术前应禁食 12 小时，禁饮 4 小时。小儿耐受饥饿能力较差，禁食时间可放宽为 8 小时。乳婴儿可在术前 4 小时喂些糖盐水，但不喂乳汁。禁食时间过长，加上补液不足对手术不利。患儿哭闹使家长不自觉缩短禁食禁饮时间或只禁食不禁饮，对于麻醉和手术也是很危险的。

（4）卫生准备：病人只要条件允许，可以洗澡、理发、更衣。进入手术室不要戴首饰、眼镜、手表等，取下活动的义齿。

（5）情况说明：病人以往有手术史，心脏病，肝病等要告诉医生，可以在术前深入检查，防止手术时意外。女病人应该讲明下次月经期，手术应该避开经期。病人要配合医务人员做好化验、灌肠或皮肤等准备工作。

（6）适应准备：如术后需要卧床休息，那么术前还要训练床上大小便以防便秘和尿潴留。术前病人要尽量病房里多活动，以适应周围的环境及新的生活规律。吸烟的病人手术前后应戒烟。

（7）进手术室前：要排空大小便。

（8）延缓手术：病人有发热、身体任何部位炎症或正在月经期间都要暂缓施行手术。

病人术后家属怎样护理

病人术后，家属护理的重点是观察病情、增加病人的舒适感、预防及早期发现并发症。尤其要注意以下方面：

（1）手术时都要予以麻醉，全身麻醉后在病人清醒前都要平卧，头转向一侧，以免呕吐时呕吐物吸入气管。椎管内麻醉后病人应平卧6～12小时，以免日后发生头痛。

（2）术后早期麻醉过后，病人会有一定程度的疼痛，要及时告诉医生处理。

（3）病人术后自觉小腹胀痛、排尿困难，应及时请医生处理。

（4）术后病人麻醉反应过后，血压平稳，一般宜采取半卧位休息。这样便于呼吸、循环、引流，方便病人饮食，增加病人舒适感。

（5）定时给予病人翻身，预防压疮。

（6）注意病人手术伤口部位，敷料是否有血液渗出，伤口是否疼痛，发热等，及时告诉医生。

（7）术后有引流管的病人，如胃管、胆道引流管等，注意保护，以免脱落、受压，引流不畅，并经常注意引流出来的内容物的数量及有何特殊变化。

（8）鼓励病人术后床上活动，从局部过渡到全身，争取早日下床活动，从病室到走廊，并注意安全。

（9）一般术后病人，出现肠鸣音或肛门排气（放屁），自觉腹胀消失，提示肠蠕动恢复，即可进食流质或半流质饮食，进食后如无不适可逐步加量，过渡到普通饮食。如系局部麻醉的较小手术，也可立即开始普通饮食。

（10）食管、胃、肠道手术的病人，术后禁食的时间较长，可听从医嘱。

（11）术后病人的饮食宜清淡、注意补充蛋白质和维生素，避免牛奶、豆类等胀气的食物。

全身麻醉不会影响大脑

不少病人在术前担心全身麻醉会影响大脑功能，其实这种担心是没有必要的。因为处于全身麻醉状态时，痛觉消失、肌肉松弛、反射活动减弱等既可以控制，又可能逆转，其抑制强弱与药物在体内的浓度有关。当麻醉药从人体内排出或在体内被破坏后，病人即逐渐清醒，不会留下任何后遗症，所以也就不会影响大脑的记忆功能。

手术瘢痕何时消退

手术伤口的愈合都有一个过程，虽然这个过程是连续进行的，但大致上可以分为 3 个阶段：

（1）开始的 3～5 天是愈合的准备阶段，主要变化是血浆的渗出和白细胞的浸润。

（2）此后的 6～14 天是纤维组织增生期，在此期中伤口中的成纤维细胞大量出现和胶原纤维形成。

（3）最后在为期约 1 年以上是瘢痕形成期，主要为纤维组织继续增加，而成纤维细胞如毛细血管逐渐减少。所以手术之后的瘢痕一般在 1 年内都可呈现隆起或增生，1 年后才逐渐平坦而不显。有时，用理疗如超声波、音频、激光等治疗可助于瘢痕早日软化。

小儿疾病手术治疗的时机选择

小儿正处于生长发育阶段。如果患有需要外科手术的疾病（除急诊手术外），通常医生都要考虑患儿的手术年龄，过迟会延误病情，影响发育；过早也是不宜的，因为有的疾病长大后会自愈，不用手术。所以，小儿疾病的手术治疗，要选择适当的年龄，下面几点可供参考：

（1）腹股沟斜疝（小肠气）：1岁前有自愈可能。1岁后不愈的可进行手术。

（2）脐疝：2岁后不自愈的病人，可以手术。

（3）隐睾症：应该在学龄前5～6岁内进行手术，否则将影响发育。

（4）尿道下裂：宜3～5岁手术。

（5）包皮过长：宜4～5岁手术，包茎则不受年龄限制，以趁早手术为宜。

（6）小阴唇粘连：；1岁以下女婴，就可进行简易分离手术。

（7）唇裂：10个月手术为好。

（8）腭裂：宜3～5岁手术。

（9）舌系带短缩：宜乳儿期手术。

（10）淋巴管瘤：宜早期手术。

（11）颈部囊肿，瘘管：宜1岁后手术。

（12）先天性马蹄内翻足：新生儿时，宜手术矫治。乳儿期至2岁可石膏固定，2～6岁可作软组织手术，10岁以后考虑骨关节手术。

（13）先天性髋关节脱位：3岁以后可做手术根治。

（14）小儿麻痹症后遗症：5岁以后手术为宜，10岁以后才考虑骨关节手术。

（15）各类先天性心脏病：

1）房间隔缺损：一般在青年期症状开始明显。如儿童时即有明显症状，说明缺损较大。一般手术时间可掌握在6岁以后。如有右心室肥大或易感冒者以及早手术为宜。

2）室间隔缺损：如症状明显，易有肺部感染，甚至出现心力衰竭者，在幼儿期亦应手术。否则可在体重15千克以后较为合适。

3）动脉导管未闭：因属心外手术，故在2岁以后诊断明确即可手术，一般能在学龄前治疗较好。

（16）斜颈：手术一般以4～5岁较好。

（17）并指：手术在3岁左右进行较好。过早手术，术后手指不易很好固定和进行锻炼，而且植皮容易收缩，影响手术效果。但少数病人中，如发现并联的手指因发育不均，互相牵制，出现侧偏倾向时，可适当提早手术。

（18）多指：简单的多指手术可在 1 岁内进行。复杂的多指如双拇指畸形或分叉拇指畸形、双拇指并联等，则宜推迟到 12 岁后进行手术，以免影响骨骼发育。

（19）斜视：如为外斜，宜在 2 岁左右手术。如为内斜，需先检查视力。如由于远视引起则应配眼镜，如戴眼镜半年后内斜仍未纠正，方可考虑手术。

甲状腺手术后病人要注意的问题

甲状腺因腺瘤、甲亢或癌肿进行手术治疗，虽可分甲状腺部分切除、次全切除及全切除术等数种方法，但手术后的问题基本相同，应注意下述几点：

（1）甲状腺手术后虽有伤口疼痛，但对吞咽无妨，故术后当天即可饮水，第 2 天即可吃流质饮食。但有些人食用流质会发生呛咳，可坐起进食或改服半流质或软食。

（2）术后可将背部靠起，取半坐位，以利呼吸和引流伤口内的渗血。

（3）有痰时要及时咳出，但应避免用力猛咳，也不要说话过多，颈部活动过度及猛力恶心、呕吐，以免伤口出血。

（4）如发生高热，不要自行服用退热药。可使用冰袋和乙醇擦浴等方法进行物理降温。

（5）甲亢病人应继续服用复方碘化钾溶液 2 周，并逐渐递减，以免因突然停服碘剂而甲亢症状重新出现。原用心得安控制心率的要继续服 4～7 天，以防甲状腺危象的发生。

（6）术后如有四肢、口唇麻木、手足搐搦等症状，可能是甲状旁腺受到挫伤。常在术后 1～7 天，特别是 2～3 天内出现，可用钙剂治疗。

（7）术后若发现声音嘶哑，应要求检查支配声带的喉返神经是否有损伤。必要时可进行理疗，多数在一定时间后声音可以代偿恢复。

（8）如为甲状腺乳头状腺瘤，为避免复发应长期服用甲状腺片，以避免甲状腺组织继续分泌甲状腺素。双侧甲状腺全部切除的人，也要服用甲状腺片以维持甲状腺的功能。

乳腺癌手术后病人要注意的问题

乳腺癌手术为了达到根治目的，常需切除同侧胸大肌、胸小肌及淋巴结等全部组织，所以术前除了对外形缺陷要有想准备外，术后尚应注意下述问题：

（1）术后因伤口疼痛常常会有痰不敢咳出，这样痰液容易堆积而引起肺不张及肺内感染等并发症，应尽量配合主动咳痰。

（2）手术创口上的加压包扎和引流要注意保护不要移动，以免渗出过多形成积液、血肿而影响愈合。

（3）因术后切除了大片肌肉，故术后应及早开始患侧手臂的功能锻炼。在术后第 2 天开始就应在床上抬高患肢，以后逐渐增高，第 4、第 5 天开始练习高举和向后动作。可采取用患侧手梳头及摸墙抬高等办法，逐日增大活动范围，应当循序渐进，不要一下子用力太猛。

（4）为防止癌的复发和转移，术后常用化学药物，用药时了解可能发生的不良反应，并积极配合治疗，定时化验白细胞计数，如细胞降至 3×10^9/升以下应去医院复诊。

（5）应根据医生的嘱咐，按照病情需要定时去做放射治疗。放射治疗是预防局部复发的重要手段，应积极配合坚持完成。

乳房全切术后病人的放射治疗

放射治疗（简称放疗）也是治疗乳癌的一种有效措施，它是利用放射线的能量去照射肿瘤，使肿瘤细胞的代谢、生长和分裂受到影响，导致肿瘤细胞的破坏、死亡而达到治疗目的。但单纯作放疗效果不好，一般都配合手术治疗和化疗，可以延长生存时间。一般乳房全切术配合放疗适用于：

（1）早期乳癌位于乳房中央区或内侧部，不论腋窝有无淋巴结转移，术后均需作同侧锁骨上区及内乳区放疗。

（2）肿瘤位于乳房外侧部而有腋淋巴结转移者，也需在术后照射锁骨上和内乳区。

（3）若腋窝淋巴结总数中有 20％ 以上已转移者则需在术后对胸壁做放疗。

（4）凡年老体弱或伴其他严重心、肺、肾病变的早期乳癌或年轻妇女要求保留乳房可在单纯切除后加放疗。

（5）晚期乳癌在根治切除手术后加放疗：术后放疗在手术切口愈合后就可开始。一般在术后 10～14 天，但如皮肤下有积液者需待积液吸收后再作放疗，否则会造成皮瓣坏死。

胃切除手术后病人要注意的问题

胃和十二指肠溃疡尤其是有出血、穿孔或幽门梗阻等情况下，大多需作胃切除术。胃切除手术后应注意：

（1）术后一般都放有胃管减压，需保持胃管流出通畅，不受扭曲，并注意引流物的色泽。

（2）一般在第 3 天肛门排气后即可拔除胃管。拔管后可开始少量饮水，第一次试饮温开水或盐水 30～50 毫升，如无不适，以后每 2～3 小时饮葡萄糖液、果汁或盐水 30～50 毫升。第 4 天可食流质，如果汁、米汤，每天 5～6 次。每次 100～200 毫升，逐渐增加。至第 6 天开始半流质饮食。2 周时可进食软饭，以淀粉和蛋白质为主，避免油腻，要坚持少量多餐的原则，每餐食量少些，次数可增加，以易消化吸收的食物为主。要避免两种倾向，一不要怕妨碍胃肠吻合口的愈合而不敢进食；二不要因为长期不能进食，一旦进食后食欲很旺盛就大量进食，因而造成吻合口水肿或裂开。

（3）有些病人在胃切除手术后出现食后腹部不适，上腹饱胀、心跳、出汗、无力、肠鸣、腹泻等症状，这是因为胃切除后食物停留在胃内的时间过短，高浓度的食物一下子进入小肠而引起的一系列反应。医学上称为"倾倒综合征"，一般在食后卧床休息半小时即会好转，时间长后可以适应。

胆道手术后病人要注意的问题

胆道手术一般可分为两种，一种是单纯切除胆囊的手术；另一种是同时打开胆总管取出胆管结石，并做 T 型管引流。术后应注意：

（1）经常观察腹壁伤口的烟卷式引流及从胆总管引出的 T 型管中流出液体的颜色，注意有无出血。如烟卷引流有少许带血性液体流出，可能是因为剥离胆囊的创面渗出所致，过 1～2 天就会好转；如出血量较多应及时请医生处理。烟卷引流一般在 2～3 天后基本无渗出时即可拔除。

（2）腹部手术后肠的蠕动常要减弱，甚至停止。所以经常插胃管抽吸以减轻腹胀。但只做胆囊切除的病人，因手术对肠的扰乱较小，可在手术结束时或数小时后将置管拔除。而在较复杂的手术时，尤其是在做胆管与肠的吻合手术后，胃管应继续放置到肠蠕动恢复时才拔除。胃管拔除后的次日，可饮清淡流质，如米汤、藕粉、果子汁、鸡汤、麦乳精、鸡蛋汤等。第3天再改半流质，如鸡粥、肉糜粥、面包、馒头、馄饨、烂糊面等。5～7天后可吃普通饭。

（3）T型管在回病房后，大多另用橡皮管连接，并接在床旁消毒玻璃瓶中，消毒瓶要每天更换。要注意防止橡皮管受压、扭曲，或在翻身时将管子拉脱。每天要观察胆汁的颜色，并记录流出的胆汁量。术后早期，由于手术和麻醉对肝脏的影响，开始胆汁分泌量较少每天约300毫升。至病人开始进食后引流量就增多，每天可达500～600毫升。随着胆总管下端括约肌痉挛的解除和炎症消退，部分胆汁就流入十二指肠，故瓶内引流量应逐日减少。如引流量本已减少，又突然增多，应考虑到是否胆道下端有阻塞的可能。而原来引流正常，胆汁却突然一点也没有了，则表示管子可能已被阻塞，或是管子已从胆总管脱出，要请医生检查处理。

随着胆汁的引流，胆汁中的泥沙样结石逐日减少，以至消失。原来混浊或有云雾样沉淀物的胆汁，逐渐变成澄清的金黄色。再结合全身情况的好转，如体温下降、黄疸消退等，则可在第7天开始，于吃饭前后用夹子关闭T型管2小时（饭前1小时，饭后1小时），逐日延长夹管时间，至第10天可全天夹管。如夹管时肝区无胀痛或不适，说明胆总管已通畅，可以考虑拔除T型管。若夹管时有肝区不适，或胀痛、恶心等症状，应做一次T型管造影，如造影无结石也无狭窄，就可拔管。T型管拔除后，暂时可有少量胆汁自伤口流出，大多于3～5天内自行愈合。

痔手术后病人要注意的问题

痔疮是肛管皮下或直肠远端黏膜下曲张成团的静脉丛。虽结扎疗法、枯痔疗法也都有一定的疗效，但是较严重的内痔或混合痔仍以手术治疗较为彻底。

痔手术后应当注意：

（1）术后应卧床休息3天，以减少渗血或出血。除观察伤口敷料有无出血外，有时出血可向内而积存于直肠内，故应注意病人面色、脉搏、前额是否出冷汗、是否有口渴等急性内出血的表现。

（2）术后3天内进无渣饮食，以减少手术后短期内大便次数避免出血。若3～4天后仍末排便，可服液状石蜡等润滑剂。

（3）如有腹胀及排尿困难，应排除肛门直肠处的引流物塞得太紧所引起，若太紧则应适当调整。若有尿潴留可采取下腹部热敷、听流水声、针灸、注射氨甲酰胆碱和导尿等措施。

（4）术后第2天开始要换药，以后每天用高锰酸钾坐浴2次，每次坐浴后换药。一般出院时创面未愈合，所以仍需每次排便后坐浴，直至创口愈合（一般约需1个月）。

（5）出院后应养成每天排便的习惯，多吃蔬菜和水果等纤维素多的食物，不吃辛辣的刺激性食物，保持大便的通畅。

（6）出院1个月后应到门诊检查有无肛门狭窄，如有狭窄应定时做肛门扩张术。

安置人工肛门的病人要注意的问题

大肠癌多半位于直肠，为了对癌肿进行手术根治，一般都需把乙状结肠、直肠连同肛门一起切除，这时降结肠就要接到腹壁，粪便只能从此开口排出，这种造瘘口通常称为"人工肛门"。人们对人工肛门的顾虑主要是开口处没有括约肌，所以不能任意控制排便，粪便需引流至腹壁的塑料袋内，容易污染和散发臭气。实际上假如能对人工肛门进行适当处理，同样可以满意地生活，通常应注意下述几点。

（1）为了保持排便时间规则和粪便性状基本恒定，应调整食物品种，以残渣少、营养价值高的食物为宜。平时注意腹部保暖，以免受凉而引起腹泻。便秘时可多饮水、蜂蜜或润滑剂（如液状石蜡等），不宜用泻剂以免大便变薄。如有腹泻可服解痉收敛剂，如普鲁本辛、次碳酸铋等，炎症时加用抗生素或磺胺类药。排气过多时要服用一些助消化药，如多酶丸、乳酶生等，并少吃豆类、洋葱、红薯等易产气的食物。

（2）为保持局部清洁，要及时用温水及细软毛巾或手纸揩洗，不宜用碱性重的肥皂，也不可重擦，以防损伤皮肤黏膜而引起感染。若人工肛门周围有糜烂或炎症，应及时涂氧化锌油膏以保护皮肤。

（3）要防止人工肛门口狭窄而影响今后排便，故应定期扩张外口，可用戴有橡皮手套的手指蘸润滑油后轻轻插入。若人工肛门部有出血要分清是局部糜烂出血还是肠道内出血，应去医院检查以防癌肿复发，若有黏膜脱垂，轻度的因无影响不必处理，脱垂严重的需要做手术修整。

（4）通常为了防止粪便外溢污染衣裤，常佩戴人工肛门袋。使用时橡皮垫圈的圆孔必须对准人工肛门口，如有移动须调整。固定在腹部的松紧带必须宽紧适度。肛门袋要经常清洁消毒。若能自制，用一般食品袋代替橡皮袋，用后丢弃则更为方便。

病人安装心脏起搏器术后要注意的问题

心脏起搏器是一种电子仪器，可周期性地发生电脉冲，刺激不能起搏或传导功能有障碍的心脏，使其产生激动收缩，以维持有效的血液循环。起搏器对于抢救和治疗某些危及生命，而药物难以控制的严重心律失常具有重要价值。

起搏器按照使用时间的长短可分为两种：一种是临时性搏器，多为体外携带式，用于短时间能够恢复的急性心脏病，如急性心肌炎，药物中毒、心脏手术或电解质紊乱引起的传导阻滞。另一种为永久性起搏器，大多为体内埋藏式，用于慢性持久性传导障碍。起搏器按照脉冲发放的规律分为定频型和按需型两种。定频型心脏起搏器按固定的次数发放脉冲，适用于永久性完全性房室阻滞。按需型心脏起搏器则在正常心率时不起作用，而在心率慢时才发生起搏作用。

安装起搏器后应注意的问题有：

（1）每天应测脉搏2次，脉搏次数不能低于起搏频率，如每分钟减少3次应严加注意，若减少5次应立即到医院检查。若每分钟超过150次，或发现有心悸、胸闷、自觉心跳不规则，怀疑起搏器元件有损坏时也应立即去医院。

（2）体外携带式起搏器的病人，要保护好起搏器导管、电极和电极导线的体外部分，以免脱落、断裂、导线与起搏器接触不良，或引起皮肤接触处感染。病人不能洗澡，只能擦身。安装体内起搏器的病人要避免两上肢剧烈运动，防止起搏器脱位；并且要避免到拥挤的公共场所去，以免损坏起搏器。

（3）病人不能接近高压电场，不要使用电动器具如电钻、电吹风、电动剃发刀，也不要去理疗，以免引起搏电路而发生故障。

（4）起搏器使用时间较久后要注意电池的耗竭问题。电池将耗竭时频率会减低，如频率减少 3 次表示电池电压已显著低落，若减少 5 次应更换起搏器电池。

（5）病人去医院看病时，要把自己埋藏起搏器的情况告诉医生，以便选择检查和治疗方案，并避免影响起搏器的正常工作。

先天性心脏病手术病人要注意的问题

先天性心脏病一般都需进行手术，以纠正心脏血管的畸形，但病情比较轻，对病儿生长发育影响不大，短时间内无明显进展的病人可不必急于手术。如小的室间隔缺损随着年龄的增长有自然闭合的倾向。若到 6～7 岁仍未闭合，这时再手术也不迟。对病变较重、病情发展较快的病人则宜早期手术，如大的室间隔缺损、动脉导管未闭且有肺动脉高压者，如不及时手术可以加重病情，甚至丧失手术机会。有些病人由于病变严重，畸形复杂，病人年龄太小，一次手术全部解决死亡率较高，可分 2 次进行手术。先行姑息性手术，使症状及血流情况改善后再行手术，如婴儿期的室间隔缺损又有肺动脉高压者可先做一次肺动脉环缩术，以减少肺充血，使肺炎和心力衰竭发生机会大大减少，待稍大后再做室间隔缺损的修补术，这样往往能收到较好的效果。

心脏病手术后一般都进入监护病房行特殊护理，情况平稳后才转回普通病房，在此期间应尽量劝导孩子配合治疗。关键问题是病儿出院后应当注意些什么？

（1）由于心功能需要相当一段时间才能恢复正常，因此手术后的早期活动要适量。不能剧烈活动，不要过度疲劳，应逐渐增加活动量和活动强度。一般半年后可根据心功能恢复情况，做一些室内游戏，学龄儿童可恢复上学，但应根据情况决定参加体育活动的时间。

（2）心脏手术多数采用胸骨正中劈开切口，因小儿胸骨发育尚未完成，如术后不注意即可造成胸骨向前突出而产生鸡胸样畸形。为防止畸形，可在卧床时用沙袋压迫胸骨部位。

（3）小儿心脏手术后体质较虚弱，全身各脏器还处于复原阶段，故改饮食以少量多餐为原则。过分强调多吃，有时反会影响食欲。食物要清淡，可吃容易消化的乳类、瘦肉、鱼虾和适量的蔬菜水果。巧克力等过腻的食品尽量少吃，以免影响食欲。

（4）术后3个月应注意预防各种感染，因患呼吸道感染、腹泻、牙龈炎等，而发热时应及时治疗，以防细菌随血流进入心脏引起细菌性心内膜炎。

风湿性心脏病手术后病人要注意的问题

心脏手术后的短时间内都住在监护室有专人护理，此时病人应与医护人员密切配合争取及早康复。在出院后则应当注意：

（1）术后心脏功能不可能一下子完全恢复正常，它有一个逐渐恢复好转的过程，因而要循序渐进地参加一些活动和锻炼，要量力而行，避免剧烈运动和过劳。

（2）饮食应以高蛋白质、高维生素和低盐清淡为主，以减轻心脏的负担。

（3）如果术后心功能仍较差，心跳较快，尿量偏少，并有轻度水肿则应继续服用强心利尿药。在服强心药地高辛期间要根据心跳的快慢调整药量，若心率低于每分钟60次，或有视觉异常、恶心、呕吐或心律不规则等情况，应立即停止服用并去医院检查。在服利尿药的同时要服用氯化钾以保持电解质的平衡。

（4）发现有关节酸痛、咽喉部痛及红细胞沉降率（简称血沉）、抗"O"增高等症状时要及时加以治疗，以防风湿热再发和瓣膜疾病再次发生。

（5）瓣膜损害严重而行瓣膜置换术的病人，术后要坚持服用抗凝血药，以防血黏度过高而发生血栓。一般置换生物瓣膜者需用3～6个月抗凝治疗。换机械瓣膜者则需终身服用抗凝血药。服药期间最好每隔1～2周测定一次凝血酶原时间，以了解血液凝结情况，以凝血酶原时间在30％左右（3～5秒）为宜。若需同时服用阿司匹林药物或月经过多的女病人在月经期间，要减少抗凝血药的剂量。

全子宫切除手术后病人的注意事项

全子宫切除手术后，病人的注意事项有：

（1）术后卧床休息，但要多翻身，以防肠粘连。术后3天可起床排便。1周后可在室内适当活动。

（2）肛门排气后可以进食半流质、清淡、易消化食物，不要吃过甜、油腻、易胀气的食物。待肠胃功能恢复后，给予有营养食物，如鸡、鸭、鱼、肉等，不要单喝汤，还要吃些新鲜蔬菜。

（3）术后 1～2 周可能有少量阴道流血，不必紧张，卧床休息即可。

（4）术后要保持大便通畅，半年内避免重体力劳动，尤其是要避免增加腹压的活动（如提重物、下蹲等）。

（5）术后 1～2 个月到医院检查，以了解伤口愈合情况。保留卵巢者宜每年做一次妇科检查。

（6）子宫全切术不影响性生活，一般术后 4～6 个月可以恢复性生活。

白内障手术后病人要注意的问题

做白内障手术后，病人要注意以下问题：

（1）术后不宜用手指按摩眼局部。

（2）术后有轻微刺激症状，如畏光流泪、异物感等属正常反应，它会慢慢缓解或消失。

（3）白内障术后应让病人尽量多休息，可坐起或缓慢行走，不要俯卧位。

（4）避免使用刺激性食物，避免低头、咳嗽，并且保持大便通畅。

（5）术后次日应遵医嘱点眼药水，每天 4～6 次，注意手的清洁，以免引起外源性感染。出院后仍应按时用药。

（6）3 个月内应在咳嗽、剧烈运动时多加小心，以防对患眼产生不良压力，并要防止外伤。

（7）出院后 1 个月内每周复查 1 次，以后可每月复查 1 次，连续 3 次。

什么是介入治疗术

介入治疗就是在数字减影血管造影机（DSA）、CT 机、超声机等的引导下，通过穿刺针、导管导丝、探头等特种器材及多种药物，针对患者体内的病变进行操作，来达到治疗目的。

介入治疗方兴未艾，有着广泛的适应证：

（1）肿瘤性疾病：肝癌、肺癌、肾癌、胰腺癌等，以及肝血管瘤、子宫肌瘤、肝肾囊肿等良性肿瘤。

（2）血管性病变：各种原因引起的动、静脉狭窄、阻塞和主动脉夹层、动脉瘤及动、静脉瘘等。

（3）心脏病变：瓣膜狭窄、某些先天性心脏病、冠状动脉狭窄或急性血栓性闭塞等。

（4）神经系统疾病：脑动脉瘤、脑血管畸形及颈动脉海绵窦瘘等。

（5）梗阻性疾病：良恶性食管、气管狭窄及食管瘘，良恶性胆管梗阻（梗阻性黄疸）及输尿管、鼻泪管阻塞等。

（6）出血性疾病：动脉或静脉性消化道出血（呕血、便血），肺部疾病引起咯血，各种原因引起的肝脾肾等脏器出血及顽固性鼻出血。

（7）骨科疾病：骨肿瘤、股骨头坏死等。

在介入的基础上，因配套使用的技术不同还有支架、黏堵（用黏堵剂）、微波、冷冻、化疗、球囊扩张等方法，因而各有其名。

与传统的手术治疗相比，介入疗法创伤小，安全系数较高，因为直接针对病变治疗，所以疗效更明显。但介入疗法对设备与技术要求较高。

某些疾病使用介入疗法需要争分夺秒，如冠心病、心肌梗死等，这就是所谓要行急诊介入治疗。其虽有起死回生之功效，但不能错过最佳时机，就前述心脏病而言，治疗开始的时间越早效果越好，至少应在发病后 6～12 小时内实施。

术后病人吃什么好

流质膳食是术后营养康复的重要手段，但病种和手术不同，相对应的流食也各异。常见病术后流食的选择如下：

（1）口腔疾病：术后由于口腔功能不全，进流食时间应长，需注意能量及营养的补充，流食应细软、多样化，口服或鼻饲混合菜泥、肉泥、鱼肉泥、牛奶、蒸蛋羹、碎面条等半流质或浓半流质，避免食用辛辣、油腻、粗硬等刺激口腔的食物。

（2）扁桃体切除：术后唾液中常带血丝，应多食用冷牛奶、冷藕粉、冰淇淋等冷流质饮食，并多饮冷开水，以起到收缩血管止血、清洁口腔咽部等作用。忌食过咸、过酸、过热的流质食物，避免刺激创面，引起疼痛，不利于止血。

（3）胃大部或全胃切除：术后由于吸收障碍，易引起营养失调和贫血，同时手术吻合常有黏膜水肿，因此术后要供给高能、高蛋白和富含维生素、含铁较高的食物，且要选稀薄、残渣少、易通过吻合口的菜汤、米汤、鸡汤等食物。

（4）肝胆手术：由于胆汁分泌减少，脂肪消化吸收受影响，因此应控制油脂的摄入量，以免引起腹泻。宜食用蛋清汤、肝泥汤、米汤、藕粉、龙眼汤等以糖类为主且脂肪少的流质。

（5）腹部手术：肠蠕动减慢，应食用不胀气的流质饮食，如鸡蛋汤、咸米汤、蒸蛋羹等，避免食用牛奶、豆浆、豆腐脑及过甜的流质，以免因食物产生气体而加重腹胀，增加伤口疼痛与不适。

（6）直肠和肛门手术：应食用无渣流食或清流食，如蒸蛋羹、面条糊、稀粥、鱼丸、麦乳精、豆腐脑等，尽量使病人不解硬大便，使伤口保持清洁，减少感染和疼痛，利于伤口愈合。

需要强调的是，由于流质膳食所供给的能量、蛋白质及其他营养素都比较缺乏，是不平衡膳食，因此不应长期食用。

手术病人出院后的家庭护理原则

出院时，病人或家属要向医生问清病况及出院后在家需要什么特殊护理、生活中要注意事项、什么时候应该来医院复诊、什么时候可以恢复原来的工作和参加社交活动。不同手术所需康复期的长短也不同。

手术病人出院后，要特别注意：

（1）不要过多卧床不动，尽早下床活动，逐步加强锻炼。不少术后病人在家多睡多吃，而导致肥胖及脂肪肝。

（2）一般情况下不主张忌口，增加营养以食补为主，但不宜过多过饱。多吃高蛋白质、高维生素和易消化的食物，如瘦肉、鱼、虾、鸡蛋、牛奶及豆浆等，多吃蔬菜和水果，不偏食。不要轻信甲鱼、黑鱼及某些补品等食物的功效。

颅脑手术病人出院后的家庭护理

要心情愉快和乐观，特别是脑外伤后有一段时间的头痛和健忘等情况，要振作起来，不要精神忧郁或悲观失望，经过一段时间会自然痊愈的。脑瘤手术后出现头痛并逐步加重，或伴有呕吐者要去原手术医院复查。颅脑手术后有的病人可遗留失语、肢体瘫痪或大小便难以自理等情况，对病人的生活护理要仔细，体贴关心，多安慰、鼓励。有失语者及早进行语言训练，先从教简单的发声开始，要有耐心。有肢体瘫痪者，家属或护理人员要帮助活动瘫痪肢体的关节，轻轻按摩瘫痪的肌肉以防止其进一步萎缩，物理治疗有一定的疗效，若情况允许可就近到医院理疗科诊治。

胸心手术病人出院后的家庭护理

首先，胸心手术病人术后应严格禁烟。经常做深呼吸锻炼，以利于肺的扩张。有痰要努力咳出，为了减轻切口处的疼痛，咳痰时可用手掌按住切口。注意呼吸和脉搏的次数，如有脉率增快、气急、嘴唇发绀、下肢水肿或尿少时，应去医院急诊，进一步诊治处理。

腹部手术病人出院后的家庭护理

如系胃切除手术者，术后 2～3 个月内遵循少食多餐的原则，即每次进食量少一些，每日可多吃几顿；出院后可自半流质饮食开始，如肉、菜泥、面条和粥等，逐步过渡到软食，一般在术后 3 周可恢复正常饮食，但要多咀嚼、慢咽下；感到餐后头晕心慌，可暂时平卧片刻。如系胆囊切除术者，少食动物类脂肪饮食，如猪蹄、肥肉和重油炒菜；鸡蛋仍可吃（包括蛋黄），以蛋汤或水煮蛋为宜，每天 1～2 个。带 T 型管出院者，出院前要向医生学会护理导管的要点，如牢固固定和乙醇棉球定期清洁导管周围皮肤等。施行结肠造口（俗称人工肛门）者，应学会使用和更换结肠造口袋的方法；结肠造口周围皮肤可用温水清洗，保持清洁、干燥，防止皮炎、湿疹的发生；不要产生自卑或忧郁情绪，只要护理得好清洁无臭，仍可参加正常的社交活动。施行腹外疝修补者，术后 3 个月内避免重体力劳动，以防复发。

泌尿道手术病人出院后的家庭护理

有泌尿道结石史者，白天应多喝水，要求肾功能良好的成人每日尿量在 2000 毫升以上，利用尿流的冲洗作用防止尿盐沉积和结石复发。长期留置导尿管者，要学会如何固定导尿管和清洁导尿管周围皮肤的护理工作，每周更换集尿袋 2 次，每 2 周去医院更换导尿管；间歇夹住导尿管，每 3～4 小时开放 1 次，以锻炼膀胱肌肉的收缩和排空功能；有尿失禁者，更要耐心护理，注意会阴部的清洁，即时更换湿衣裤、尿垫和床单；协助翻身，定时更换睡卧姿势，防止皮炎和压疮的发生。

骨折和骨病手术病人出院后的家庭护理

骨折和骨病手术术后可进食高蛋白质饮食以促进骨折的愈合。骨折后多采用石膏等固定方法，要注意固定肢体末端（指或趾）的色泽，如出现苍白，或有疼痛、麻木者，应即去医院就诊，以防并发症的发生。凡应用外固定者，要活动固定区内的肌肉和固定区外的关节，以防肌肉萎缩和关节僵硬。以前臂骨的固定为例，术后仍需经常活动指、腕，也就活动了前臂肌肉，而不致前臂骨骨折的移位，活动肘肩关节以防其僵硬。开始时动作轻柔、活动范围小、次数少；骨折数天后，逐步增加范围和次数，以不感到骨折处疼痛为原则。如有钢针外固定装置者，每天用乙醇棉球擦洗钢针及其周围皮肤处。发现钢针松动或移位时，应请医生处理，不要自行校正。

什么情况下可以安装假肢、假眼、假耳朵

因外伤或因病失去肢体、眼睛、耳朵的病人，给生活、工作带来了不便，假肢厂可以提供特种服务。那么，在什么情况下可以安装了呢？

（1）假手、假腿：因外伤截肢，在做截肢手术半年后，伤口愈合良好，无感染，残端无疼痛、麻木、肿胀症状，皮肤良好，就可以安装。因病截肢，在作截肢手术1年后，残端情况良好，病情稳定，也可安装。

（2）假眼不论因外伤还是因病，摘除眼球2周后，无感染，就可定配。

（3）假耳朵：耳部负伤痊愈半年后，创面良好，无感染，即可定配。

第 八 篇

住院出院须知

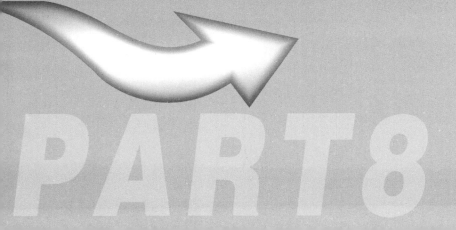

PART8

病人住院的注意事项

住院要经医生开具住院证，到住院处办理登记手续，才能住院。还需根据病情的轻、重、缓、急和医院床位情况进行安排。

住院病人所需带的物品有：住院证、门诊病史卡、住院费用、社会保障卡，还有内衣、内裤、碗、筷、匙、毛巾、牙刷、牙膏、面盆、肥皂、杯子、梳子、草纸（女病人需带好卫生巾）等生活日用品。同时，在病情许可的情况下，需进行一些个人卫生，包括理发、沐浴、修剪脚趾甲及更衣。

对于神志不清、精神异常、言语不清、智力低下、耳聋、自伤自杀等病人及儿童住院时，家庭应向医生代述病史及商谈治疗事宜。自杀病人应由家庭或单位派人看守，防止再发生意外。

病人身上带有较多的钱币或贵重物品、文件，应交家属带回。

病人在入院前必须了解住院须知：

（1）遵守医院制度，听从医务人员指导，密切和医务人员合作。

（2）医生查房时不能离开病房。按时休息，外出必须向护士长请假，同意后方可离院。

（3）保持医院环境卫生及病区安静。

（4）不得进入医护办公室，翻阅病历卡。

（5）饮食应由医生决定，不得随意更改。

（6）不得进入其他病室，避免交叉感染。

（7）爱护公共财物，节约水电。

（8）病员之间要互相爱护、互相关心、互相尊重。

病人要知道住院检诊的查房制度

当病人由门诊进入病房后，首先由护士负责接待。每科有护士站（护士办公室），有值班护士，负责为病入安置好床位，并简单询问病情，同时测量体温、脉搏、呼吸和血压，填写病历牌和床头卡，向病人介绍住院规则、病区生活制度和病区环境等有关情况，然后通知分管医生检诊。如为危重病人，接到门诊通知后，值班护士会立即通知医生，做好紧急处置的准备工作，病人一到就立即投入检诊抢救，并根据需要，报请主治医师或科主任共同检诊。

检诊是指医护人员对新入院病人进行的初步诊查工作。通过检查，了解病情，明确诊断，提出最佳治疗方案。对所有住院病人都实行"三级检诊"，即由经管医师、主治医师和正、副主任医师检诊。他们之间既有分工，又有协作，做到按级负责，各司其职。按规定，对入院的病人，医生一般应在2小时内进行检诊，详细询问病史，认真进行体格检查和辅助检查，做出初步诊断，下达医嘱。主治医师和主任医师对上述处置做必要的审查、补充和修改。如果是中午或晚间入院，检查工作就由值班医师进行，待经管医师上班后，再去病房查看病人，为病人写入院病历。

病人入院后，经管医师除手术当日外，每天上午都要查房，了解病人的病情变化和生活情况，进一步明确诊断，修改治疗方案，做好病人的思想工作，同时检查医疗、护理工作完成的情况，发现问题及时纠正。经管医师每天还要对当日手术和重点（重危、疑难、待诊、新入院）病人进行巡视。病人入睡前由值班医生、值班护士普遍巡视，夜间由护士对重点病人进行巡视，主治医师每周至少查房2～3次，对所分管病区的病人分组进行查房和重点查房，尤其对重危、诊断未明、治疗效果不好的病人，要重点进行检查与讨论，听取病人的陈述，了解病人的病情变化，检查医嘱执行情况及治疗效果，最后决定出院或转院问题。科主任每周查房一次，解决疑难病人的问题，审查医生对新入院、重危病员的诊断和治疗计划，决定重大手术及特殊检查治疗，检查医疗护理质量。

什么是住院分级护理

原卫生部统一制定了分级护理标准和要求，即对不同病情的病人，实施相应的护理和照顾制度。病人入院后，由医生根据病情决定护理等级，下达医嘱。等级护理共分4级，并在护士办公室的住院病人一览表和病人床头上设有标记。

（1）特别护理（大红标记）：危重病人或重大手术后的病人，由专门护士昼夜守护。

（2）一级护理（粉红标记）：重点护理的病人。按规定，护士应每隔15～30分钟巡视一次。

（3）二级护理（蓝色标记）：病情稳定的重症恢复期病人或年老体弱、生活不能自理的病人。按规定，护士应每隔1～2小时巡视一次。

（4）三级护理（不作标记）：普通病人。按规定护士应每隔 3～4 小时巡视一次。

每位住院病人的床头都有"呼叫铃"，如有需要可随时呼叫护士。

什么是重症监护病人

ICU 的中文意思是"加强治疗病房"，也就是各种急性危重病人的监护治疗病房，一般习惯称为"重症监护病房"。

这种病房配备有先进而齐备的医疗设施，如人工呼吸机、心电监护仪、生命体征监护仪、生化分析仪、血气分析仪、床边 X 线机、血液透析机、除颤器等各种急救复苏用具和药品，能密切监测病人的病情变化，及时处理。这里的医生和护士有丰富的临床经验，能够及时熟练地使用各种抢救设施，扭转病人突然恶化的病情，病人度过危险期后，由此转入各专科病房。

除综合性重症监护病房外，一些大型医院还按各专科设立有重症监护病房，如 CICU 指心外科或冠心病重症监护病房，RICU 指呼吸科重症监护病房，PICU 指儿科重症监护病房等。

预防病人压疮

压疮是因身体长期受压迫致局部血液循环障碍而引起的软组织坏死，所以对于长期卧床或肢体瘫痪不能进行随意活动的病人特别要注意预防压疮。其方法为：

（1）要经常改变体位，避免骨骼突出的部位（如骶尾部、髋部、肩胛部、肘部、膝部、踝部、足跟、耳郭和枕部等）长期受压，一般每 2～3 小时应鼓励或帮助病人翻身一次，翻身时不能拖拉、推，以防擦伤皮肤，可在骨突出处垫气圈、棉圈、棉垫或海棉垫等。

（2）床铺要保持褥单平整、清洁、干燥，对大小便失禁的病人尤应注意勤洗勤换，保持皮肤和床铺干燥，使用便盆时要将臀部抬高后放入，以防擦伤皮肤。

（3）经常用温热水擦澡，局部用热毛巾或 50％乙醇按摩受压处。

（4）加强营养，增强身体抵抗力。

病人吸氧时要注意的问题

氧气治疗的目的是提高肺泡内氧浓度，用以改善组织缺氧状态所出现的呼吸困难、发绀和脉搏加快等症状。它是有一定指征和范围的，而并非像有的人所想象的"多吸点氧总是好的"，而是要在医务人员的指示和调控下主动配合，不要自作主张自己去调节。这是因为：

（1）吸氧浓度的掌握对纠正缺氧关系重大，低于25％的氧浓度无治疗价值，而氧浓度高于70％，持续时间超过1～2天则会发生氧中毒。

（2）密切观察吸氧病人的反应，如发现病人呼吸缓慢、精神抑郁或烦躁不安、咳嗽、咯血、呕吐、胸痛、脉搏缓弱等应立即与医务人员联系，以便及时调节氧流量和浓度，防止氧中毒。

（3）较高浓度的吸氧，时间不宜过长，一般不超过24～48小时。

（4）吸入氧气要维持一定的湿度。因急性肺水肿而咳泡沫多的病人吸氧时可通过95％乙醇，但不宜超过1小时。吸氧过程中应使呼吸道通畅，及时清理其分泌物。

（5）给氧过程中，应注意安全，切忌在氧气筒附近抽烟点火，以防止爆炸事故。

住院病人的基本膳食种类

住院病人的膳食基本由医院提供，医生会根据每位病人的病情需要，医嘱出不同膳食：

（1）普食：接近正常人饮食，每日供应早、中、晚三餐，一般热量分配比例为早餐25％～30％，午餐40％，晚餐30％～35％。每餐之间间隔4～6小时。普食适用于体温正常、咀嚼和吞咽功能正常、消化功能正常、膳食上无特殊治疗要求的各类病人。

（2）软食：是一种比普食更容易消化的膳食。常作为疾病恢复期从半流质至普食过渡膳食。适用于轻度发热、消化不良、胃纳差、溃疡病、咀嚼不便（如拔牙）而不能进食大块食物者、疾病恢复期、老年及小儿病人，也可用于痢疾、急性肠炎等恢复期病人，以及肛门、结肠及直肠等术后病人。视病人情况，必要时可少量多餐，除三次主餐外，应加餐1～2次。

（3）半流质膳食：是介于软食与流质饮食之间，外观呈半流体状态、细软、更易于咀嚼和消化的膳食。半流质膳食是限量、过渡期饮食，不宜长期食用。半流质饮食适用于发热较高病人、消化道疾病（如腹泻、消化不良、胃肠炎）病人、口腔疾病病人、耳鼻咽喉术后病人，以及身体虚弱、缺乏食欲病人。少量多餐，除三次主餐外，可加餐 2～3 次。

（4）流质膳食：是食用液体或入口即化成液体的食物，无颗粒状。它是一种不平衡膳食，不宜长期食用。根据需要可分为 5 种形式，即流质、浓流质、清流质、冷流质和不胀气流质（忌甜流质）。它适用于高热，食欲差，咀嚼、吞咽困难者；胃肠道炎性疾病；手术后的初始进食；重危病人禁食后初始进食。每天供给 6～7 餐，每次容量 200～300 毫升，每天液体总计 2000 毫升左右。

给予病人鼻饲

鼻饲是将胃管自鼻孔插入胃内，从胃管内灌注流质食物、药物或水的方法，常用于不能经口进食的病人（如昏迷、口腔手术后等）。

鼻饲的饮食应为流质食物如牛奶、豆浆、麦乳精、肉汤、菜汤、米汤、藕粉、果汁等，先将胃管由鼻腔插入胃内，并加以固定。再灌入温开水少许，试验胃管是否通畅，如无堵塞，然后将食物抽入冲洗用的大头注射器内，缓缓注入，每次注入量约 300 毫升，不宜过多。通常应每隔 4 小时注 1 次。食物的温度应在 37 ℃～38 ℃，不能过热或过冷，每次用注射器抽液，再注时应将胃管夹紧，以免空气进入胃内引起饱胀不适。鼻饲完后再注少量温开水以冲洗胃管使保持通畅，并把胃管外口夹紧防止食物流出，必要时应记录每次注入的食物名称、数量。应注意经常为鼻饲病人清洁口腔。

肿瘤病人化学治疗要注意的问题

肿瘤病人的化学治疗（简称化疗）有些药物的疗效已充分证实，在综合治疗中占重要地位。

目前临床上大多都综合使用化疗药物，或者化疗与放疗、手术治疗结合使用，以提高治愈率。化疗药物对肿瘤细胞及正常细胞具有同样的杀伤作用。但是，由于肿瘤细胞增殖迅速、生长旺盛，故药物对肿瘤的抑灭作用相对地选择性较高，从而发挥抗癌作用。人体的正常组织细胞也易受到抗癌药物的伤害，其中以骨髓、胃肠道、肝、肾等更为显著，常可出现不良反应。因此，病人在用药过程中必须注意：

（1）注射部位的观察和处理：许多抗肿瘤药物对血管刺激性较大，做静脉注射时，易刺激静脉内壁造成静脉炎，表现为从注射部位沿静脉走向出现发红、疼痛、色素沉着、血管变硬等。如静脉注射时药物不慎漏于皮下，即可引起疼痛、肿胀或局部组织坏死。因此应注意：①协助护士选择好输液部位。②如出现静脉炎前兆，可作热敷，或涂喜疗妥软膏。

（2）每周检查 1 次白细胞、血小板：白细胞 3×10^9/升以下，血小板 70×10^9/升以下要暂停治疗。平时要严密观察病情，防出脑、肺、消化道出血。

（3）治疗期间，机体抵抗力下降，病人要注意预防感冒，否则感冒后对治疗极为不利。

（4）治疗期间要充分休息，保证充分睡眠，饮食要高营养，易消化，可以少吃多餐，忌烟酒，多喝水。

（5）治疗中可出现全身性及胃肠道的反应，例如头晕、乏力、食欲差、恶心、呕吐、腹泻、脱发、心律不齐等，应及时向医生反应情况。

骨折牵引病人要注意的问题

骨折牵引可分为皮肤牵引和骨牵引两种。皮肤牵引是通过牵引肢体皮肤间接牵引骨骼的方法，以达到复位和制动的目的，因作用力小，效能受限制，只适用于小儿和年老体弱者四肢骨折。骨牵引时钢针穿入骨骼，牵引力直接作用于骨关节，适用于青壮年的长骨骨折或骨折脱位。两种牵引术有共同的注意点也有不同的注意点：

（1）经常注意牵引绳和滑车有无故障，牵引重锤应悬空不可着地或靠于床架上，滑车应灵活，牵引质量不能任意增减。被褥不能压于绳索上以免影响牵引力量。要防止牵引过度或造成畸形。如病人要向上移动时，应先拉住牵引绳才能取下重锤。

（2）经常观察伤肢皮肤色泽和温度有无改变，有无肿胀，知觉和运动有无障碍，皮肤牵引应经常检查绷带和胶布有无脱落，胶布贴敷部有无炎症或水疱发生。若有上述情况都应及时请医生处理，骨牵引要注意保护钢针的针眼以防止感染。

（3）要定时练习肌肉收缩和做关节功能锻炼，特别是手指、足趾、距小腿关节（踝关节）及股四头肌的锻炼。

（4）为防止足下垂可用托脚板将足托起，应定时按摩身体的受压部分，尤其是骨突出部位如肩胛部、尾骶部、足后跟、距小腿关节等处，每天至少用热水擦洗 2 次，并保持皮肤干燥，受压位可用棉圈衬垫，以防压疮发生。

（5）保持室温，避免出汗过多或受凉，冬季可穿棉袜。

（6）对长期卧床不动或年老体弱病人应协助翻身，定时坐起，鼓励咳痰及大量饮水，以预防肺部及泌尿系统并发症。还要注意饮食营养，防止便秘。

小儿住院期间的照料

小儿因病住院期间应注意满足其生理、心理和发育的需要，尽量以类似家庭为中心的照料。努力做到：

（1）防止或减少与父母的分离，由父母陪住，尤其是 6 岁以下的幼儿。

（2）熟悉的环境能提高患儿适应分离的能力。父母可从家里带来病儿喜爱的物品，如玩具、毯子、奶瓶、衣服、图书、文具等。这些东西可给患儿得到满足和安全感。

（3）在病情不重情况下，可安排患儿一些感兴趣的活动，如学习、游戏、绘画、看电视、唱歌等。

探望住院病人要注意的问题

探望病人时，要注意以下几点：

（1）按医院规定时间探望。医院为了保证上午医生查房和治疗，中午、晚上病人休息，通常把探望时间安排在每天下午 3～7 时。探望重危病人，可持病危通知单随时探望。特殊情况，须经门卫与病房联系，经同意后才给予探望。传染病病人规定每周探望 1 次。（现视各医院规定执行）

（2）探望病人要领取探望证（牌），每次 1～2 人。学龄前儿童不得带入病房。

（3）探望人员态度要热情大方，谈话要文明亲切，举止要礼貌端重。一般亲友或同事不宜探望过久，一方面可让其他亲友来探望，其次不要让病人太疲劳，做到热情礼貌告别。家属探望时，要问清病人有什么需要，应该尽量满足。

（4）探望时，要真切地关心病人的病情，鼓励病人与疾病作斗争，祝愿早日恢复健康，告诉病人家庭或者单位的喜人信息，切忌给病人恶性刺激（包括关于病人健康方面），以免使病人心里留下不愉快阴影。不应问的事不问，不该说的话不说。

（5）家属或单位领导需要询问病人病情，可和值班医生联系。

（6）探望人员要遵守医院的规章制度。

另外，看望病人时，带哪些食品好呢？

有的人以为送营养价值高的食品为佳，可以给病人"补"一下，可是往往事与愿违。例如给糖尿病病人送蛋糕、糖果等，会使病人啼笑皆非，因为这些甜食只看得吃不得。所以，在探望前要了解一下病人的病情，以及适宜吃哪些食品和病人自己喜欢吃什么等。例如糖尿病忌送糖果、甜食，理想是大豆制品、肉松、鸡蛋、鸡鸭等；血脂过高、冠心病、高血压病人，要送些维生素丰富的食物，新鲜水果、豆制品等；胃及十二指肠溃疡病人忌送咖啡及辣、酸刺激性食品；急性肾炎、水肿、心力衰竭的病人忌送含盐食品等。

怎么陪护住院病人

病人是否需要陪客，由医生或护士长根据病情决定，发给陪护证，注有陪伴日期，过期作废。

陪护必须做到：

（1）遵守医院规章制度，听从医务人员的指导。

（2）不得擅自闯入医务人员工作室，随便翻阅病历和其他医疗记录。

（3）不得擅自离开所照顾的病人。有必要外出时，须向医务人员请假。

（4）对待病人要热情，耐心体贴，避免给病人任何恶性刺激。不要谈论有碍病人健康和治疗的事情。

（5）帮助医务人员做好一般护理工作，注意病人的饮食、生活和大小便。例如，高热病人多给喝水；瘫痪病人更换体位，擦汗抹身；手术病人要帮助早日起床活动等。

（6）不吃病人的食品，不使用病人的用具，更不要在病人床上睡觉。

（7）保持病房清洁、安静。不准在病房内吸烟、喝酒。

（8）爱护公物，节约水电。讲文明礼貌，加强病人间团结互助。

怎样给住院病人床上擦浴

对病情较重或活动不便的病人，为保持病人清洁舒适，促进血液循环和皮肤排泄功能可进行床上擦浴。其方法为：

（1）将所需物品包括大毛巾、洗澡毛巾、面巾、面盆、肥皂、热水及清洁衣裤等带至病人床边。

（2）关好门窗，调节室温。

（3）松开盖被，为病人洗脸及颈部。

（4）脱下衣服依次擦洗上肢、胸腹、背部、下肢及会阴，擦时动作要敏捷，用力要适当。根据情况更换清水。注意将皮肤皱折处擦洗干净，并随时为病人盖好被子，避免不必要的暴露，防病人着凉。

（5）擦洗后为病人换上清洁衣服，需要时为病人修剪指（趾）甲。

（6）按需要更换床单，整理床铺。

护理慢性病人

慢性病是指患病达 3～4 个月，而且器官和组织可能已永久性变性而较难复原。有些人即使在长期治疗后有所好转，但也可能再发，所以对这类病人应作为一种特殊类型进行护理。除了对于各种疾病进行针对性的治疗和护理外，通常要注意下述方面的问题：

（1）病人长期患病，活动较少，洗澡不便，所以应对他们定期洗浴并按摩全身以帮助血液循环并改善卫生。

（2）鼓励病人多改变睡眠姿势及活动关节，以预防压疮及坠积性肺炎的发生。

（3）要鼓励病人进食，注意饮食的营养及调味以促进食欲改善体质。

（4）要督促和帮助病人做一些必要的检查。如糖尿病病人的小便化验和抗癌化疗时化验血液中的白细胞。

（5）关心病人的用药，注意所用药物不良反应。

（6）鼓励病人起床活动，教会他们用拐杖和坐轮椅。

（7）关心病人的心理变化，因慢性病病人情绪往往低落，并且有各种各样的思想问题，应经常和他们谈心，解除其寂寞感，给予鼓励，帮助他们树立战胜疾病的信心。

办理出院

出院，一般由医生在前一天开好出院医嘱。病人在出院时要做好以下几点：

（1）向护士领取出院证，出院通知单和出院处方，出院记录。需要转院者，要领取转院证明。

（2）问清医生出院后的注意事项，包括药物用法、饮食、休息、复诊、随访观察等。

（3）归还病房借用物品。到药房配药，去出院处办理结账手续。

（4）体弱、不能行走的病人，家属应事先联系好车辆。外地病人还应及早考虑到购买车、船票。

（5）病情不宜出院，病人及家属坚持要出院的，经劝阻无效，须由病人或者家属办理手续，做自动出院处理。

（6）出院时，要检查一下自己携带的物品，是否有遗漏。向同病室的病友热情告别。

出院时要向医生问清几个问题

出院后，有些病仍然会卷土重来。因此，出院前病人应细心向医生讨教，以把好自我保健的关。

（1）疾病是否痊愈，出院诊断和入院诊断是否一致，这种病复发的可能性有多大。

所谓痊愈是指疾病被完全彻底治好。能痊愈的病，一般是指某些急性病和急性传染病及经手术治疗的某些外科病。很多严重慢性病，只是临床症状消失，多为基本治愈。有些病则是好转，如肝硬化合并肝腹水，只是腹水消退；心脏病并发心力衰竭，只是心力衰竭得到控制。对这些，病人在出院前都要了解清楚。

（2）出院后是否应坚持服药，用药过程中如何正确使用这些药物。

这是预防疾病复发的一道关口。这个问题不弄清，常会导致病情恶化、复发。不用药、乱用药、不遵医嘱，都不利于巩固疗效。

（3）对于容易复发的疾病，应了解复发或恶化的信号，以便及早发现复发或恶化。了解这一点，可以避免拖延就诊治疗时间，防止严重后果的出现。

（4）需要了解隔多长时间上医院复查一次，重点复查哪些项目。

一般来说，未痊愈的病都应定期复查，而不能凭自我感觉来决定是否要上医院复查，否则会错过及时治疗、抢救的良机。

出院后功能锻炼的注意事项

功能锻炼在康复医学中又称运动疗法，是利用人体肌肉关节的运动，达到最大限度地恢复或改善病人已经丧失或减弱的器官功能，预防和治疗肌肉萎缩、关节僵硬等并发症，促进心身功能恢复和发展的一种方法。对偏瘫、截瘫、骨折后、颈椎病、高血压、冠心病、糖尿病、肿瘤术后等病人，可取得较为良好的效果。

病人出院后功能锻炼要注意下列问题：

（1）根据病人疾病诊断、病期、功能状态、康复目标等具体条件，选择合适的运动方法，确定恰当的运动量，注意安全。

（2）急性期、有出血倾向病人、运动器官损伤后未复位固定的病人、有剧烈疼痛病人等，不宜进行强度比较大的功能锻炼，特别是全身运动。

（3）锻炼应循序渐进，不要操之过急，防止运动强度过量、过度、时间过长、频率过高。

（4）功能锻炼时，要注意监测血压、呼吸和心率。

（5）锻炼中有任何不适，要终止运动，或减量运动，运动后要有充分休息。

（6）运动后忌立即洗热水浴（一般宜20～30分钟后），以免发生意外。

常用家庭功能锻炼的方法

（1）按摩（推拿）：按摩有推摩法、擦摩法、揉捏法、叩击法等多种方法。在按摩时应注意按摩方向，如为改善血液循环，应从远至近；如为促进瘫痪肌功能恢复，宜从近至远。视病情需要选择合适的按摩手法。按摩部位宜处于放松舒适位，可暴露按摩部位，以观察局部反应。皮肤有感染或瘢痕、有出血倾向的病人不宜按摩。每次按摩后，不应引起疼痛及痉挛。按摩可以和其他治疗相配合。

（2）被动活动是指完全依靠外力作用帮助人体完成的运动。它适用于各种原因的肢体关节功能障碍，能起到放松痉挛肌肉、牵伸肌腱和韧带、恢复或维持关节活动度的作用。进行被动活动时要注意，病人应处于舒适体位；对于要活动的关节，应稳定、牢固地固定关节近端，固定的位置应尽量靠近关节的中心部位；动作应缓慢、平稳，逐步增大活动关节范围，避免使用粗暴、强力、快速的手法；操作一般应在无痛范围内进行。

（3）主动活动是指人体在完全不依靠外力辅助的情况下独立靠自己的肌肉收缩完成的运动。这在运动疗法中是应用最广泛的一种活动。主动活动的种类常用的有发展呼吸功能的呼吸练习；有改善平衡、协调功能的平衡和协调性训练；有牵伸收缩肌群的伸和放松练习；有发展肌力的抗阻练习；有增进关节活动的关节体操；有增强心肺功能的有氧耐力训练（行走、健身跑等）。在做这些活动时应注意，有心脑血管病史及呼吸系统病史的病人，运动时应注意监测血压、呼吸和心率；防止运动过量，注意控制运动的强度、时间和频率，在运动中有任何不适，应终止运动；防止疲劳，每次剧烈运动后应有充分的休息时间；在运动后切勿立即进行热水浴或桑拿浴，以免血压突降而诱发心律失常（一般在运动后 20 分钟出汗停止后为宜）；要定期去医院检查，以了解运动疗效。

在功能锻炼过程中可借助一些器材，家庭中可备体操凳、体操棒、单轮固定脚踏车、医疗球、哑铃、沙袋、弹簧拉力器、拐杖、手杖、颈腰椎牵引器、皮球、篮球、排球等器械，以帮助进行各种主动、被动功能锻炼。

除上述运动疗法，还可辅以其他康复疗法，如传统医学常用的针灸、气功疗法；物理疗法如电疗法、超声疗法、光疗法、水疗法等；作业疗法如家务劳动训练、日常生活活动训练等；还可用音乐疗法、营养疗法、矿泉疗法、言语疗法等。这些疗法加上运动疗法，在病人出院回家后，整个家庭康复过程中能取得满意的疗效。

第九篇

病人权益、医疗保险和医疗纠纷

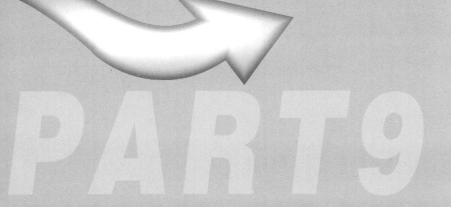

PART9

病人的权利和义务

近年来，我国对病人的权利做了广泛的讨论，概括起来有生命权、健康权、身体权、人格受尊重权、保护隐私权以及医疗享有权。要保证病人享有医疗护理的权利。任何病人都有权平等地享有必要的、合理的诊断、治疗和护理。医疗享有权不是一个简单的问题，在商品经济时代，保证每个病人享有平等的医疗仅靠医疗卫生部门是不行的，必须依赖整个社会的共同努力。

病人认知权。除意识不清或昏迷状态外，病人有权知道疾病的诊断、处理、治疗、预后和其他有关内容，并有权要求医务人员对此做出通俗易懂的说明（包括知道所患为癌症的真实情况）。在治疗处理前，有权要求医生对治疗的内容和为什么选择这种治疗方案进行说明，并决定同意与否，且有权了解其副作用等。有权知道医院职工的姓名，有权知道处方上的内容。总而言之，就是病人享有人格受到尊重的权利。病人只有被当作有血有肉、有思维、有感情的活生生的人来对待，才有可能谈选择权、隐私权、提出治疗意见的权利等。

知情同意权、拒绝治疗权和自由选择权。包括有权知道将实施的检查、治疗方案和服务措施的目的、作用、风险等，并决定同意与否；有权选择相应的医疗方案和服务措施；病情需要时病人有权要求专家会诊。病人有权对医护人员提出合理的要求，维护个人利益和身心不受损害。对不适当的检查，有权提要求解释和拒绝检查，当异性医生检查病人某些特殊部位时，病人有权要求第三者在场。如病人居住的病床受到外界或他人干扰而影响休息时，有权要求医务人员出面制止，或者调换病房。

有权通过合理的方式对医务人员及医院提出意见和建议权。有要求住院、出院、转院治疗的权利，但这种权利能否得到满足，还要视病情和医院的条件是否允许而定。

病人有权对医疗费来源保密权，有权得到一份医院为其结算的医药费用详细账单，如果对医疗费有疑问，医院应做出必要的解释。

要求赔偿权。当医务人员在医疗过程中违法乱纪或发生医疗事故，损害了病人身心健康或危害生命时，病人及其家属有权向医院或法院告当事人。

病人享有的权利相对应，病人也有其义务：

（1）病人有义务将自己的病史、病情、家庭史等与疾病有关的详细情况，向主治医生提供。

（2）有义务遵照医生的医嘱和诊疗措施积极配合及接受治疗。

（3）有义务尊重医务人员和其他病人，不影响他人的治疗。

（4）有义务及时支付其医疗费用。

（5）有义务遵守医院的各项规章制度。

（6）接受强制性治疗的义务（危重病人、戒毒、传染病、精神病等）。

什么是医疗保险

医疗保险是对就医风险进行管理的方式，投保者根据规定向保险部门支付保险费，而后在规定时期内，投保者患病产生医疗费用后，可得到保险部门合同规定范围内的费用补偿，减轻投保者患病就医负担。

医疗保险是社会保障体系的重要组成部分，它以保障人们的身心健康、促进经济发展和维护社会稳定为最高宗旨。医疗保险的理论基础是社会共济互助，即健康人缴纳的医疗保险费用于补助有病人，年轻人缴纳的医疗保险费用于补助老年人。由于多数人共同筹集的医疗保险基金用在少数有病的人身上，减轻了病人的经济压力，也就相当于大多数人分摊了少数人的健康风险。1993 年 11 月中共十届三中全会决议中指出："城乡职工养老和医疗保险金由单位和个人共同负担，实行社会统筹和个人账户相结合。"从而明确指出了我国医疗保险改革的方向。

医疗保险分为基本医疗保险和补充医疗保险。基本医疗保险是指对参保人只提供基本医疗服务的一种医疗保险制度，又称社会医疗保险。基本医疗指基本用药、基本技术、基本服务和基本收费，只有《医疗保险基本用药目录》中规定的药品才称基本用药。基本技术是指群众能接受、在目前的经济状况下能负担得起的医疗技术。基本医疗保险是义务医疗保险，带有强制性，每个人必须参加，它不以盈利为目的。

我国基本医疗保险有城镇职工基本医疗保险、城镇居民基本医疗保险、新型农村合作医疗等。国家每年都在增加投入，使人民看病就诊得到更多实惠。

补充医疗保险是为满足不同层次的需要而设置的，是作为对基本医疗保险的补充。补充医疗保险是自愿参加，可以以盈利为目的，如商业保险公司办的医疗保险。补充医疗保险基金主要用于支付治疗性自费药品费用、超标准的床位费、特殊检查治疗费，如美容手术费等。需要特别指出的是参加基本医疗保险是参加补充医疗保险的前提。

社会医疗保险的基本原则

实施社会医疗保险对于个人、企事业单位和社会都是一种保障，是医疗改革的一项重要内容，无疑是全民卫生保健的方向。

社会医疗保险的基本原则有：

（1）社会化原则：医疗保险机构直接隶属于政府，成立国家的医疗保险机构，不再由各地卫生局的公费医疗办公室或企业自行组织管理。

（2）全民参保原则：所有单位、所有职工或员工都必须参加医疗保险。人们应该居安思危，平时缴纳少量的医疗保险费，实际上是平时将疾病风险分散开，以保证将来能承受疾病风险的冲击。

（3）谁参保、谁受益原则：医疗保险仅限于参加医疗保险的本人才有资格享受。除了参保人死亡后个人账户的资金可以继承外，家庭、亲戚、朋友都没有资格享受，这是医疗保险的特殊性。

（4）保"大病"原则：小病一般靠个人的经济力量可以解决，而"大病"不仅靠个人的力量解决不了，就是靠一个单位有时也不一定能够承担，有些大病只有依靠社会力量才能解决。因此，医疗保险在保"小病"的同时，偏重于保"大病"。不过，参保之前患"大病"的和参保之后患"大病"的参保人，在享受待遇方面是有区别的。参加医疗保险十年以上才患"大病"的，保障程度就更大一些。

（5）国家、单位、个人三方面合理分担原则：它有两层意义。一是医疗保险基金由国家、单位、个人三方面共同筹集；二是遇到特大的疾病风险时，超过一定金额医疗费用由国家、单位、个人三方负担。

（6）保障基本医疗原则：保障基本医疗原则要求加强因病施治、合理检查、合理用药、合理医疗，这一原则既起针对广大参保人，同时又是针对医务人员的。

（7）两次付费原则：参保人在缴纳医疗保险费时和看病时都要支付一定比例的费用。

什么是医疗纠纷

为维护医患双方权益，国务院于 1987 年 6 月颁发《医疗事故处理办法》，1998年卫生部又发布了《医疗事故分级标准》。上述两项法规标准的颁布，对有效防止医疗纠纷，保护公民合法权益起到作用。

医疗纠纷可分为非医疗过失、医疗差错和医疗事故三类。非医疗过失又称医疗意外，是指在诊疗的过程中并非是由于医务人员的过失，而是由于其他因素导致病员死亡、残废或病情严重。例如，按操作规程进行操作，过敏试验也呈阴性反应，但在药后发生严重过敏反应休克致死。医疗差错是指医务人员在诊疗过程中因过失加重病人病情，但未造成不良后果，或经及时纠正而未酿成事故的。医疗事故则是指医务人员在诊疗过程中由于疏忽大意未能预见到自己的行为可能导致发生的危险，如药房配错处方、写错用法，导致病人中毒死亡或是过于自信，虽预见到自己的行为可能给病人造成危害后果，但是仍轻信自己的技术或经验，擅自行事，结果导致事故发生，如手术前准备不充分，出现了不曾预料到的复杂情况以致误伤手术区附近不应损伤的组织、血管，造成病员大出血而死亡等。

医疗事故根据给病员直接造成损害的程度，可分为以下3级。

一级医疗事故：直接造成病员死亡。

二级医疗事故：造成病人残废或严重功能障碍，如植物人、痴呆、失明、瘫痪等临床确认不可恢复者；肾脏损害，临床确诊肾功能不全者，偏瘫、截肢等。

三级医疗事故：损伤病员组织器官或肢体，造成病员残废或功能障碍，以致部分丧失劳动能力者，如体腔内及深部组织遗留异物导致再次手术、手术开错部位造成较大创伤，严重的输血、输液反应以及整形美容手术导致严重毁容等损害结果。

医疗事故的处理

医疗事故的处理程序是：

（1）凡发生医疗事故或可能是医疗事故的事件，当事的医务人员应立即向医疗单位负责人报告，并填写"医疗事故报告单"，逐级上报。

（2）医疗纠纷中，病员的一切病历资料、诊疗手册、抢救记录等原始资料应指派专人予以妥善保管封存，以备检查。

（3）立即调查处理，认真听取病人和家属意见，核对事实经过，调查当事人、知情人，提取证明材料，做出调查结果，处理意见以书面形式通知病员及家属以及当事医务人员，同时上报卫生行政部门。

（4）病人及家属和医疗单位对医疗事故的处理意见不统一，有争议，可提请当地医疗事故技术鉴定委员会进行鉴定，由卫生行政部门处理。

（5）若对医疗事故鉴定委员会的鉴定结论不服，医患双方均可在接到鉴定报告书之日起15天内向上级技术鉴定委员会申请重新鉴定，也可直接向当地人民法院起诉。需要说明的是，病人方面若不服鉴定结论，起诉的对象应为当事的医疗单位而非当事个人。病员方面要求医疗单位赔偿经济损失提起的诉讼，或医疗单位对病员及其家属借故拒缴医疗费和拒绝出院而提出的诉讼，法院按民事案件应予以受理。

医疗单位应当根据事故的等级、情节和病员的情况，给予病员及家属一次性经济补偿。补偿并非赔偿，因为生命、健康是无法赔偿的，只能弥补些损失，以示法律调节，以示责任承担和权益维护。这种补偿只是一种类似安抚、慰藉性质的经济补偿。

我国医疗卫生事业的性质是社会福利事业，其经费主要靠国家补贴，医疗尚未完全按成本收费，事故保险金尚未落实，又无专项补偿经费拨款，因此，按目前情况医疗单位不可能全面承担医疗事故的损失，只能在定性处理后给予一次性补偿。

至于补偿标准，由于我国地域广阔，各地区的经济件、文化水平差别很大，因此不可能适用统一标准，所以补偿费的具体标准是由各省、自治区、直辖市人民政府规定的。需补于医疗事故所增加的这部分医疗费用，应由医疗单位支付。

常用临床检验正常参考值及其意义

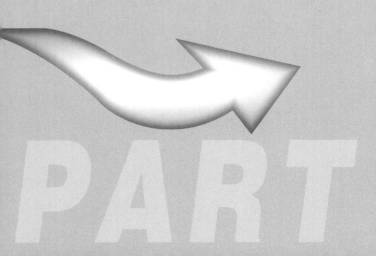

PART

一、常用血液学检验

项 目	正常参考值	临床意义
红细胞计数	男性（4.0～5.5）×10^{12}/升 女性（3.5～5.0）×10^{12}/升 新生儿（6.0～7.0）×10^{12}/升 婴儿（5.2～7.0）×10^{12}/升 儿童（4.2～5.2）×10^{12}/升	减少：各种原因所致贫血 增多：严重呕吐、腹泻、出汗，因病长期不能进食等，造成血浆中水分丢失，血浆浓缩，引起红细胞数相对增多。慢性肺源性心脏病、真性红细胞增多症、高原居民等
血红蛋白浓度	男性120～160克/升 女性110～150克/升	减少：同红细胞，但降低不一定和红细胞减少的程度呈比例 增加：同红细胞
白细胞计数	成人（4.0～10.0）×10^9/升 新生儿（15.0～22.0）×10^9/升 婴儿（10.0～20.0）×10^9/升 儿童（5.0～12.0）×10^9/升	减少：某些细菌、病毒、寄生虫感染，某些血液病、理化损伤、药物不良反应、脾功能亢进、肝硬化等 增多：细菌感染、组织损伤、急性中毒、白血病、急性失血等
白细胞分类计数		
中性粒细胞	成人0.5～0.7 儿童0.30～0.65	减少：伤寒、流行性感冒、疟疾、抗肿瘤药化学治疗、放射治疗等 增多：细菌感染、粒细胞白血病、败血症等
嗜酸性粒细胞	0.005～0.050	减少：伤寒、烧伤、心肌梗死、使用皮质激素药物等 增多：过敏性疾病、湿疹、猩红热、血液病等
嗜碱性粒细胞	0～0.01	减少：无临床意义 增多：慢性粒细胞白血病、嗜碱细胞白血病等
淋巴细胞	成人0.2～0.4 儿童0.30～0.56	减少：细胞免疫缺陷病、应用皮质激素药物等 增多：病毒感染、结核病、淋巴细胞白血病等
单核细胞	成人0.03～0.08 儿童0.02～0.08	减少：无特殊临床意义 增多：伤寒、疟疾、单核细胞白血病等

项　目	正常参考值	临床意义
血小板计数	（100～300）×10⁹/升	减少：再生障碍性贫血、急性白血病、骨髓纤维化、苯中毒、弥散性血管内凝血等 增多：骨髓增多症、恶性肿瘤、缺氧、创伤等
全血黏度	低切变黏度 男性 7.51～10.09 mPa·s 女性 5.84～8.05 mPa·s 高切变黏度 男性 5.63～6.67 mPa·s 女性 4.74～5.86 mPa·s	降低：贫血、出血性疾病等 升高：冠心病、心肌梗死、高血压、脑血栓形成、白血病、糖尿病、肝硬化、肺气肿、脱水、烧伤、肾功能不全等

二、常用生化检验

项　目	正常参考值	临床意义
血清总蛋白	成人 60～82 克/升	降低：见于各种原因引起的消耗过多和摄入不足，如大出血、营养不良、甲状腺功能亢进症、慢性肝炎等 升高：见于各种原因引起急性脱水，如呕吐、腹泻等。蛋白质合成增多，如巨球蛋白血症、系统性红斑狼疮、多发性骨髓瘤等
血清清蛋白	35～50 克/升	降低：见于肝硬化合并腹水及其他肝功能严重损害（如急性肝坏死、中毒性肝炎等）、营养不良、慢性消耗性疾病、糖尿病、严重出血、肾病综合征、先天性清蛋白缺乏症等 升高：见于严重脱水、休克、严重烧伤、急性出血、慢性肾上腺皮质功能减退症等

项　目	正常参考值	临床意义
血清球蛋白	20～30 克/升	降低：见于先天性免疫功能缺陷，如低 γ 球蛋白血症、肾上腺皮质功能亢进等 升高：见于肝硬化、系统性红斑狼疮、系统性硬化病、风湿性及类风湿关节炎、结核病、疟疾、血吸虫病、麻风病、多发性骨髓瘤等
血清蛋白电泳	醋酸纤维膜法 　清蛋白 0.57～0.68 　α₁ 球蛋白 0.01～0.06 　α₂ 球蛋白 0.06～0.10 　β 球蛋白 0.07～0.15 　γ 球蛋白 0.10～0.20	常见疾病的异常血清蛋白电泳 　肝脏疾病：可见血清清蛋白降低、γ 球蛋白升高，常见于肝硬化 　肾脏疾病：可见血清清蛋白降低、α₂ 球蛋白显著增加、γ 球蛋白减少或正常，如肾病综合征，慢性肾炎可见 γ 球蛋白中度升高 　M 蛋白血症和骨髓瘤：可见 M 区带位于 α₂ 和 β 球蛋白之间，血清总蛋白量增加 　炎症：急性感染可见 α₁ 球蛋白和 α₂ 球蛋白升高、β 球蛋白正常，慢性炎症可见 β 球蛋白中度升高 　无丙种球蛋白血症：可见无 γ 球蛋白区
血清黏蛋白	20～40 毫克/升(改良 Harris 法) 400～900 毫克/升(Winzler 法)	降低：见于各种肝病、肾病综合征 升高：见于心肌梗死、冠心病、炎症(如肺炎、肺结核)、恶性肿瘤(尤其是女性生殖系统肿瘤)、风湿热、结缔组织病、阻塞性黄疸等
C 反应蛋白	<10 毫克/升(免疫比浊法)	升高：见于急性心肌梗死、严重创伤、手术、感染疾病、菌血症、器官移植后排斥反应、恶性肿瘤、活动性结核、急性风湿病、急性类风湿关节炎、系统性红斑狼疮等

项　目	正常参考值	临床意义
血清肌钙蛋白 T	≤0.3 微克/升	升高：见于急性心肌梗死
血清肌红蛋白	6～80 微克/升（放射免疫法）	升高：见于急性心肌梗死、急性或慢性肾功能不全、重度充血性心力衰竭等。一旦心肌损伤，可在发病 1.5～4 小时内升高，且 4～12 小时达高峰，24～48 小时后恢复正常。目前其主要用作早期诊断急性心肌梗死参考，还可作为观察预后和复发的参考
糖化血红蛋白	4.72%～8.12%	临床意义：糖化血红蛋白≤10%时，表示糖尿病病人血糖已得到控制；10%～16%时，说明病情得到一定的控制；≥16%时，表示糖尿病，病人的血糖未得到控制
血清葡萄糖	3.6～6.1 毫摩尔/升	降低：见于糖代谢异常、胰岛细胞瘤、胰腺瘤、甲状腺功能不全、慢性肾上腺皮质功能减退症、严重肝病等 升高：见于各种糖尿病、慢性胰腺炎、心肌梗死、肢端巨大症、颅外伤、甲亢、肾上腺皮质功能亢进、脑外伤、脑出血、脑瘤、脑膜炎等
总胆固醇	<5.2 毫摩尔/升	降低：见于甲状腺功能亢进症、严重贫血、急性感染、消耗性疾病（如恶性肿瘤）、重症肝炎、尿毒症、溶血性贫血、营养不良等 升高：见于动脉粥样硬化、糖尿病、家族性高胆固醇血症、甲状腺功能减退症、阻塞性黄疸、肾病综合征、胆道阻塞、胆汁肝硬化、黏液性水肿等

项　目	正常参考值	临床意义
三酰甘油	<1.70 毫摩尔/升	**降低**：见于恶病质、甲状腺功能减退症、肝功能严重损害、营养不良和肾上腺皮质功能减退症、脂蛋白缺乏症等 **升高**：见于原发性高脂血症、动脉硬化、心肌梗死、胆道阻塞、肾病综合征、糖尿病、胰腺炎、酒精性肝硬化、恶性贫血等
高密度脂蛋白胆固醇	1.04 毫摩尔/升	**降低**：见于冠心病、脑血管病、高甘油三酯血症、营养不良、手术损伤、心肌梗死、糖尿病、肝炎等 **升高**：见于慢性肝炎、慢性中毒等
低密度脂蛋白胆固醇	<3.12 毫摩尔/升	**降低**：见于遗传性无 β 脂蛋白血症、肝功能异常载脂蛋白 B 合成减少 **升高**：见于高脂血症、家族性 Ⅱ 型高脂蛋白血症、冠心病、甲状腺功能减退症、肾病综合征、肝脏疾病、妊娠、卟啉病、糖尿病、阻塞性黄疸等
血尿素氮	2.5～6.4 毫摩尔/升	**降低**：见于严重的肝脏疾病（如肝炎并发广泛性肝坏死等） **升高**：见于急性肾小球肾炎、肾病晚期、肾衰竭、慢性肾盂肾炎、中毒性肾炎、前列腺增生、尿路结石、尿道狭窄、膀胱肿瘤、恶性呕吐、幽门梗阻、肠梗阻和长期腹泻等
肌酐	男性 53～106 毫摩尔/升 女性 44～97 毫摩尔/升	**降低**：见于进行性肌肉萎缩、白血病、贫血、肝功能障碍等 **升高**：见于各种肾病、急性或慢性肾衰竭、重度充血性心力衰竭、心肌炎、肌肉损伤等

项　目	正常参考值	临床意义
尿酸	男性 180~440 毫摩尔/升 女性 155~357 毫摩尔/升	降低：见于恶性贫血、剥脱性皮炎、先天性黄嘌呤氧化酶和嘌呤核苷磷酸化酶缺乏症等 升高：见于急性和慢性肾炎、肾盂肾炎、肾结核、肾积水、痛风、白血病、多发性骨髓瘤、红细胞增多症、子痫、铅中毒等
内生肌酐清除率	1.3~1.7 毫升/秒	降低：见于急性和慢性肾小球肾炎、肾衰竭、尿毒症、大出血、充血性心力衰竭等 升高：见于糖尿病、一氧化碳中毒等
血氨	12~59 微摩升/升	升高：见于严重肝功能不全（重症肝炎、肝肿瘤、肝性脑病）、先天性高氨血症、休克、上消化道出血、有机磷中毒、尿毒症、先天性鸟氨酸循环酶系中某种酶的缺乏、某些神经系统损害的疾病 降低：见于低蛋白质饮食、贫血等
谷草转氨酶（天冬氨酸氨基转移酶）	<40 单位/升	降低：糖尿病、酮症酸中毒、脚气病 升高：见于心肌梗死、心肌炎、急性肝炎、药物中毒性肝炎、肝癌、肝硬化、慢性肝炎、胸膜炎、肺炎等
谷丙转氨酶（丙氨酸氨基转移酶）	5~40 单位/升	升高：见于传染性肝炎、肝癌、肝硬化活动期、中毒性肝炎、脂肪肝、胆管炎、胆囊炎、心肌炎、心肌梗死、传染性单核细胞增多症、某些药物中毒、重症糖尿病、甲状腺功能亢进症、疟疾、流行性感冒、外伤、严重烧伤、休克等

项　目	正常参考值	临床意义
碱性磷酸酶	速率法：40～160 单位/升	降低：常见于重症慢性肾炎、乳糜泻、贫血、恶病质、儿童甲状腺功能不全或减退症、维生素 C 缺乏病（坏血病）、营养不良、呆小症、遗传性低磷酸酶血症等 升高：常见于肝胆疾病，如阻塞性黄疸、急性或慢性黄疸性肝炎、肝癌、变形性骨髓炎、成骨细胞癌、佝偻病、骨软化、甲状腺及甲状旁腺功能亢进症、肾小管性酸中毒、遗传性磷酸酶过多症等
酸性磷酸酶	0.11～0.60 单位/升	升高：前列腺癌（有转移时可明显升高）、变形性骨髓炎、原发性骨肿瘤、甲状腺功能亢进症、白血病、乳腺癌、心肌梗死、肝炎、肝硬化、胆囊炎、溶血性疾病、急性尿潴留
肌酸激酶	男性 12～70 单位/升 女性 10～55 单位/升 （Rosalki 法）	降低：见于甲状腺功能亢进症 升高：见于急性心肌梗死、病毒性心肌炎、脑血管意外、脑膜炎、休克、一氧化碳中毒、出血性黄疸、钩端螺旋体感染、伤寒、甲状腺功能减退症、剧烈运动和肌肉损伤
淀粉酶	25～125 单位/升（BMD 法）	降低：见于肝硬化、肝癌及个别坏死性胰腺炎 升高：见于急性胰腺炎、胰腺外伤、胰腺癌、胆管阻塞、流行性腮腺炎、消化道穿孔等
乳酸脱氢酶同工酶	LDH_1 0.24～0.34 LDH_2 0.35～0.44 LDH_3 0.19～0.27 LDH_4 0～0.05 LDH_5 0～0.02 （醋酸纤维素膜电泳法）	临床意义： （1）LDH_1 明显升高、酶谱 $LDH_1 > LDH_2 > LDH_3$，$LDH_2 > LDH_4 > LDH_5$：见于急性心肌梗死 （2）LDH_1 和 LDH_2 升高：见于各种心肌炎、心肌缺氧、心肌梗死、恶性贫血、肾梗死

项　目	正常参考值	临床意义
		（3）LDH_1 和 LDH_2 升高、LDH_5 明显升高：见于充血性心脏病 LDH_4 和 LDH_5 明显升高：见于急性肝炎、胆汁性梗死、传染性单核细胞增多症和中毒性肝炎。一般升高见于横纹肌急性损伤、皮肌炎 （4）LDH_5 轻度升高：见于肝硬化、慢性肝炎 （5）LDH_1、LDH_2、LDH_3、LDH_4、LDH_5 均升高，以 LDH_3 升高最显著：见于胃癌、结肠癌、胰腺癌。 （6）$LDH_5/LDH_1 > 1$：见于前列腺癌
γ-谷氨酰转移酶	8～50 单位/升	升高：见于阻塞性黄疸、前列腺癌、胆管炎、急性或慢性肝炎、肝细胞癌、肝转移癌、病毒性肝炎、肝硬化、嗜酒者或酒精性肝炎等。亦可见于急性心肌梗死、糖尿病、急性胰腺炎、胰腺癌、壶腹癌等
血清谷氨酸脱氢酶	＜7.5 单位/升	升高：见于急性和慢性肝炎、中毒性肝炎
血清脂肪酶	＜40 单位/升	升高：见于急性胰腺炎、胰腺癌、腮腺炎、胆管炎、胆总管结石或癌、肠梗阻、十二脂肠穿孔、骨折、软组织损伤、术后、肝癌、乳腺癌等
总胆红素	2～20 毫摩尔/升	降低：见于再生障碍性贫血 升高：见于肝细胞性黄疸（如急性黄疸性肝炎、慢性活动性肝炎、肝硬化、肝坏死等）、阻塞性黄疸（如胆石症、肝癌、胰头癌等）、新生儿黄疸、溶血性黄疸、败血症、恶性疟疾等

项　目	正常参考值	临床意义
间接胆红素	>19 微摩尔/升	升高：见于严重烫伤、败血症、疟疾、血型不合输血、脾功能亢进、恶性贫血、珠蛋白生成障碍性贫血、铅中毒、新生儿生理性黄疸、药物性黄疸、体质性黄疸、哺乳性黄疸等
直接胆红素	0~6.84 微摩尔/升	升高：见于肝细胞性黄疸、阻塞性黄疸、新生儿高胆红素血症等
直接胆红素与间接胆红素比值	0.20 左右	临床意义：<0.20，见于溶血性黄疸、先天性黄疸；0.20~0.60，见于肝细胞性黄疸和混合性黄疸；>0.60，常见于阻塞性黄疸
血清钾	成人 4.1~5.6 毫摩尔/升 儿童 3.4~4.7 毫摩尔/升	降低：见于呕吐、腹泻、缺钾性慢性肾炎、肝硬化、代谢性酸中毒、高胰岛素血症（大量使用胰岛素）、棉籽油中毒、肾上腺皮质功能亢进、家族性周期性麻痹症发作、原发性醛固酮增多症等 升高：见于肾衰竭、尿毒症、急性肠梗阻、循环衰竭、组织缺氧、重度溶血、烧伤、心室颤动、心传导紊乱、肾上皮质功能不全、呼吸性碱中毒、糖尿病昏迷、严重脱水等
血清钠	136~146 毫摩尔/升	降低：见于腹泻、呕吐、肾炎、肾病综合征、尿崩症、大面积烧伤、肝功能不全、心功能不全、艾迪生病、高血脂引起的低钠血症等 升高：见于库欣综合征、原发性醛固酮增多症、腺垂体肿瘤、脑外伤、脑血管意外、反复输血、糖尿病酮症酸中毒、肾上腺皮质功能亢进、严重脱水等

项　目	正常参考值	临床意义
血清氯化物	95～106 毫摩尔/升	降低：见于胃肠引流、严重呕吐、长期限盐治疗、饥饿 升高：见于肾衰竭、肾炎少尿期、严重脱水、低蛋白血症、肾上腺皮质功能亢进、呼吸性碱中毒等
血清钙	1.12～1.23 毫摩尔/升	降低：见于甲状腺功能减退症、维生素D缺乏病、黏液性水肿、软骨病、晚期妊娠、佝偻病、慢性肾功能不全、慢性腹泻等 升高：见于甲状腺功能亢进症、肾炎并发尿毒症、应用维生素D治疗过量、多发性骨髓瘤、骨转移癌等
血清镁	0.80～1.20 毫摩尔/升	降低：急性胰腺炎、晚期肝硬化、肾盂肾炎、原发性醛固酮增多症、甲状腺功能亢进症、佝偻病、长期腹泻、长期禁食、吸收不良、急性心肌梗死、急性酒精中毒、婴儿肠切除术后等 升高：见于急（慢）性肾炎和肾衰竭、尿毒症、肾病综合征、甲状腺功能减退症、甲状旁腺功能减退症、糖尿病酸中毒、艾迪生病、长期服用皮质激素、多发性骨髓瘤、白血病、原发性高血压、低温麻醉、脱水、关节炎、急性病毒性肝炎、草酸中毒等

项　目	正常参考值	临床意义
血清锌	7.7～23.0 微摩尔/升	降低：见于烧伤、营养不良、胃溃疡、急性传染病、肺炎、肺结核、急性心肌梗死、肝硬化、严重烧伤、慢性肝损伤、慢性肾功能不全、皮肌炎、支气管癌、肺癌、肝癌、发育不良、怀畸形胎的孕妇、重症肌无力等
		升高：见于创伤、溶血性贫血、嗜酸性粒细胞增多症、甲状腺功能亢进症、真性红细胞增多症、风湿性心脏病、子宫肌瘤、局灶性脑病及精神病、X 线照射后

三、免疫学检验

项　目	正常参考值	临床意义
免疫球蛋白	IgG 2 岁 5.0～12.0 克/升 12 岁 7.0～16.5 克/升 成人 6.0～16.0 克/升	降低：见于大量血清清蛋白丢失的疾病（如肾病综合征等）、肠淋巴管扩张、淋巴管肉瘤、霍奇金淋巴瘤、自身免疫病、原发性丙种球蛋白（γ 球蛋白）血症和继发性免疫缺陷等
		升高：见于多发性骨髓瘤、类风湿关节炎、系统性红斑狼疮、慢性肝炎活动期、各种感染（各种细菌感染如慢性骨髓炎、慢性肺脓肿）等
	IgA 不到 2 岁 140～1080 毫克/升 12 岁 290～2700 毫克/升 成人 760～3900 毫克/升	降低：见于非 IgA 型多发性骨髓瘤、重链病、轻链病、吸收不良综合征、自身免疫缺陷、原发性无丙种球蛋白症、继发性免疫缺陷等
		升高：见于 IgA 型多发性骨髓瘤、系统性红斑狼疮、肾病、类风湿关节炎、肝硬化、湿疹、血小板减少症等

项　目	正常参考值	临床意义
	IgM 2 岁 430～2390 毫克/升 12 岁 500～2600 毫克/升 成人 400～3450 毫克/升	降低：见于原发性无丙种球蛋白血症、继发性免疫缺陷 升高：见于多发性骨髓瘤、巨球蛋白血症、类风湿关节炎、系统性红斑狼疮、肝病和某些感染等
	IgD 0～80 毫克/升	降低：见于无丙种球蛋白血症 升高：见于 IgD 型多发性骨髓瘤、单核细胞白血病、胶原性疾病、流行性出血热、桥本甲状腺炎、结核病、霍奇金淋巴瘤、变应性支气管炎、接触性皮炎、荨麻疹等
	IgE 0.1～0.9 毫克/升	降低：见于非 IgE 型多发性骨髓瘤、慢性淋巴细胞白血病、免疫功能不全症等 升高：见于过敏性疾病，如过敏性哮喘、季节性变应性鼻炎、特发性皮炎、药物性间质性肺炎、变应性支气管肺曲霉病、寄生虫感染、麻风、类天疱疮等
乙型肝炎表面抗原（HB-sAg）	阴性	临床意义：乙型肝炎病毒表面抗原为乙型肝炎病毒表面的糖蛋白。存在于乙型肝炎病毒的外壳部分。它在乙型肝炎病毒感染早期出现于病人血液循环中，除从血液中可检出外，还存在于其他分泌物和体液中，如唾液、尿液、乳汁、精液等。可持续数月、数年乃至终身，是诊断乙型肝炎病毒感染最常用的指标。乙型肝炎病毒感染后，大部分人没有临床表现，但在血中可检出乙型肝炎病毒表面抗原，这类人通常称为"乙型肝炎病毒表面抗原携带者"。少部

项　目	正常参考值	临床意义
		分人在机体免疫平衡被打破后，可发展为急性或慢性乙型病毒性肝炎，甚至肝硬化、肝癌。血清乙型肝炎病毒表面抗原仅为乙型肝炎病毒感染的标记，不反应病毒有无复制、复制程度、传染性强弱及预后等
乙型肝炎表面抗体(HBsAb)	阴性	临床意义：乙型肝炎表面抗体是乙型肝炎表面抗原的对应抗体，它是一种保护性抗体，能在机体内存在相当长时间。检测乙型肝炎表面抗体水平达 10 单位/毫升者，提示对乙型肝炎病毒具有免疫力的临界水平
乙型肝炎病毒e 抗 原(HBeAg)	阴性	临床意义：乙型肝炎病毒 e 抗原是一种酸性蛋白，为乙型肝炎病毒核心抗原的可溶性成分，存在于乙型肝炎病毒的核心。其在血清中出现时间稍后于乙型肝炎病毒表面抗原，而消失先于乙型肝炎病毒表面抗原。乙型肝炎病毒 e 抗原是乙型肝炎病毒复制活跃的血清学指标，阳性说明传染性强。急性乙型病毒性肝炎病人如持续阳性 3 个月以上，提示有慢性化倾向，患者肝组织常有严重损害，易演变为慢性肝炎和肝硬化
乙型肝炎病毒e 抗体(HBe-Ab)	阴性	临床意义：乙型肝炎病毒 e 抗体是乙型肝炎病毒 e 抗原的对应抗体，但它不是保护性抗体，不能抑制病毒的增生。它说明病毒复制减少，传染性弱，但并非没有传染性，常见于低滴度的乙型肝炎病毒表

项　目	正常参考值	临床意义
		面抗原或抗体阳性的急、慢性肝炎病人。它的出现常早于乙型肝炎表面抗体。阳性常伴乙型肝炎病毒核心抗体阳性。若乙型病毒性肝炎急性期出现乙型肝炎病毒 e 抗体阳性，易进展为慢性肝炎；慢性活动肝炎出现乙型肝炎病毒 e 抗体阳性可能进展为肝硬化
乙型肝炎病毒核心抗体（HBcAb）	阴性	临床意义：乙型肝炎病毒核心抗体是乙型肝炎病毒核心抗原的对应抗体，它不是保护性抗体，它的存在反而是受到乙型肝炎病毒侵害的指标之一。它包括 IgM、IgA、IgG 3 种类型。IgM 型是判断急性乙型病毒性肝炎的重要指标，是机体感染乙型肝炎病毒后在血液中最早出现的特异性抗体，一般可持续 3～6 个月。如 HBcAb-IgM 持续高滴度，表明病人乙型病毒性肝炎有慢性化倾向。若在慢性活动性乙型病毒性肝炎患者中，HBcAb-IgM 滴度高，说明乙型肝炎病毒在体内复制活跃，是传染性强的指标之一。HBcAb-IgG 出现较晚，不是保护性抗体，检测 HBcAb-IgG 有流行病学调查意义
乙型肝炎病毒脱氧核糖核酸（HBV-DNA）	阴性	临床意义：HBV-DNA 是乙型肝炎病毒核酸成分，是直接反映乙型肝炎病毒复制状态及传染性的最佳指标，血中 HBV-DNA 的存在是乙型肝炎病毒感染最为直接、灵敏和最为特异的标记。使用 PCR 法

续表 4

项　目	正常参考值	临床意义
		（聚合酶链反应）检测血中 HBV-DNA 的临床价值是急性乙型肝炎病毒感染的诊断，以及对治疗效果和抗病毒药的疗效评价
类风湿因子	＜60 千单位/升	升高：见于类风湿关节炎、系统性硬化病、系统性红斑狼疮、肺结核、传染性肝炎、细菌性心内膜炎、支气管炎等。此外，某些细菌、病毒、寄生虫感染也可使类风湿因子测定值升高
抗核抗体	阴性或＜1∶10	阳性（或升高）：常见于活动性系统红斑狼疮、混合性结缔组织病、系统性硬化病、多肌炎、类风湿关节炎、自身免疫性肝炎、原发性胆汁性肝硬化、慢性淋巴细胞性甲状腺炎、重症肌无力、糖尿病等

四、肿瘤相关抗原检查

项　目	正常参考值	临床意义
甲胎蛋白	＜25 微克/升	升高：见于原发性肝癌、胚胎细胞癌（如恶性畸胎瘤、卵巢胚胎性肿瘤）、胃癌肝转移、病毒性肝炎、肝硬化。另外，胃癌、胰腺癌、结肠癌、胆道细胞癌、畸胎瘤、卵巢癌、睾丸肿瘤、无脑儿、脑积水、胎儿脊柱裂、胎儿宫内窒息、先兆流产等也可升高
癌胚抗原	＜5 微克/升	升高（阳性）：见于结肠癌（74%）、直肠癌（73%）、肺癌（70%）、乳腺癌（60%）、胰腺癌（90%）及其阳性率。另外，慢性结肠炎、结

项　目	正常参考值	临床意义
		肠息肉、直肠息肉、萎缩性胃炎、肝硬化、溃疡性结肠炎、胆道梗阻、胆囊炎、肝脓肿、风湿性关节炎、慢性支气管炎等血清癌胚抗原也可轻度升高
糖链多肽抗原 125	35 微克/升	升高：见于卵巢癌（60%～97%病人升高）。另外，宫颈癌、子宫内膜癌、输卵管癌、乳腺癌、胰腺癌、胆管癌、肝癌、胃癌、结肠癌、直肠癌、肺癌等也可升高，子宫内膜异位、盆腔炎、卵巢囊肿、肝硬化、急性胰腺炎、胆囊炎也可升高
糖链抗原19-9	＜37 千单位/升	升高：见于胰腺癌、胆囊癌、胃癌、结肠癌、肝癌等。急性胰腺炎、胆囊炎、肝炎、肝硬化、胆管炎等也有不同程度的升高
糖链抗原72-4	＜6 微克/升	升高：见于恶性肿瘤，其阳性率分别为胃癌 69.7%、卵巢癌 67%、结肠癌 50%、直肠癌 47%、胰腺癌 42%、乳腺癌 41%
糖链抗原 50	＜40 微克/升	升高：见于胰腺癌（阳性率达 87%）、结肠癌、直肠癌、胃癌、肺癌、肝癌、胆囊癌、胆管癌、卵巢癌、乳腺癌等恶性肿瘤。另外，溃疡性结肠炎、肝硬化、黑色素瘤、淋巴瘤、自身免疫病等也可升高
癌抗原 15-3	28 千单位/升	升高：主要见于乳腺癌，转移性乳腺癌阳性率可达 80%；肝癌、结肠癌、胰腺癌、卵巢癌、宫颈癌、原发性肝癌也有不同程度的升高。乳腺、卵巢等非恶性肿瘤阳性率一般低于 10%

项　目	正常参考值	临床意义
前列腺特异抗原	<4 微克/升	升高：见于前列腺癌、前列腺增生、前列腺炎、肾脏和泌尿生殖系统疾病等
细胞角质素	<3.3 微克/升	升高：明显升高见于肺癌，其他器官肿瘤如结肠癌、胃癌等仅轻度升高
胰腺特异性抗原	<41ku/升	升高：见于胰腺癌、胰腺炎
异常凝血酶原	<20 微克/升	升高：肝癌

注：由于各医院检验方法不同，参考值可能不一致，但临床意义相同。